# 看護研究のための
# 文献レビュー

マトリックス方式 第版

**著** ジュディス・ガラード
**訳** 安部陽子　日本赤十字看護大学 教授

Health sciences literature review
made easy

The matrix method

sixth edition

Judith Garrard

ORIGINAL ENGLISH LANGUAGE EDITION PUBLISHED BY
　Jones & Bartlett Learning, LLC
　25 Mall Road
　Burlington, MA 01803 USA
HEALTH SCIENCES LITERATURE REVIEW MADE EASY Sixth Edition, JUDITH
GARRARD © 2022 JONES & BARTLETT LEARNING, LLC.　ALL RIGHTS
RESERVED.

© Second Japanese edition 2025 by Igaku-Shoin Ltd., Tokyo

Printed and bound in Japan

**看護研究のための文献レビュー──マトリックス方式**

| 発　行 | 2012 年 6 月 1 日　第 1 版第 1 刷 |
| --- | --- |
| | 2022 年 6 月 1 日　第 1 版第 7 刷 |
| | 2025 年 3 月 1 日　第 2 版第 1 刷 |

著　者　ジュディス ガラード

訳　者　安部陽子

発行者　株式会社　医学書院

　　　　代表取締役　金原　俊

　　　　〒113-8719　東京都文京区本郷 1-28-23

　　　　電話　03-3817-5600(社内案内)

印刷・製本　双文社印刷

本書の複製権・翻訳権・上映権・譲渡権・貸与権・公衆送信権(送信可能化権
を含む)は株式会社医学書院が保有します.

ISBN 978-4-260-05781-3

本書を無断で複製する行為(複写, スキャン, デジタルデータ化など)は, 「私
的使用のための複製」など著作権法上の限られた例外を除き禁じられています.
大学, 病院, 診療所, 企業などにおいて, 業務上使用する目的(診療, 研究活
動を含む)で上記の行為を行うことは, その使用範囲が内部的であっても, 私的
使用には該当せず, 違法です. また私的使用に該当する場合であっても, 代行
業者等の第三者に依頼して上記の行為を行うことは違法となります.

**JCOPY**　〈出版者著作権管理機構　委託出版物〉

本書の無断複製は著作権法上での例外を除き禁じられています.
複製される場合は, そのつど事前に, 出版者著作権管理機構
(電話 03-5244-5088, FAX 03-5244-5089, info@jcopy.or.jp)の
許諾を得てください.

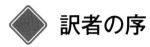

## 訳者の序

　本書は，保健科学分野の文献レビューの実践的かつ実用的な方法を説明した『Health Sciences Literature Review Made Easy: The Matrix Method』(原書)第6版の翻訳です。前版は原書第3版を翻訳したもので，その原書第3版の翻訳を出版してから13年後に，改訂する機会をいただき，大変うれしく思っています。

　私が原書と出会ったのは，ミネソタ大学看護学部の博士後期課程で文献レビューに取り組んでいたときでした。研究テーマは「職場のいじめ」(workplace bullying)(！)でした。そのころは，パワー・ハラスメント等の概念が社会に浸透しておらず，まず，自分が興味をもっている現象が何と呼ばれているのかを明らかにする必要がありました。そのため，検索する文献のキーワードをどのように設定するか，「bullying」ではない似た言葉で実施されている研究をどこまで文献レビューに含むのか，に悩みました。眉間にしわを寄せながら1本ずつ学術雑誌掲載論文を調べる私を見て，指導教官のハンセン先生は「キスをすると王子様になるか，1匹ずつカエルをテストしているみたい」と笑いながらおっしゃっていました。そのとき，参考にしたのが，原書の第3版でした。

　ガラード先生が原書に記述なさっている通り，文献レビューは直線的なプロセスではありません。3歩進んで2歩下がる(1歩は進んでいる！)といった紆余曲折のプロセスです。私は，その後，試行錯誤しながら，文献レビューの目的を，①職場のいじめはどのように測定されているか，②職場のいじめの発生率はどの程度か，③職場のいじめに関連する要因は何か，に決めました。「測定方法」「発生率」「先行要因」「結果要因」をマトリックス方式の列トピックとして設定し，これらのトピックのための列をExcelファイルに作成し，学術雑誌掲載論文の情報を整理しました。文献レビューには質的研究の学術雑誌掲載論文も含まれていました。すると，①職場のいじめの測定方法は大きく分けて2種類あること，②職場のいじめの発生率は1.2〜88.0%であること，③年齢，職場環境，業種などが先行要因として，抑うつ状態，病休，離職意図などが結果要因として調査されていることがわかりました。しかし，職場のいじめの関連要因として，私が想定していた要因は調査されていませんでした。さらに，「研究が行われた国」「研究対象」「統計分析」も列トピックとして設定していたため，日本の看護職を対象とした職場のいじめの研究はまだ行われていないこと，多くの研究では会社など組織の部署内の個人といった入れ子状態の研究対象を用いていながら，その特徴が統計分析に反映されていないことが明らかになりました。

　研究論文では，問題陳述(problem statement)の記述が重要とされています。問題陳述

では今までの研究で明らかにされていないことや十分に調べられていないこと（知識の
ギャップ）を述べ，だから，自分の研究が必要だと主張しなければなりません。マトリッ
クス方式を使った文献レビューの結果，研究対象，関連要因，分析方法について，知識の
ギャップがあることがわかり，研究計画書の作成が可能となりました。さらに，学術雑誌
掲載論文の精読を通して，引用部分の（　）内にある著者名と出版年を見れば「あ，あの論
文ね」とだいたいわかるようになりました。

　無事に学位を取得し帰国してから，文献レビューの研修を担当する機会があり，受講者
に原書を紹介しました。そのときは，まだ，日本語の文献レビューの書籍が少なく，原書
の日本語版に関する質問や要望が殺到しました。それが原書第3版の翻訳出版につながり
ました。

　今回翻訳した原書第6版には，文献レビューの実践的かつ実用的な方法だけでなく，研
究のガイドラインやメソッド・マップ，ハゲタカ出版業界，総括の書き方が説明されてい
ます。記載されたガイドラインは量的研究に関するものですが，本書で紹介されている
Enhancing the QUAlity and Transparency Of health Research（EQUATOR ネットワー
ク）には，質的研究のガイドラインも掲載されています。ぜひ，参考になさってください。
ハゲタカ出版業界のことは，研究者として身を守るために知っておかなければならないと
考えます。また，総括の書き方の詳しい説明は文献レビューのまとめの参考となるでしょ
う。

　原書が私の学位論文作成に役立ったように，みなさまの学位論文作成や学術雑誌論文執
筆に本書が役立つことを心より願っています。

　最後に，本書の出版のために尽力くださった医学書院看護出版部4課の藤居尚子さん，
制作部2課の彼島瑞生さんに感謝いたします。


2025年3月

訳者　安部陽子

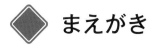

# まえがき

「看護研究のための文献レビュー：マトリックス方式」の目的，範囲，焦点は，本書の初版から変わっていない。その目的，範囲，焦点は以下のとおりである。

- **目的**：本書の目的は，文献，とくに保健科学分野の科学文献をレビューするための実践的で実用的な方法を説明することである。読者は引き続き，文献のレビューを行う方法について，実践的，段階的な一連の指導を必要とする大学院生や専門職の学生である。それが本書の基本的な目的である。
- **範囲**：本書は，入学したばかりの学生から職場で働いている医療専門職までを対象としている。文献レビューの実施方法は，公衆衛生学，看護学，歯学，医学，薬学，獣医学，関連する保健科学分野を含めた，すべての主要な医療専門職に適用される。また，本書は，教育学，教育心理学，心理学，デジタル・ヘルス学（訳者注：情報通信技術等を活用したヘルスケア学），社会学，ヘルス・ツーリズム学，環境工学など，人間や動物の健康に適用される他の分野の専門職にとっても有用である。
- **焦点**：本書で焦点を当てているのは，実践的な適用である。私の目標は，実際に文献のレビューを行い，ナラティヴ形式による総括を準備するための方法を確立することであり，引き続きそうであり続ける。

今版では，章ごとの改訂が行われ，全体的に新しい内容に再編成されている。以下はその具体的な内容である。

- **最も整理されたユーザー・フレンドリー版**：これまでで最も整理され，最も使いやすくなっていることが特徴である。あなたが，マトリックス方式を初めて学ぶ学生，マトリックス方式を教える経験豊かな教員，または，自分の論文を発表する研究者の，誰であったとしても，構成と使いやすさが重視されていることは，とくにあなたによい結果をもたらすだろう。

  教育心理学の博士号と過去50年にわたる教育経験から，私は読者が実際にその章を読む前に構成や内容を予測できれば，学習過程が容易になり，教材の活用能力が高まることを確信した。そこで，本書を作成するにあたり，私が目指したのは，次のような方法である。
- **経験豊かな教師陣の協力**：今回の改訂は，旧版についての標準的アンケートに答えてく

れた教育者の評価と，今後への助言を読むことから始まった。この（私にとっての）匿名の協力者は，ジョーンズ・アンド・バートレット・ラーニング社（Jones & Bartlett Learning）の私の編集者であるティナ・チェン（Tina Chen）によって集められた。私たちは協力者の回答について詳しく議論した。私はそのあと，（彼らの許可を得て）協力者の一部と，他の教員や学生たちに，彼らが推奨する内容の詳細についてインタビューを行った。その後，短期大学の図書館の司書や館長にも，学生が自分の大学でアクセスできる資源についてインタビューを行った。私は，図書館が主要な書誌データベースを提供しているか（提供していた），文献管理ソフトウェアを提供しているか（提供していた！），施設内で無料の授業を提供しているか（やはり提供していた！），についてとくに知りたかった。

- 前版（原書第 5 版）を引用している論文の文献レビュー：ミネソタ大学生物医学図書館の Web of Science（ウェブ・オブ・サイエンス）という書誌データベースを使い，保健科学分野の査読付き文献で，前版を引用している科学論文を入手し，すべての論文を読んだ。私の目的は，本書の最新版で説明されているマトリックス方式を，論文執筆者が用いているかどうかを判断することであった。専門分野の範囲・地理的広がり，マトリックス方式の使われ方を確認できたことは，とても刺激的であった。論文の中でレビュー・マトリックスと PRISMA フローチャートは科学的に適切な方法で使用されていた。

- 各章のアウトライン：この 11 か月の作業の約半分をかけて，私は新版の各章のアウトラインを作成した。これは私にとって新しい方法であった。その結果，各章の構成をよりよく，一貫したものにするにはどうしたらよいか，どの部分が欠如しているか，とくにどの部分を修正する必要があるか，などを知ることができ，大変勉強になった。これらのアウトラインは，指導者や学生にとって貴重な資源となる。そしてアウトラインは，この版に付属する Navigate Companion ウェブサイトからダウンロードすることができる（日本語版では割愛している）。

この 3 つの取り組みを経て，今版ではどのような成果があったか？　改訂内容は以下の通りである。

- 章の目的と論点のアウトライン：各章と付録は，目的の説明で始まる。その後に主要な論点の説明が行われる。
- 基本的な概念の定義とフォルダや内容の利点：読者は，いつでも各章の最初のページに戻って，その章で説明された基本的な概念の定義と，フォルダや内容の利点を参照できる。
- 本書の論点の確認：章の目的の説明の直後に，その章の簡単な，論点のアウトラインが置かれている。この構成は，第 1 章から第 9 章まで同じである。
- キャロラインの冒険旅行：「キャロラインの冒険旅行」は，第 1 章から第 9 章までの各

章の最後にある。この節により，マトリックス方式を学ぶ上での実践的な体験ができるようになっている。マトリックス方式に関するキャロラインとディッカーソン教授の会話について，やや基本的だと考える読者がいるかもしれない。しかし，会話の根底にある疑問はすべて，長い間に，私の授業で大学院生が提起したものである。「キャロラインの冒険旅行」には，新しい情報が提供されている。したがって，この節を読むために時間を使う価値はある。

- 本章の学習内容の確認：この節は，第1章から第6章に置かれている。

今版では他に何が新しくなったか？

- 新しく追加された内容：旧版と同様，新しく開発されたものに重点が置かれている。この意味では，前版では大きな方向転換が行われた。今版では，ハゲタカ出版業界（第3章）と，総括の初稿の書き方（第6章）に関する，2つの全く新しい節が設けられた。本書では，旧版にあった新しい論題の内容はすべて，原版または改訂版の形で収録されている。
- デジタル・アドレスの更新：ウェブ上のアドレスやURLは，旧版と同様，今版印刷時にすべて最新のものに更新した。索引を改訂し，新しい題材を追加した。
- 以前の資料：アクセスできない資料，削除された資料，改訂された資料を除き，旧版の内容をすべて収録している。

本書の感想をメールで送っていただけるとうれしい。宛先は jgarrard@umn.edu である。

# 謝辞

　本書の新版が出るたびに，私は古い同僚や新しい専門家と一緒に仕事をする喜びを感じてきた。彼らと一緒に働くことは刺激的であった。今版(原書第6版)では，ミネソタ大学ミネアポリス・キャンパスの保健科学図書館の司書である私の堅実な友人，デル・リード(Del Reed)博士に再び頼ることになった。Delはいつも頼りになる情報源で，私の質問に快く答えてくれ，この版で必要なものがどこにあるのかを知る手助けをしてくれた。

　本書のさまざまな部分を執筆するにあたり，支援をしてくれた人々を以下に紹介する。

- ジェームス・シャーマン・マコーネル(James Sherman McConnell)，PhD
  テキサス大学　理数科教育学部　臨床助教授(テキサス州ダラス)
- ジェスーラ・カバナ(Gesulla Cavanaugh)，PhD, MS, MPH
  ノバサウスイースタン大学 ロン・アンド・キャシー・アサフ看護学部　看護研究部長(フロリダ州フォートローダデール)
- ロベッタ・クリストファー(Roberta Christopher)，EdD, MSN
  ジャクソンビル大学 ブルックス・リハビリテーション健康科学学部　ケイグウィン看護学科(フロリダ州ジャクソンビル)
- スコット・デューイ(Scott Dewey)，PhD, MA, JD, MLIS
  ミネソタ大学　法学部　図書館研究司書(ミネソタ州ミネアポリス)

　また，マサチューセッツ州バーリントンにある Jones & Bartlett Learning の編集，校正，作文チームには，今版でともに働けたことを感謝したい。

- ティナ・チェン(Tina Chen)，プロダクト・マネージャー
- クリスティーナ・フレイタス(Christina Freitas)，コンテンツ・ストラテジスト
- マリアンヌ・ラビート(Marianne L'Abbate)，フリーランスの原稿整理編集者
- ケリー・M・ラング(Carey M. Lange)，フリーランスの校正者
- ラサ・ラクシュミ・ナルシマン(Latha Lakshmi Narasimhan)とインドのそのチーム，本編の構成を担当した株式会社エスフォーカーライル・パブリッシング・サービス(S4Carlisle Publishing Services)のメンバー
- ジョン・フラー(John Fuller)，プロジェクト・スペシャリスト
- ベンジャミン・ロイ(Benajmin Roy)，ライツ・スペシャリスト

また，この取り組みに対する，夫のビル・ガラード（Bill Garrard），そして私たちの子どもたちやその配偶者，孫たち，そして長年連れ添った犬たちの継続的な支援と励ましに感謝したい。

# 著者について

　ジュディス・ガラード(Judith Garrard)哲学博士は，2015年1月にミネソタ大学を退職し，現在は名誉教授である。44年間，保健科学の教員，そしてミネソタ大学公衆衛生学部の教授であり，大学院で疫学の教育を受けた研究心理学者であった。

　Garrard博士は，その経歴を通じて，学際的に教育・研究活動を行った。35年以上にわたり，大学院で，公衆衛生学，看護学，医学，歯学，獣医学，薬学の学生や，教育学，心理学，社会事業学の学生に，研究およびプログラム評価の科目を教えてきた。

　Garrard博士は，薬理疫学と患者アウトカムの研究を専門としている。研究では，とくに，地域社会，老人ホーム，介護施設における高齢者の処方薬の使用に焦点を当てている。彼女は，筆頭著者または共著者として100以上の論文や報告書を執筆しており，その中には，高齢者の向精神薬使用に関する査読付き研究論文が含まれている。彼女は，また，米国立神経疾患・脳卒中研究所(National Institute of Neurological Disorders and Stroke, NINDS)研究センターから，ミネソタ大学薬学部を基盤として10年間の助成を受けた，4人の共同研究者の1人である。彼女の専門は，薬学，神経学，生物統計学の同僚と共同で行う，老人ホーム入居者の抗てんかん薬使用に関する疫学研究であった。

　さらに，彼女は，NIH(国立衛生研究所)等の助成金で支援された数多くの学際的研究プロジェクトの主任研究者または共同研究者であった。それらの研究プロジェクトは，NIHの下部組織である，米国立老化研究所(National Institute on Aging)，米国立神経疾患・脳卒中研究所，米国立看護研究所(National Institute on Nursing Research)や，医療政策研究庁(Agency for Health Care Policy Research)，医療財政局(Health Care Financing Administration)，退役軍人局(Veterans Administration)等の助成機関から助成されていた。

　1990年には，Garrard博士はミネソタ大学公衆衛生学部からレナード・M・シューマン優秀教育賞を，1991年には米国立老化研究所から社会・行動老年医学のキャリア研究賞を受賞した。1999年には，本書初版がアスペン出版社から出版された。2007年に第2版，2010年に第3版，2013年に第4版，2016年から2017年に第5版がそれぞれJones & Bartlett Learning社から出版された。本書は第6版である。電子メールでの連絡先は以下である。

　jgarrard@umn.edu

**献呈のことば**

　本書は，夫のビル(Bill)，成人した子どものザンディ(Zandy)とリビー(Libby)，義理の子どものハイディ(Heidi)とリー(Lee)，孫のヘイデン(Hayden)，リアム(Liam)，ヘンリー(Henry)，ヘレン(Helen)，そして元気な犬のソフィー(Sophie)に捧げる。10人全員が，あなたたちが思っている以上に，私にとっては大切な存在である。

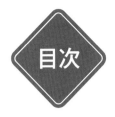

| 第1部 文献レビューの基礎 | 1 |
|---|---|

### 第1章 はじめに ... 2

- 本章の目的 ... 2
- 文献レビューとは？ ... 2
- リサーチ・シンセシスの分野とは？ ... 6
- リサーチ・シンセシスにおけるガイドラインと基準とは？ ... 13
- 保健科学ガイドラインのその他の展開とは？ ... 22
- マトリックス方式とは？ ... 25
- レビュー・マトリックスとは？ ... 26
- 第2章から第9章と付録の概要 ... 27
- キャロラインの冒険旅行 過程を理解する ... 29
- 本章の学習内容の確認 ... 30

### 第2章 基本的な概念 ... 35

- 本章の目的 ... 35
- 原資料とは？ ... 35
- 科学論文の解剖図：研究論文の基本構造 ... 42
- メソッド・マップ：文献の方法論的レビュー ... 46
- キャロラインの冒険旅行 概念を学ぶ ... 68
- 本章の学習内容の確認 ... 69

xvi

# 第 2 部 マトリックス方式 77

## 第 3 章 ペーパー・トレイル・フォルダ—文献検索の計画方法と管理方法 78

本章の目的 ················································································· 78

ペーパー・トレイルとは？ ························································· 78

ペーパー・トレイル・フォルダの準備方法 ································ 79

ペーパー・トレイル・フォルダの作成方法と使用方法 ·············· 82

保健科学分野における書誌データベースの使い方 ··················· 85

ハゲタカ出版物，ハゲタカ出版社，ニセ学術集会 ··················· 97

キャロラインの冒険旅行 検索を実施して管理する ················· 104

本章の学習内容の確認 ································································ 109

## 第 4 章 文書フォルダ—レビューのための文書の選択方法と使用方法 111

本章の目的 ················································································ 111

基礎資料とは何か？ ·································································· 111

基礎資料下位フォルダの作成方法と使用方法 ·························· 112

PRISMA フローチャート下位フォルダの作成方法と使用方法 ······ 117

キャロラインの冒険旅行 文書フォルダを組み立てて整理する ········ 118

本章の学習内容の確認 ································································ 120

## 第 5 章 レビュー・マトリックス・フォルダ—研究文献の要約方法 122

本章の目的 ················································································ 122

レビュー・マトリックスとは？ ·················································· 122

レビュー・マトリックス・フォルダの準備：3 つの下位フォルダ ······ 124

レビュー・マトリックス用の列トピックの作成 ···························· 126

レビュー・マトリックスにおける基礎資料の読み込みと要約 ··········· 130

キャロラインの冒険旅行 レビュー・マトリックスを構築して使用する ····· 136

本章の学習内容の確認 ································································ 139

## 第 6 章 総括フォルダ—総括の執筆方法 140

本章の目的 ················································································ 140

総括とは？ ················································································ 140

総括フォルダの作成：3 つの下位フォルダ ································ 141

基礎資料の横断的分析 ································································ 143

基礎資料の横断的統合 ……………………………………………………… 144

執筆方法：自分自身の経験と他者の経験 …………………………………… 148

**キャロラインの冒険旅行** 総括を執筆する ……………………………………… 152

▌本章の学習内容の確認 ……………………………………………………… 154


## 第3部 マトリックス方式の活用 157

### 第7章 基本フォルダのライブラリ 158

本章の目的 …………………………………………………………………… 158

基本フォルダのライブラリとは？ ………………………………………… 158

基本フォルダのライブラリの準備 ………………………………………… 159

基本フォルダのライブラリの活用 ………………………………………… 160

マトリックス方式の最大限の活用：よくある質問 …………………………… 161

**キャロラインの冒険旅行** 自分自身の，基本フォルダのライブラリを作成する ……… 165


### 第8章 マトリックス索引システム 167

本章の目的 …………………………………………………………………… 167

マトリックス索引システムとは？ ………………………………………… 167

マトリックス索引システムの作成 ………………………………………… 168

基礎資料下位フォルダの拡張 ……………………………………………… 173

効率的に総括を更新する方法 ……………………………………………… 174

**キャロラインの冒険旅行** マトリックス索引システムを使用する …………………… 174


### 第9章 保健科学分野の専門家によるマトリックス・アプリケーション 176

本章の目的 …………………………………………………………………… 176

マトリックス・アプリケーションとは？ ………………………………… 176

助成金申請書におけるマトリックス・アプリケーション …………………… 178

メタ・アナリシスにおけるマトリックス・アプリケーション ……………… 179

実践ガイドラインにおけるマトリックス・アプリケーション ……………… 180

根拠に基づく医療におけるマトリックス・アプリケーション ……………… 182

**キャロラインの冒険旅行** 非学術的な状況においてマトリックス・アプリケーションを
適用する ……………………………………………………………… 183

xviii

**付録 A** 文献レビューに役立つ資源 ……………………………………………… 189
**付録 B** マトリックス方式のコンピュータ・フォルダの構造 …………………… 196

● 索引 ………………………………………………………………………………… 202

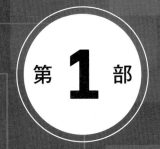

# 第1部

# 文献レビューの基礎

　第1部は，まずはじめとして，基本的な用語，リサーチ・シンセシス（research synthesis）の分野，および学習素材について紹介する。第1部は，マトリックス方式の使い方を理解するために必要な基本的用語と内容に関する2つの章で構成されている。

　第1章「はじめに」では，文献レビューとは何かについて定義している。加えて，リサーチ・シンセシスの分野についても説明している。さらに，3つの国際的に開発されたガイドラインについて論じている。これらのガイドラインとは，よりよい研究を計画するためのガイドライン，専門家によるレビューのためのガイドライン，システマティック・レビューの基準である。原書第5版では，マトリックス方式を補完する機能として「PRISMAフローチャート」[1]を新たに導入し，レビューした文献をより明確にすることを強調した。原書第6版（本書）では，学生が読みやすく，教員が教えやすく，研究者が自分の論文に取り入れやすいように，増補，再編集し，構成をより工夫した。

　第2章「基本的な概念」では，文献レビューを行う際に必要となる基本的な情報に焦点を当てている。文献レビューに必要な基本的な概念は，以下の通りである。

1. 典型的な保健科学分野における学術論文の解剖図。あなたが探している情報を見つけるために役立つ。
2. 研究調査を計画するための構造，用語，過程。どのように機能することが想定されているのか，実際にどのように機能するのかを含む。

　「キャロラインの冒険旅行」は，第1章から第9章まで，連続して設けられている節である。この節の目的は，各章の内容を理解・応用する過程を，実践的な場面を用いて示すことである。

　原書第5版で初めて導入された「本章の学習内容の確認」は，マトリックス方式を説明するすべての章，具体的には，第1章から第6章の終わりに置かれている。この節の設問で，その章の内容が本当に理解できているかどうかを，確認することができる。

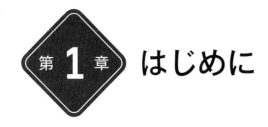

# 第1章 はじめに

## 本章の目的

　本章の目的は，マトリックス方式について説明することである。マトリックス方式は，文献レビューにおいてさまざまに使用できる方法である。まず，文献レビューについて定義し，次に，より大きな分野であるリサーチ・シンセシスについて説明する。リサーチ・シンセシスでは，文献レビューが研究の科学にどのように組み込まれるのかを説明する。

　本章には6つの節がある。その後に，第2章から第9章の概要の説明と，他の章にもある標準的な2つの節が置かれている。

- 文献レビューとは？
- リサーチ・シンセシスの分野とは？
- リサーチ・シンセシスにおけるガイドラインと基準とは？
- 保健科学ガイドラインのその他の展開とは？
- マトリックス方式とは？
- レビュー・マトリックスとは？
- 第2章から第9章と付録の概要

キャロラインの冒険旅行：過程を理解する
本章の学習内容の確認

## 文献レビューとは？

### 知っておきたい基本な用語

　**文献レビュー**は，特定の題材に関する学術的資料を精読すること，分析すること，総括の執筆をすることから成り立っている。科学文献のレビューでは，仮説，科学的方法，研究の長所と短所，結果，著者の解釈と結論に焦点が当てられる。科学文献のレビューは，レビューの対象となる題材について蓄積された知識を理解するための土台となる。

　マトリックス方式は，文献，とくに保健科学分野の科学文献を系統的にレビューするために私が考案した戦略である。加えて，マトリックス索引システムは，電子的複

製(リプリント)ファイルを作成し，保管するために役立つ．本書の目的は，マトリックス方式とマトリックス索引システムの両方を説明することである．

**科学文献**(scientific literature)とは，科学雑誌，参考書，教科書，政府の報告書，政策の声明に掲載された，理論・研究に関する出版物と，その他の理論・実践・科学的探求の結果に関する資料を指す．これらの出版物や資料は，大学，財団，政府の研究所，その他の非営利・営利団体の個人または集団によって作成される．

科学雑誌の特徴の1つに，**査読**(peer review)がある．査読とは，原稿が出版の許可を受ける前に，2人以上の科学者の仲間が方法と結果を確認し，承認しなければならないことである．ほとんどの科学雑誌では査読が行われていることが前提となっているが，通常，ハゲタカ・ジャーナルでは，同じような種類の査読が行われていない(ハゲタカ出版業界については，第3章で詳しく説明する)．

本書の中では，学術雑誌の記事，書籍の章，研究報告書など，これらの情報源を指す用語として，**基礎資料**(source documents)という言葉を使用する．現在，最新の科学文献のレビューで使用される，最も一般的な出版物は，米国医学会誌(*Journal of the American Medical Association*, JAMA)や*American Journal of Epidemiology*などの査読付き科学雑誌に掲載される研究論文である．

文献レビューは，修士論文，博士論文，助成金申請書，研究論文，要約記事，書籍，政策や規制に関する声明，医療従事者向けの根拠に基づく保健医療の声明，および消費者向け資料の基礎となる．過去数十年にわたる膨大な数の科学出版物の量を踏まえれば，文献の批判的レビューという形での情報の入手と分析は，これまで以上に重要なものとなっている．

過去20～30年の間に，**文献レビュー**(literature review)，**統合的レビュー**(integrative review)，**システマティック・レビュー**(systematic review)，**メタ・アナリシス**(meta-analysis)という用語が互換的に使われるようになった．これらの言葉で表されるいずれもが同じ基本的な要素をもつ．それらの要素とは(1)レビューの目的を記述していること，(2)特定の基準を満たす科学論文を選別していること，(3)科学的手法，統計的手順，データ収集の妥当性と信頼性が優れているかについて，その科学論文を慎重に吟味していること，(4)複数の研究結果を要約，比較，統合していること，(5)科学的証拠に基づいて結論を導き出していること，である．

本書では，さらに，**文献レビュー**という用語を，「特定の題材に関する科学的資料の分析であり，レビューを行う者には，研究目的の評価，科学的方法の適切さと質の判断，問いの分析と著者の出した答えの吟味，さまざまな研究の結果の比較，その結果の客観的な総括の記述のために，研究の1つひとつを注意深く読むことが求められるもの」と定義している．

**統合的レビュー**という場合，著者は多くの異なる研究に基づいて結論を出すことを目的とした，過去の研究のレビューであることを強調している[2]．**統合的レビュー**(または**統合的文献レビュー**)は，看護学の文献でよく見られた用語であるが，現在ではさらに広い範囲で使われている．統合的レビューは，過去の文献と現在の文献を統合し，論理的かつ有用な結論を導き出すことを目的としている．

**システマティック・レビュー**という用語は，根拠に基づく医療に関する出版物で頻繁に登場する．この用語は，原因，診断，予後，治療に重点を置いている医学文献に

掲載された，科学的根拠の概要であると定義されている[3]。この定義によれば，**システマティック・レビュー**はとくに臨床医のために作成され，根拠に基づく医療を実践するための基盤となる。他の臨床分野も，科学文献の根拠に基づいて臨床実践と意思決定を行うという戦略を採用している。

2000年代初頭に，**システマティック・レビュー**という用語は，成長するリサーチ・シンセシスの分野で再定義された。現在，**システマティック・レビュー**や**メタ・アナリシス**は，コクラン共同計画が発表した専門家によるレビューのガイドラインや，2009年のPRISMA声明[1]，2011年の米国医学研究所(Institute of Medicine, IOM)のシステマティック・レビューのための基準[4]の使用と結びついた特定の意味をもっている。

**メタ・アナリシス**は，他の3種類のレビューとは異なっている。なぜならメタ・アナリシスのような文献の要約には，結果を要約するための正確な量的方法が必要だからである。このような種類のレビューでは，レビューの目的の特定，基礎資料の慎重な選択，方法の評価において，同じ基準の厳密さが不可欠になる。

一般的には，最初の3種類のレビューは類似している。これらの3種類のレビューは，特定の分野や領域において，非常に厳密な文献レビューを指す名称として使用されている。メタ・アナリシスについては，本書の後半で詳しく説明する。

## 昔の文献レビューの行われ方

コンピュータが普及する以前は，多くの学生が高校や大学において図書館での調査方法を学ぶ際に，初めて文献レビューを行っていた。通常，彼らの興味は，情報収集の場所や図書館の利用方法に向けられていた。コンピュータの登場により，現在，学生は小学校の段階で電子的情報検索について学ぶようになった。

しかし，コンピュータを使った情報検索だけが新しい進展ではない。過去50年の間に，調査・批評の対象となる情報の量は飛躍的に増加した。21世紀の最初の10年間だけでも，科学知識の飛躍的な進歩，科学雑誌の劇的な増加，新しいコミュニケーション形態の急速な進化が見られた。書籍や科学雑誌は，もはや学術文献の唯一の発表の場ではない。インターネット，国内外の専門家団体の集会，電子メール，ブログ，X(旧Twitter)・Facebook・Wikiなどのソーシャル・ネットワーキング・ソフトウェアを通じて，情報は入手可能である。これらの情報源から，どのように，どこで，いつ，情報を得るか否かは，科学文献をレビューする者にとって，今日的課題となっている。このようなレビューを行う技術は，まったく別の問題である。

以前は，米国の学生は，検討する資料の最も重要なポイントをインデックス・カードに記録するよう助言されていた。今や，学生はコンピュータや他の電子機器にメモを残す時代である。しかし，そのような技術的進歩にもかかわらず，コンピュータで論文リストを作成し，電子メモを蓄積し，最終的に総括を執筆するまでの間の具体的作業の中で迷子にならない方法は，多くの人にとって謎である。

この過程を習得する1つの方法がある。それは，どのような文献のレビューであっても，いったんレビューのテーマが決まれば，レビューが実際には4つの基本的な作業から成り立つと知ることである。

1. レビューする文書を決定する。
2. それらの文書で著者が説明していることを精読し，理解する。
3. 各文書の意見，研究方法，結果を評価する。
4. これらの資料の内容と批判的な分析の両方を含む総括を書く。

　これらの作業の1つひとつは複雑であるため，その過程で容易に圧倒されてしまう。検索・入手の過程で選択した書籍や論文を整理する。文書間や時間経過により異なる著者の意見の進展を理解するために情報を構造化する。その構造化した情報を使って批評を展開する。そのようにして行ったレビューの結果の総括を記述する。これらの作業のためには，戦略が必要である。マトリックス方式はそのような戦略である。

## 文献を自分のものにする

　文献の徹底的かつ包括的なレビューを行うことにより，総括の記述よりもさらに価値のある結果を得ることができる。文献を自分のものにすることである。「文献を自分のものにする」(ownership of the literature)は，私が作り出した用語で，主要な意見，研究された内容，文献の著者の名前と所属，協力者関係，特定のデータベースの使用(または不使用)，研究の方法論の長所と短所，延々と研究されてきた内容，そしてとくに欠落していることについて，熟知していることを意味する。

　文献を自分のものにするということは，これまでの研究者によって書かれたものに精通し，その研究領域が時間とともに，また意見によってどのように進歩してきたかを明確に知っているということである。文献の徹底的かつ包括的なレビューがなければ，何が既知のものであり，それがどのように発展し，何がまだ検討されていないのかを知っている，あらゆる評論家や批評家の餌食になってしまう。

　残念ながら，簡単には文献を自分のものにできない。あるテーマに関する文献を自分のものにするには，文献レビューの全過程，最初の文献検索から最終的な総括の文書化までを完了しなければならない。論文やプレゼンテーションで文献を説明する際に，文献を自分のものにすることについてはほとんど言及されないが，文献を自分のものにするという概念は存在する。私と同じ用語で表現するかどうかにかかわらず，文献検討について経験豊富な者は，文献を自分のものにしている。

　文献を自分のものにすれば，研究の流れの中で何が欠落しているのかを知る上で優位に立つ。自分の意見を擁護することができ，他の科学者や研究者が言うことや行うことを予測できる。文献を自分のものにするとは，特定の知識体系がどのように発展してきたか，現在どのような構成になっているか，そして何がまだ研究されていないのかを熟知することである。

　文献を自分のものにするには，レビューした研究や文書を単に要約する以上のことが必要になる。要約とは単に説明することである。あなたの仕事は，著者がある研究で何をしたのか，あるいは，ある主張をするためにどのような論理的過程を経たのかをイメージできるようになるまで，各文書を読み，分析することである。その上で振り返り，何が正しくて何が正しくないのかを，1つひとつ批評的に分析しなければな

らない。文献を自分のものにするということは，文献の各部分を分解し，その文献の著者が行ったことや言ったことに同意するかどうかを判断することである。言い換えれば，あなたはその内容に積極的に関与し，著者の論理に反論し，その論文や研究が科学的・学術的見地から理にかなっているかどうかを自分自身で結論づけなければならない。また，あなたは，その分野がどのように発展してきたのか，時代や著者の違いによる意見の変遷も理解する必要がある。

　文献を自分のものにするには，研究の基礎となった概念モデルを学習し，実際にどのような仮説が検証され，誰がそれを着想し，誰が最初の研究を実施したかを推論しなければならない。マトリックス方式は，文献を自分のものにするために役立つが，あくまで手引にすぎない。最も重要な要素は，あなたの積極的な文献への関与である。

## リサーチ・シンセシスの分野とは？

### ▶ リサーチ・シンセシス

　**リサーチ・シンセシス**とは，科学研究を分析し，解釈し，利用することと定義されている。この分野の基本的部分の1つが，**科学文献の包括的レビュー**である。言い換えれば，文献レビューは，リサーチ・シンセシスという分野の大きな試みの一部である。**リサーチ・シンセシス**という用語はあらゆる知識に適用できるが，ここでは，保健科学分野の研究文献の統合がどのように発展してきたかの例に限定して説明する。マトリックス方式の詳細を掘り下げる前に，科学文献のレビューの歴史的背景について考察することは有用かもしれない。

　今日，保健科学分野の文献をレビューするために使われている手法やツールは，1879年に出版された **Index Medicus**(インデックス・メディカス)にまでさかのぼることができる。Index Medicus は，医学雑誌に掲載された論文の主題・著者名の索引を記載した医学書誌である[5]。しかし，現在の最も有用なツールは，比較的最近の技術革新によるものである。研究文献がどのように発展してきたか，これらのツールのいくつかがいつ導入されたかという歴史を認識することは，これらの発展を大局的に見るために役立つだろう。

　1960年代半ば以降，科学論文の数は劇的に増加した。何がこの増加に拍車をかけたのかは複雑で，社会史や医学史の研究者に説明してもらうのが一番よい。しかし，科学論文の増加と同時に起きている，米国国立衛生研究所(National Institutes of Health, NIH)による研究助成金の増額が大きな要因であったことは間違いないだろう。これらの成長率を**図1-1**に示す。この例において，出版物とは，Science Citation Index(訳者注：書誌データベース)によって，1945〜1996年の期間，定評のある団体や出版社から出版された原著論文，編集資料，速報，会議録，訂正文，レビューと定義されたものである[6,7]。NIH助成金(ドル)とは，研究助成に割付けられた金額である[8]。

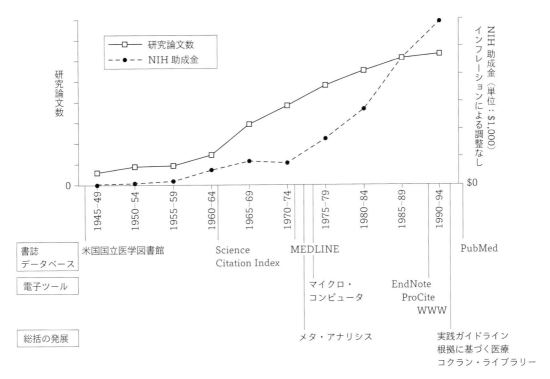

**図 1-1** 研究論文数と NIH からの研究助成金額との比較によるリサーチ・シンセシスの進展

〔Data about publications are from Institute for Scientific Information. Science Citation Index 1945-1914; cumulative comparative statistical summary. In: *SCI Science Citation Index Ten Year Cumulation 1945-1954*; Guide and Lists of Source Publications. Vol. 8. Philadelphia, PA: Institute for Scientific Information; 1988: 18-196; Institute for Scientific Information. Comparative statistical summary 1955-1996. In: *SCI science Citation Index 1996 Annual Guide and Lists of Source Publications*. Vol. 1. Philadelphia, PA: Institute for Scientific Information; 1997: 57-637. Institute for Scientific Information. Data about NIH research funds are from National Institute of Health. *NIH Almanac 1997*. Washington, D.C.: National Institute of Health; NIH Publication No.97-5.8〕

(1)科学出版物の量は増えたが，質は上がっていない[9]．(2)保健科学分野の研究者一人当たりの出版物の割合は変わらないが，保健科学分野の研究者数が増えている[10]，という2つの理由から，科学出版物の割合が時とともに増えているという証拠はない，と批判する者もいる．どちらの意見も，今日の学者が，文献をレビューする際に考慮しなければならない雑誌や出版物の絶対数が増加しているという事実には言及していない．

図 1-1 の成長率を見ると，NIH 研究助成金の増加率は，インフレーションの調整なしの各5年間の実際の支出額であるため，表示ほど急ではない可能性がある．インフレーションを考慮すると，実質的な成長率はもっと平坦であるか，ある年は他の年よりも大きく落ち込むかもしれない．しかし，議論のために，2つの成長率を額面通りと捉え，どちらも上昇基調であると仮定してみよう．

重要なのは，論文数の増加，研究助成金の増加，そして研究文献の総括を行うための資源の発展が並行しておきていることである．過去50年間のこれらの発展の例は，(1)書誌データベースが確立されたこと，(2)情報処理のための電子ツールが利用可能となったこと，(3)リサーチ・シンセシスが適用されるようになったこと，という3つに分類することができる．

## 書誌データベース

書誌データベースは，学術雑誌の記事や他の情報源などの出典情報であり，その情報は印刷物や電子媒体で提供される[11]。例としては，MEDLINE（メッドライン），CINAHL（Cumulative Index to Nursing and Allied Health Literature，シナール），Scopus（スコーパス），Web of Science（ウェブ・オブ・サイエンス）などがある。主要な書誌データベースの多くは企業等に所有されており，学術機関（またはその他の機関）を通して契約を結ぶことによって利用できる。

保健科学分野での最初の大きな発展は，米国連邦政府の一部である保健教育福祉省（当時）の公衆衛生局の庇護のもと，米国国立医学図書館（National Library of Medicine, NLM）が設立されたことであった。NLM は，1836 年に設立された陸軍軍医総監室図書館から発展したものである[5]。1942 年に議会から大規模な資金提供を受け，NLM はワシントン D.C. にあった全国規模の科学書籍，論文，報告書の収集を行った。この情報に電子的にアクセスすることは，国内の他の地域の科学者にとって困難だった。この問題は，1961 年にユージン・ガーフィールド（Eugene Garfield）博士によって Science Citation Index（サイエンス・サイテーション・インデックス）と，後にその姉妹アプリケーションである Social Science Citation Index（ソーシャル・サイエンス・サイテーション・インデックス）が作成されたことで部分的に解決されたにすぎなかった[12]。米国科学情報研究所（Institute for Scientific Information）が所有・発行していたこれらの索引は，1992 年にトムソン・サイエンティフィック社に買収された。一連の買収と合併を経て，1997 年に Web of Science が誕生し，2016 年に現在の名称である Clarivate Analytics（クラリベイト・アナリティクス）が開始された。

1971 年，医学および保健関連分野の雑誌・書籍に関して科学文献の電子データベースである MEDLINE が NLM によって立ち上げられ，保健科学分野の研究者にとって最も重要なツールの 1 つとなった。当初，MEDLINE へのアクセスは図書館司書が仲介しており，多くの科学者の日常生活において，頻繁にあるいは任意に利用するのは困難であった。また，このような利用は費用がかかり，1 件ごとの料金は，経済的に苦しい大学院生や資金のない助教など，まさにこのような利用を最も必要としている利用者を萎縮させるような効果があった。

また，MEDLINE を検索するためのルールも複雑だった。図書館の司書は，複雑な検索を習得するために専門的な訓練を受けなければならず，すべての研究図書館に専門スタッフがいるわけではなかった。それでも，特定の研究を検索・確認できる電子データベースが利用可能なことは，リサーチ・シンセシスに携わる保健分野の科学者にとって大きな利点であった。

電子書誌データベースの基盤設備は徐々に改善され，標準化されたキーワードや検索ルールにより検索戦略を理解して計画することが容易になった。電子版 MEDLINE の利用は，依然として研究図書館の中で利用する場合に限られ，さらに知識のある司書がいる場合に限られていたが，それでも研究文献にアクセスできることは大きな利点であった。研究論文の数は，この時点ですでに著しく増加していた。MEDLINE の開発と成長率の因果関係は明確ではないが，**図 1-1** に示した

MEDLINE 利用開始後の成長率には反映されている。

MEDLINE が誕生してから，米国心理学会(American Psychological Association, APA)が作成した PsycINFO(Psychological Information, サイコインフォ)データベース，International Pharmaceutical Abstracts(インターナショナル・ファーマセティカル・アブストラクツ)，CINAHL など，無数の書誌データベースが誕生した。21 世紀に入ってからは，さらに 2 つの書誌データベースが誕生した。1997 年の PubMed(パブメド)と 2008 年の PubMed Central(パブメド・セントラル)である。

NLM の PubMed により，世界中からインターネット上の MEDLINE にアクセスできるようになっている。科学者であれ一般人であれ，PubMed のウェブサイトにサインインするだけで，1,800 万件以上の文献からなる MEDLINE のデータベースにアクセスできる。PubMed は無料なだけではない。MEDLINE の利用はもはや図書館内に地理的に制限されることもなく，資格をもった司書の存在にも制限されない。必要なのは，コンピュータとインターネットへのアクセスだけである。

PubMed Central は，生物医学およびライフサイエンス分野の文献を集めた無料のデジタル・アーカイブである。PubMed Central の目的は，要旨だけでなく，NIH が資金提供している科学研究の論文全体を提供することである。この 2 つのデータベース，PubMed と PubMed Central は相互に関連しており，ともに，研究に関する出版物への迅速なアクセスを可能にしている。

## ● 電子ツール

ここでは，2 つ目に挙げた電子ツールの発展について，マイクロ・コンピュータに始まるいくつかの例のみを説明する。1970 年代半ばに手頃な価格のパーソナル・コンピュータが登場したことは，20 世紀末の歴史において，間違いなく画期的な出来事であった。文献をレビューする者にとって，パソコンが利用できるようになったことは，学術生活の質を大きく向上させた。ワープロソフトは，書誌データベースの情報とともに，科学文献の検索と要約の作業をはるかに効率化した。

しかし，そのほかに問題もあった。その 1 つは，科学雑誌や書籍に掲載される論文の引用や出典情報に用いる書式が統一されていないことであった。保健分野の科学者が論文やレポートを作成する際に，APA 方式などのある書式から別の書式〔例えば，AMA(American Medical Association, 米国医師会)方式〕に変更しなければならない場合，文書全体をさかのぼり，1 つひとつに変更を加えなければならなかった。いまだ，世界共通の書式は存在しないが，別の解決策も開発された。1980 年代後半，引用管理ツールとも呼ばれる 2 つの文献管理ソフトウェアが作られた。そのソフトウェアは，ある書式から別の書式への変更を自動的に行うため，時間に追われる研究者の多少の救済策となった。研究者が 1988 年に EndNote(エンドノート)，1989 年に ProCite(プロサイト)を開発した。この 2 つの製品は現在，段階的に使用中止となっており，近い将来，販売が終了する予定である(訳者注：EndNote は現在も販売中である)。学術機関の学生や教員は，自分の機関で使用する適切な製品は何かを司書と相談するとよい。ミネソタ大学図書館では，Mendeley(メンドレイ)または Zotero(ゾテロ)のいずれかを推奨しており，どちらも無料で利用できる。

このようなソフトウェアにより，ある出典情報の書式から別の書式に切り替えられるという本来の目的を達成できるだけではない。現在では，これらのソフトウェアは，利用者のコンピュータまたはウェブ上でのリファレンス・ライブラリの作成，検索と並び替え，電子書誌データベースからデスクトップ・コンピュータへの参考文献とその要旨の円滑なダウンロード，各参考文献に対して利用者が情報を記入できる柔軟性といった追加機能を備えている。

リサーチ・シンセシスや情報管理の歴史上重要な発展の中で，文献管理ソフトウェアの影響は，パソコンの影響に匹敵するものではない。とはいえ，これらのソフトウェア製品は日常的に使うことのできる優秀かつ堅実なツールである。パソコンが火の発見だとすると，ソフトウェア製品はよく研がれた調理用ナイフのようなものである。つまり，火の発見は必要であるが，調理用ナイフの開発は仕事を簡単にしてくれる。

パソコンと同様，火の発見に匹敵するもう1つの進歩は，1989年のワールド・ワイド・ウェブの確立である。ウェブによって，個々の研究者は，仲間の研究者や，急速に増加した電子書誌データベース，その他の科学フォーラムのような複数の情報庫に，自由に，無制限に，世界中からアクセスできるようになった。書誌データベースと組み合わせた，これらの電子ツールの使用は，科学論文の絶対数や NIH 助成金の増加とともに，3つ目に挙げたリサーチ・シンセシスの適用の発展に貢献した。

## リサーチ・シンセシスの適用

もし，科学出版物と同じ成長率が金融市場でも見られていたとしたら，投資家は狂喜乱舞しただろう。より多くの研究，より優れた科学，そして指数関数的に増加する新しい情報があった。しかし，科学界はそのすべてをどのように利用するかについて思案した。このように増え続ける科学知識の蓄積を，人類のために，少なくとも個々の患者のために，どのように管理することや利用することができるのだろうか？1990年代後半の3つの開発が，これらの問題への対応を示している。実践ガイドライン，根拠に基づく医療，臨床試験のコクラン・レビューである。これらの開発は**図1-1**の年表の右端に示されている。しかし，これらの出現より前，パソコンやウェブが普及する直前の1970年代半ばには，新しい方法であるメタ・アナリシスが提案されている。

### メタ・アナリシス

教育学の教授，ジーン・グラス(Gene Glass)は，同じ題材に関する複数の研究結果を統計的に要約する方法を最初に概説した1人である。彼の最初の論文は1976年に発表された[13]。保健分野の科学者はすぐにこの技術の利点を理解し，生物医学の研究調査に適用し始めた。この技術やその他の技術の利用により，1990年代には，以下のようなリサーチ・シンセシスの適用の代表例が現れた。

• 主にアメリカ人が作成した臨床実践ガイドライン
• カナダ人が作成した根拠に基づく医療

●イギリス人が主導した世界的なコクラン共同計画によるレビュー

　これらの適用はすべて，地域，国，国際的な資金援助によって可能となった，国内および国際的な共同研究から生まれたものである。書誌データベース，電子ツール，そして，個人や公衆の保健医療を向上させるために利用可能な研究成果を活用することへの熱烈な献身，という資源により，これらの開発は可能となった。

## 🔍 臨床実践ガイドライン：1992-2018

　医師，看護師，他の医療従事者などの実践家が，科学文献に基づいた確実な方法で最善の保健医療を提供できるように，実践ガイドラインは作成された。1992年にIOMによって臨床実践ガイドラインの正式な定義が示された[14]。

　1993年，米国医療政策研究庁（Agency for Health Care Policy and Research, AHCPR）が最初の実践ガイドラインの委託および資金提供を行った。米国医療政策研究庁は，1989年に米国議会によって設立された米国連邦研究助成機関である。その後5年間で，米国医療政策研究庁は19の題材に関する実践ガイドラインを委託した。これらのガイドラインは1992〜1998年に出版された。その題材の例としては，急性疼痛の管理，プライマリ・ケアにおけるうつ病，HIV感染症，小児の滲出性中耳炎，脳卒中後のリハビリテーションなどが挙げられる。

　1998年に，米国医療政策研究庁は，米国ヘルスプラン協会（American Association of Health Plans）および米国医師会（AMA）と共同で，ガイドラインへのアクセスの向上を目的として，米国ガイドライン情報センター（National Guideline Clearinghouse, NGC）を設立した。現在，米国医療政策研究庁の後継組織は，米国医療研究・品質局（Agency for Healthcare Research and Quality, AHRQ）であり，その役割は，専門学会，医療保険会社，臨床医の地域団体など，他の組織が将来の実践ガイドラインを開発する際のファシリテーターとして定義し直されている。

　ガイドラインと尺度（Guidelines and Measures, GAM）という総称で知られる米国ガイドライン情報センターと米国品質尺度情報センター（National Quality Measures Clearinghouse, NQMC）に対して，米国医療研究・品質局を介し米国連邦資金が提供されていた。しかし，2018年7月16日に米国政府によりこの資金提供が終了し，両者のウェブサイトが閉鎖された。米国ガイドライン情報センターの構築に貢献した米国医師会と米国ヘルスプラン協会のパートナーシップも，2002年に米国連邦資金が先に打ち切られたことにより終了している。以下のURLから，これらのウェブサイトの，さらに詳しい情報を得ることができる。https://www.ahrq.gov/gam/updates/index.html

## 🔍 根拠に基づく医療

　根拠に基づく医療（evidence-based medcine, EBM）の基本的概念は，オンタリオ州ハミルトンにあるマクマスター大学（McMaster University）の教授，G・H・ガイアット（G. H. Guyatt）が率いる学者たちによって考案された。マクマスター大学の医学部は古くから革新的な医学教育で知られている。この臨床の医学者たちは，医学教育の対象をカナダ南部の教室の医学生から世界中の医療従事者へと広げたのである。

Guyatt らは，医学界メンバーの，科学文献を評価し利用する能力を向上させなければならないと認識していた[15]。JAMA に掲載されている医学文献ユーザーズ・ガイド（Users Guides to the Medical Literature）シリーズは，診断，予後，医療勧告の等級付け，臨床試験結果の適用性に関する記事の使用法など，多様な題材に関する臨床医向けの学習素材を提供している。1993〜2000 年のこれらの論文のリストは，本章末の参考文献[15-47]に提示されており，また付録 A にも出版年別に掲載されている。

根拠に基づく医療という概念は，看護学，歯科学，薬学など他の分野の臨床家にも取り入れられている。より広範に適用される用語として，**根拠に基づく実践**（evidence-based practice）が登場し始めた。根拠に基づく実践と臨床実践ガイドラインの関係は，論理的には密接に関連しているにもかかわらず，十分に検討されてはいない。明らかに，両者に共通していることは，注意深くレビューされ，体系的に抽象化された科学文献が基盤となっていることである。簡単に述べると，根拠に基づく実践は，医師や看護師などの医療従事者が患者と 1 対 1 で行うものであり，臨床実践ガイドラインは最善の臨床実践のためのガイダンスを提供するものであると言える。

## コクラン共同計画

英国の疫学者アーチ・コクラン（Archie Cochrane）が 20 年前に表明した懸念に応え，1992 年，非営利団体コクラン・センター（Cochrane Centre）が英国オックスフォードに創設された[48]。このセンターから発展して，1993 年にコクラン共同計画が設立された。これは，保健医療に関する無作為化臨床/比較試験（randomized clinical/controlled trial，RCT）の体系的かつ批判的なレビューを提供する，国際的で自主的な共同作業である[49]。米国やカナダの専門家を含む世界中の研究者，医療従事者，消費者からなる共同レビューのグループにより共同計画の参加者は構成されている。

コクラン共同計画の継続的な使命は，医療介入の効果に関するシステマティック・レビューの作成，保管，利用促進である。米国におけるコクラン共同計画の最新情報は，https://us.cochrane.org に掲載されている。

コクラン共同計画による実証研究のレビュー結果は，コクラン・ライブラリで保管される。そのコクラン・ライブラリの情報にはインターネットを通じて迅速かつ容易にアクセスすることができる。一般市民も容易にレビューの内容を入手することができる。このように，コクラン・ライブラリは医療情報の民主化において重要な役割を担っている。コクラン・ライブラリが利用可能になったのは，1990 年代半ばにさかのぼる。医療従事者，政策立案者，消費者は，この資源が今後どのように発展し，どのように影響するのかを，注視する必要がある。

保健科学におけるリサーチ・シンセシス分野の発展に関するこの短い歴史は，英語の言語体系におけるものであり，英国の保健科学者の役割についても若干触れているが，主に北米のものに焦点を当てている。科学の言語的・地理的境界は日々失われつつあり，リサーチ・シンセシスの分野における開発の全容は，単一の言語や数か国に限定されるものではない。グローバリゼーションは，民間企業にだけでなく，科学の分野にも存在する。

当初，コクラン共同計画は，RCT を用いたリサーチ・シンセシスに焦点を当てて

いた。しかし，そのようなレビューを可能にするには，科学研究の分野が成熟し，十分な数のRCT論文が利用可能でなければならなかった。多くの分野では，それだけの数のRCT論文は出版されていなかったが，他の学者，科学者，実践者，一般の人々は，依然として専門家による既存の文献のレビューを必要としていた。2004年までに，コクラン共同計画はその方法論の基準を広げ，RCT以外の方法や観察的方法を用いた科学論文のレビューも含むようになった。

　この学問分野が人々の健康に与える影響を完全に理解するために，今後，リサーチ・シンセシスの歴史には，より広い文化的・言語的な視点が必要となるだろう。インターネットの役割，学際的な協力の重要性，医療従事者ではない人々による科学的知識へのアクセスも，リサーチ・シンセシスが世界中の人々の健康や生活にどのように影響を与えるかを理解する上で重要な要素となるだろう。

# リサーチ・シンセシスにおけるガイドラインと基準とは？

## よりよい研究の計画と報告のためのガイドライン

　1990年代後半，保健医療分野の科学者は，RCTを報告する研究の質に疑問をもち始めた。この懸念は，最終的にRCTやその他のデザインを使った研究の，計画・報告方法に関するガイドラインの発表につながった。ここでは，そのガイドラインのうちの5つを紹介する。リサーチ・シンセシスの広い分野と同様に，初期のガイドライン作成の細部は国際的な性格をもつ傾向があった。ガイドラインの数は1990年代から2018年にかけて急増した。これらのガイドラインは，もともとは米国ガイドライン情報センターのウェブサイトに掲載されていた。米国ガイドライン情報センターは2018年に閉鎖されたため，他の組織がこれらのガイドラインの掲載と更新の責任を負うことになった。

　ここで取り上げるガイドラインのほとんどは，ガイドラインの開発に関する説明，よりよい研究を計画・報告するためのチェックリスト，募集から分析終了まで研究対象を追跡するためのフローチャートを含んでいる。5つのガイドラインは，RCT（CONSORTまたはSPIRIT）または，RCTではなく疫学文献では観察研究とされるコホート研究，ケース・コントロール研究，横断研究（STROBE）のいずれかの研究を対象としている。このほか，観察研究に対するメタ・アナリシス研究（MOOSE），診断指標の妥当性と信頼性に関する研究（STARD）の2種類のガイドラインがある。

　疫学の研究デザインは医学雑誌，臨床雑誌で最もよく使用されるが，行動科学の他の研究デザインも医学文献の一部で使用されている。行動科学のデザインは，疫学のデザインと類似している。しかし，疫学のデザインとは異なり，研究対象を2つ以上の群に無作為化する必要がある実験デザイン（RCTと同様）に加えて，行動科学のデザインには，無作為化を行わない準実験デザイン，前実験デザイン，観察デザインの3つのデザインがある。

　**観察（observational）**という言葉の定義の違いに注意してほしい。疫学では，観察

デザインとは非無作為化デザインのことである。一方，行動科学では，**観察**とは，介入やプレテスト，ポストテストを行わず，ある時点のある1つの群の研究対象について系統的に観察し報告する特定のデザインのことを指す。本書では行動科学のデザインに重点を置いているが，ここでは医学あるいは臨床の文献のガイドラインという観点から，疫学デザインについて説明する。保健科学分野の学生にとって，疫学デザインと行動科学デザインの両方の仕組みを知っておくことは重要である。

　以下では，5つのガイドラインについて概説する。これらのガイドラインは，査読付き文献において異なった方法論的デザインの研究報告をよりよくするものである。もちろん，研究報告をよりよくするためには，研究疑問が具体的であるだけでなく，方法論的デザインも適切でなければならない。したがって，ガイドラインは研究を計画する上でも役に立つのである。

## 🔍 CONSORT(CONsolidated Standards of Reporting Trials)— 無作為化臨床試験/対照試験

　CONSORT(コンソート)声明は2つの部分で構成されている。それは，(1)RCTとは何か，学術雑誌に投稿する論文でどのようにRCTを報告するかという基本を記載したチェックリストと，(2)適格性から試験終了までの研究対象数を追跡するためのフローチャートである。CONSORT声明には大きな改訂があった。1996年に初版が発行され[50]，2001年に改訂され[51]，2010年に再度改訂され[52]，2018年には社会的・心理的介入を含めるためのチェックリストも追加された。

　2010年版のCONSORT声明は，25項目のチェックリストとフローチャートから成り立っている。フローチャートには，適格性を評価した研究対象数，介入の有無により2群以上への無作為化を行った研究対象数，追跡不能となった研究対象数，最終的な分析に含まれた研究対象数が記録される。CONSORT声明の著者らは，このチェックリストと，25項目についてより詳しく説明した付属論文「CONSORT 2010 explanation and elaboration(説明と詳細な解説)」を併せて使用するよう促している[53]。2010年のCONSORT声明は，*Annals of Internal Medicine, British Medical Journal, Lancet, PLoS Medicine, Journal of Clinical Epidemiology*などの国際誌に同時に掲載された。400以上の査読付き雑誌がCONSORT声明を支持し，「著者への指示」の節でCONSORT声明を参照するように説明している。

　CONSORT声明の最新の拡張版であるCONSORT-SPI 2018は，2010年版の最初のチェックリストの修正版である。そのチェックリストには，社会学的・心理学的介入がある無作為化試験へ適用するための9項目が追加されている[54]。今後の更新や改訂は，http://www.consort-statement.org で確認できる。

## 🔍 SPIRIT(Standard Protocol Items: Recommendations for Interventional Trials)—無作為化介入試験

　RCTに関するSPIRIT 2013声明は，過去に開催されたいくつかの国際会議と，別の専門家グループによる論文により開発された。その経緯は*Annals of Internal Medicine*と*British Medical Journal*に同時に掲載された彼らの論文[55]に説明されている。SPIRIT 2013チェックリストは，RCTの研究デザイン，実施，報告，評価に

関する 33 項目で構成されている。2013 年版 SPIRIT のチェックリストの項目を比較すると，かなりの重複がある。CONSORT 声明と同様に，SPIRIT 論文の著者も各項目についての「説明と詳細な解説」に関する付随論文を発表している[56]。

2018 年の SPIRIT-PRO 声明は，患者報告アウトカム（patient reported outcome, PRO）研究にも拡張された。この修正により，2013 年の SPIRIT チェックリストに 16 項目が追加された。JAMA の論文では，追加された項目だけでなく，患者報告アウトカム研究の RCT をデザインする際の項目の使用方法についても説明されている[57]。SPIRIT 声明の今後の改訂についてはウェブサイト https://spirit-statement. org より確認できる。ホームページのトップにある「Spirit Statement」をチェックするとよい。さらに詳しい情報は，サイトの下方にある「News & Updates」を見るとよい。

## 🔍 STROBE（STrengthening the Reporting of OBservational Studies in Epidemiology）─コホート研究，ケース・コントロール研究，横断研究

臨床研究のゴールド・スタンダードは RCT であるが，臨床雑誌に掲載される研究のほとんどは，コホート，ケース・コントロール，横断研究に基づく観察研究である。CONSORT と SPIRIT は RCT を対象とし，STROBE はその他の疫学デザインに焦点を当てている。2007 年の STROBE 声明[58]では，その開発，22 項目のチェックリスト，および項目に関する「説明と詳細な解説」が別個の出版物で説明されている[59]。*Annals of Internal Medicine, Epidemiology, PLoS Medicine* に同時に掲載された両論文は，*PLoS Medicine* のウェブサイトで PDF として自由にアクセス，ダウンロードすることが可能である。https://journals.plos.org/plosmedicine/article?id= 10.1371/journal.pmed.0040297

Vandenbroucke らによる STROBE の「説明と詳細な解説」の論文[59]には，これらのデザインを用いた研究の研究対象数を追跡するためのフローチャートだけでなく，3 つの観察デザイン（コホート，ケース・コントロール，横断研究）の定義と相違に関する優れた要約も掲載されている。3 つの観察デザインの節だけでも，すべての保健科学の学生にとって必読文献となるはずである（Vandenbroucke らの論文の Box 1「Main Study Designs Covered by STROBE」を参照）。

STROBE のウェブサイト https://www.strobe-statement.org には，「著者への指示」に STROBE 声明の使用が言及されている雑誌の一覧が掲載されている。

## 🔍 MOOSE（Meta-Analysis Of Observational Studies in Epidemiology）─観察研究のメタ・アナリシス

MOOSE の報告基準は，米国疾病予防管理センター（Centers for Disease Control and Prevention, CDC）が主催する一連のワークショップで，国際的・学際的専門家グループによって作成された。MOOSE 2000 の論文には，この種の研究の著者，編集者，査読者のためのチェックリストが示されている[60]。チェックリストは，背景，検索戦略，方法，結果，考察，結論の 6 つの見出しに分類された 35 項目で構成されている。検索戦略のチェックリストには，確認され，最終的なメタ・アナリシスに包含された，または除外された引用文献を報告するという項目も含まれている。チェック

リストは，観察研究に関する既存のデータベースを使用した研究を対象として設計されているが，コメントで追記されているように，RCTのメタ・アナリシスでさえ，観察研究である。したがって，MOOSEチェックリストはすべての疫学デザインに適用可能である。MOOSEはEQUATOR(Enhancing the QUAlity and Transparency Of health Research)ネットワークに提示されている。https://www.equator-network.org/reporting-guidelines/meta-analysis-of-observational-studies-in-epidemiology-a-proposal-for-reporting-meta-analysis-of-observational-studies-in-epidemiology-moose-group/

## STARD(STAndards for Reporting Diagnostic Accuracy)——診断方法の妥当性と信頼性

別の専門家グループは，診断精度の完全性と透明性に関する報告の質，とくに，読者の研究の潜在的バイアスを判断する能力や研究結果の研究対象から母集団への一般化について懸念していた。結果として作成されたSTARD声明は，妥当であればCONSORTなどの他のガイドラインと併用されることが期待されている。STARDは，最初は，2003年に20以上の雑誌で同時に発表されたが[61]，2015年の論文[62]で更新され，*BMJ, Radiology, Clinical Chemistry*の3つの科学雑誌で同時に発表された。

2015年のチェックリストは，題名，要旨，緒言，方法，結果，考察，その他の情報の7分類，30項目で構成されている。研究の進行に伴って，研究対象数を記録するためのフローチャートも含まれている。30項目のチェックリストと2015年版STARDの研究対象のフローチャートと同様に，2015年版STARDの論文のPDFは，オンラインで公開されている。https://www.equator-network.org/reporting-guidelines/stard/　今後の更新，改訂，拡大機能についても，このホームページで公開される。

## まとめ

本節では，よりよい研究をデザインするための5つのガイドラインを説明した。それらのガイドラインとは，CONSORT，SPIRIT，STROBE，MOOSE，STARDである。最初の2つ(CONSORTとSPIRIT)を除いて，これらのガイドラインは，研究の種類によって異なる目的を果たすものである。この5つは，長年にわたって出版されてきた多くのガイドラインの初期のものにすぎない。本章で後述する他のガイドラインと比較して，この5つについては以下の2点を覚えておくことが重要である。

a. この5つは，説明にあるように，特定の特徴をもつ研究を計画するためのものである。例えば，RCT(または実験デザインの研究)をレビューする場合は，CONSORTまたはSPIRITガイドラインのいずれかを使用し，他のガイドラインを使用しない。しかし，その研究が非無作為化デザインの場合は，STROBEガイドラインを使用する。

b. さらに重要なこととして，あなたの目的は文献レビューにおける研究の評価であるため，関連するすべての基礎資料を集めるまで待ち，それから特定のデザインを有する各研究にとって適切なガイドライン(例えば，CONSORT，STROBE)を

使用するとよいだろう。

さて，リサーチ・シンセシスの簡単な歴史に話を戻そう。

## 専門家主導のレビューのためのガイドライン

2009 年以降，保健科学分野のリサーチ・シンセシスの分野では，英国の科学者や臨床医の強力なリーダーシップにより，他の大きな発展があった。その結果，査読付き文献に掲載される科学論文や臨床論文に対して，さまざまな種類のガイドラインが作成された。この発展期の初期に何が起きていたかを知るには，14 種類のレビューの類型化に関する Grant と Booths の論文[63] を読むのが最適な方法の 1 つである。2 つの英国の大学に所属する著者らは，それぞれ看護学と保健関連分野の研究を専門としており，各レビューの種類，彼らが認識した長所と短所，そして文献例について説明している。

現在，レビューの種類は Grant と Booths が述べた 14 種類を超えている。しかし，いくつかの用語は標準化されてきている。その一例が**システマティック・レビュー**（systematic review）であり，本節で説明する PRISMA や IOM 基準など，専門家主導のレビューのための基準を 1 つ以上適用しているものである。**標準化されたレビュー**（standardized review）は，PubMed や他のデータベースでこの種の二次資料を探すときに適切なキーワードである。

専門家主導のレビューのためのガイドラインは，よりよい研究を計画・報告するためのガイドラインと，対象とする読者，レビューの目的，最終的な論文の使用方法などが異なる。これら 2 種類のガイドラインの類似点と相違点を**表 1-1** にまとめた。

例えば，CONSORT 声明は著者が研究を計画，実施し，査読付き雑誌に投稿する際に利用される。また編集者や雑誌の査読者が，その投稿された論文を発表するための，査読を行う際にも利用される。一方，PRISMA 声明は，専門家主導の学際的な

**表 1-1**　よりよい研究を計画・報告するためのガイドラインと専門家主導のレビューのためのガイドラインの類似点と相違点

| ガイドラインの種類 | 対象となる読者 | ガイドラインの目的 | ガイドラインの使用方法 |
|---|---|---|---|
| よりよい研究を計画・報告するためのガイドライン（CONSORT, SPIRIT, STROBE, MOOSE, STARD） | 科学論文の著者。医学雑誌／臨床雑誌の編集者および査読者 | 査読付き科学論文の計画と報告におけるチェックリストと研究対象の適格性から分析までのフローチャート。一次資料の出版のためのレビュー基準 | 雑誌へ投稿する科学論文の計画と報告の記述。投稿された科学論文のレビュー |
| 専門家が行う出版物のレビューに関するガイドライン（PRISMA, IOM 基準） | 科学論文の計画，実施，執筆，報告をしている専門家チーム。医学雑誌／臨床雑誌の編集者および査読者 | システマティック・レビュー，メタ・アナリシス，またはその他のレビューの計画，管理，報告において考慮される論文[文書]のチェックリストとフローチャート。システマティック・レビューまたはメタ・アナリシスの報告を評価するためのチェックリスト | 雑誌への投稿に際して，システマティック・レビューまたはメタ・アナリシスの査読に使用されるチェックリストとフローチャート。雑誌へ投稿された，専門家主導のシステマティック・レビューまたはメタ・アナリシスを評価するためのチェックリストとフローチャート |

チームが，特定の科学的題材に関する複数の出版物のレビューを計画，実施，報告するためのものである。主な相違は，ガイドラインを活用する対象者（著者と雑誌の査読者　対　専門家のレビュー・チーム），レビューの範囲（査読付き雑誌に投稿される単一の研究　対　複数の雑誌にすでに発表されている複数の研究），ガイドラインの使用方法（単一研究の評価　対　レビューにおける複数研究の評価）である。共通するのは，チェックリスト，研究対象（CONSORT）または文書（PRISMA）のフローチャート，そしてチェックリストの項目の「説明と詳細な解説」に関する付属論文により声明が成り立っているという，形式である。

このように，2種類のガイドラインの共通点と相違点を理解した上で，専門家主導のシステマティック・レビューのガイドラインの，さらに詳しい解説に戻ろう。

## PRISMA：システマティック・レビューまたはメタ・アナリシスのためのフローチャートとガイドライン

2009年のPRISMAフローチャートは，システマティック・レビューやメタ・アナリシスにおいて，調査，選択，除外された**基礎資料（source documents）**の数，最終的に使用された基礎資料の数を追跡し，公表するものである[1,64]。コクラン共同計画はリサーチ・シンセシスの分野では重要な財産である。しかし，コクランとは別の専門家グループ（個々のメンバーはコクラン共同計画に属しているかもしれないが）にとっても，各専門分野の査読付き論文の統合を目的としたガイドラインが必要である。この必要性に対応したものが，PRISMAフローチャートであり，メタ・アナリシスの報告の質（Quality of Reporting of Meta-Analyses，QUOROM）[66]と呼ばれる，以前の作業から発展したものである。

基本的な2009年のPRISMA声明は3部分から成り立っている。それは(1)システマティック・レビューまたはメタ・アナリシスのいずれかを整理，計画，報告するためのチェックリスト[1]，(2)チェックリストの各項目の「説明と詳細な解説」に関する付属論文[64]，(3)記録または文書について，特定した数，統合に採用するかスクリーニングを行った数，適格だった数，量的・質的統合に含めた数を追跡するためのフローチャートである。フローチャートのみが本書の範囲内である。

最初のPRISMA声明は，基礎資料の集計データに関するものであった[1]。2番目のガイドラインである2015年版PRISMA-IPDは，基礎資料と個別患者データ（Individual Patient Data，IPD）を用いた研究を対象としたものであった[65]。これらの両ガイドラインでは，RCT研究に重点が置かれていた。しかし，質的・量的データを用いた他の方法論的デザインと同様に，RCTは要件とはされていなかった[65]。著者は，2009年のPRISMAチェックリストを，システマティック・レビューの質の評価のために使用するべきではないと警告している。長年にわたり，追加のPRISMAガイドラインが拡張版として発表されてきた。PRISMA，PRISMA-IPD，およびその他の拡張版のチェックリストはオンラインで入手可能である。https://www.prisma-statement.org「レビューの過程を通じて基礎資料を追跡するためのPRISMAフローチャート（PRISMA Flowchart for Tracking Source Documents Throughout the Review Process）」がこのウェブサイトに掲示されている。そのPRISMAフローチャートは，**図1-2**でも示すとおりである。なお，**図1-2**は

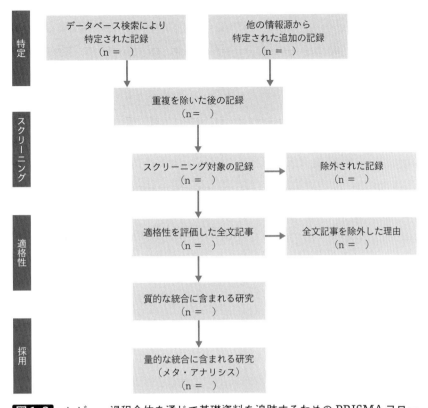

**図 1-2** レビュー過程全体を通じて基礎資料を追跡するための PRISMA フローチャート

〔Moher D, Liberati A, Tetzlaff J, Altman DG; PRISMA Group. Preferred reporting items for systematic reviews and meta-analyses: the PRISMA statement. BMJ. 2009; 339: b2535. https://journals.plos.org/plosmedicine/article?id=10.1371/journal.pmed.1000097 より転載〕

PRISMA フローチャートについて述べているものであり，表 1-1 は PRISMA とその他のガイドラインについて述べているものである。

**PRISMA フローチャートとマトリックス方式**：PRISMA フローチャート[1]やその拡張版[65]の使用は，あらゆる文献レビューにおいて急速に慣例となってきた。そのデザインが革新的かつ効率的だからである。したがって，PRISMA フローチャート[1]は，現在ではマトリックス方式とともに使用される重要な追加要素となっている。しかし，PRISMA フローチャート[1]は，レビューで使用すべき PRISMA 声明の単なる構成要素である。他の 2 つの構成要素である 27 項目の PRISMA チェックリスト[1]およびチェックリストの各項目の「説明と詳細な解説」[64]は，専門家主導のシステマティック・レビューまたはメタ・アナリシスを実施するチームを対象としたものである。本書は，査読付き雑誌の記事に関する文献レビューの実施方法を学ぶ学生を対象としている。具体的に言えば，PRISMA フローチャートを使用するためにシステマティック・レビューを実施する必要は**ない**。

あなたの文献レビューで PRISMA フローチャート[1]を使用する際には，フローチャート[1]を使用する，または参照するたびに引用を行う必要がある。以下は，PRISMA 声明[1]の著者が示した，あなた自身の研究でフローチャートを使用するとき

の文言である。

> 本論文は，クリエイティブ・コモンズ・ライセンス，非営利の条件下で配布される
> オープン・アクセス論文であり，原著を適切に引用することを条件に，あらゆる媒体で
> の無制限の使用，配布，複製を許可している。
> 原文：This is an open-access article distributed under the terms of the Creative
> Commons Attribution Non-commercial License, which permits unrestricted
> use, distribution, and reproduction in any medium, provided the original work is
> properly cited.

BMJ に掲載された Liberati, Altman, Tetzlaff らの論文[64] 末尾にある文章を参照するとよい。ウェブサイト www.prisma-statement.org には，画面の右上に「PRISMA2009 flow diagram」[1] と記載された PRISMA フローチャートのコピーがある（訳者注：PRISMA2020 flow diagram に更新されている）。それをダウンロードし，自分の文献レビューの最初から最後までの文書の追跡数を追加して修正することが可能である。PRISMA フローチャート[1] についての詳細は，本書の第 4 章および第 6 章に記載されている。PRISMA フローチャートのコピーは，**図 1-2** にもある。

## PROSPERO（A Registry for Prospective and Completed Systematic Reviews）：計画または完成したシステマティック・レビューのための登録システム

専門家がシステマティック・レビューやメタ・アナリシスを整理，準備，分析，執筆して，査読付き雑誌に投稿するという時間のかかる作業をより効率的に行う仕組みを構築するために，プロスペロー・レジストリ（PROSPERO Registry）が 2012 年，英国ヨーク大学レビュー普及センター（Center for Reviews and Dissemination, University of York）によって開始された[67]。このレジストリは，専門家チームを募集し，計画中のシステマティック・レビューまたはメタ・アナリシスを登録し，完了したものを公表している。

PROSPERO の計画書を作成するためのチェックリストは，2015 年に発行された PRISMA-P（PRISMA-Protocols）に記載されている[68]。このレジストリは無料で，科学者だけでなく一般人も国際的にアクセスでき，オープン・アクセス論文（誰もが無料で閲覧可能な論文）を自由にオンラインで入手できる。このレジストリには，進行中および完成したシステマティック・レビューの両方が登録されている。2018 年には，PROSPERO データベースに登録されたシステマティック・レビューの数が 3 万件になったと発表された[69]。PROSPERO のウェブサイトは https://www.crd.york.ac.uk/prospero である。

## システマティック・レビュー・ジャーナル：査読付きオープン・アクセス・ジャーナル

2012 年，査読付きオンライン・ジャーナル「*Systematic Reviews*」の創刊号が発行された[70]。そのウェブサイトは https://systematicreviewsjournal.biomedcentral.com

である。このジャーナルが国際的使命を担っていることは，4名の編集長の所属がカナダのオタワ大学オタワ病院研究所(Ottawa Hospital Research Institute, University of Ottawa)，米国のランド研究所(RAND Corporation)とカリフォルニア大学ロスアンゼルス校医学部(UCLA School of Medicine)，英国のヨーク大学レビュー普及センター(Centre for Reviews and Dissemination, University of York)であることから伝わってくる。

この雑誌の創刊により，著者と査読者の独立したチームのための基盤設備が完成した。

1. 一連のガイドラインである PRISMA[1]：システマティック・レビューやメタ・アナリシスをどのように実施し，その中に何を含めるべきかについて，分野の専門家チームにチェックリストを提供する。
2. 現在または将来の文献レビューのためのレジストリである PROSPERO[67]：完成したレビューのリストであると同時に，出版を目的としたシステマティック・レビューの実施に関心をもつ，その分野の専門家による取り組みの重複を回避する。
3. 電子版査読付きオープン・アクセス雑誌「*Systematic Reviews*」[70]：レビューをその分野で出版するために利用できる国際学術雑誌の1つである。

2012年から，この3つの基盤設備は，米国を含む世界中の臨床分野の研究者や専門家に利用されている。

## 専門家チームによるシステマティック・レビューのための IOM 基準

米国では，2011年に米国科学・工学・医学アカデミー(National Academies of Sciences, Engineering, and Medicine)の一部門である米国医学研究所(IOM)が，システマティック・レビューの開始と報告のための第3の国際基準を開発・発表した。この IOM 基準は，PRISMA ガイドラインに匹敵するものである。IOM のシステマティック・レビューの基準は，ウェブサイト https://www.ncbi.nlm.nih.gov/books/NBK209515/，もしくはその開発と公開について説明した文献で見つけることができる[71]。

### 臨床判断のためのシステマティック・レビューの基準

IOM 基準は，根拠に基づく実践の問題に取り組む研究や，2013年の「医療保険制度改革法(Affordable Care Act)」施行後の米国における保健医療上の判断の指針のために作成された。21種類の IOM 基準[71]は，PRISMA チェックリストの27項目[1]と同様に，包括的で，各レビューを査読付き雑誌に掲載するための資金とスタッフが用意されている，学際的専門家チームによるシステマティック・レビューに明確に焦点を当てている。これらの基準を読むことは，文献レビューの計画方法を学習中の者にとって，とくに有用である。IOM 基準では，構造化された書式の使用が推奨されている。構造化された書式の例は，PICO〔母集団/患者/問題(**P**opulation/**P**atient/

Problem），介入(Intervention），比較(Comparison），結果(Outcome）］である。PICO は，根拠に基づく実践における臨床疑問を記述するための語呂合わせである。後に **T**＝時期，期間，または発表日(**T**iming, duration, or date of publication），**S**＝研究の種類(**S**tudy type）（すなわち方法論的デザイン）を含む PICO(TS）へと拡張された。PICO の詳しい説明と使用例は，オレゴン保健科学大学看護学部(School of Nursing at the Oregon Health & Science University）の図書館ガイドで参照できる。https://libguides.ohsu.edu/c.php?g=261503&p=3885206

## 保健科学ガイドラインのその他の展開とは？

### スコーピング・レビュー

**スコーピング・レビュー**は，特定のテーマに関する研究のギャップを明らかにするために実施される，厳密に定義された研究である。一般的に，レビューの対象となる題材は，システマティック・レビューやメタ・アナリシスを行うほど成熟していない。しかし，その題材は，医療政策や他の保健科学研究にとって重要であり，成熟の初期段階にある。スコーピング・レビューに関する優れた議論は，テンプル大学(Temple University）の図書館ガイドにある。https://guides.temple.edu/c.php?g=78618&p=4156607 ぜひ読んでみてほしい。

スコーピング・レビューの必要性を示唆する臨床開発の例としては，1981 年に米国で行われた AIDS の最初の報告が挙げられる。その研究対象はわずか 5 名であった。CDC 週間疫学情報(Morbidity and Mortality Weekly Report, MMWR, June 1, 2001/Vol 50/No 21）に記載されているように，これは病歴の慎重なレビューと記述に基づく観察デザインの研究であり，比較群は存在せず，観察のみが行われた。https://www.cdc.gov/mmwr/pdf/wk/mm5021.pdf その後の 10 年間で，この疾病に関する研究方法と研究疑問は次第に洗練され，約 400 の報告が出版された[72]。

2005 年の Arksey と O'Malley の論文は，スコーピング・スタディを行うための方法論の枠組みを初めて記述したものの 1 つである[73]。しかし，この論文には問題があり，原稿が受理された年(2003 年)と出版された年(2005 年)の間に大きな時間差があった。参考文献の欄には，2002 年より新しい論文は 1 つもない。それにもかかわらず，Arksey と O'Malley の論文は，しばしばスコーピング・レビューの歴史を説明する際の古典的な出発点となっている。

より専門的な要約として，2009 年に看護学文献のスコーピング・スタディのレビューが行われたが[74]，このレビューでも既存の方法論の問題が判明した。2010 年には，Levac らが Arksey と O'Malley の方法論を改善し，この種のレビューの質を向上させたと述べている[75]。Arksey と O'Malley の枠組みと Levac らの修正の両方を実施する実際的な方法は，大規模な学際的グループの 2013 年の論文で説明されており，チームとして協力するための提案も含まれている[76]。

スコーピング・レビューに対して行われたスコーピング・レビューの論文が 2014

年に発表され，その中で著者がさらに方法論の改善の必要性を説いたのは必然だった
かもしれない[77]。最終的に，南オーストラリア州アデレード大学(University of
Adelaide)のジョアンナ・ブリッグス研究所(Joanna Briggs Institute, JBI)が，2020
年にオンラインガイド「JBI Manual for Evidence Synthesis(エビデンス・シンセシ
スのための JBI マニュアル)」(JBI マニュアル)を発表し，この種類の専門家主導のレ
ビューのための詳細な手順を提供している。このマニュアルは，ウェブサイトから入
手可能である。https://jbi-global-wiki.refined.site/space/MANUAL/ これら5つの
論文と JBI マニュアルの第11章(訳者注：2024年の更新で全10章構成になった)は，
この方法の使用に興味をもつ者に対して，スコーピング・レビューの方法論の優れた
概説と2020年までのスコーピング・レビューの適用例を提供してくれる。

　要約すると，システマティック・レビュー，スコーピング・レビュー，マトリック
ス方式による文献レビューは，研究を精読し，選択し，分析し，結果を報告するとい
う厳密さで共通している。これら3種類のレビューでは，いずれもリサーチ・シンセ
シスの方法論の標準化に注意を払う必要がある。また，基礎資料の選択と除外におけ
る方法が同じデータや他のデータで再現できることも重視される。これは，レビュー
過程のさまざまな段階を経た，基礎資料の数を追跡するためのフローチャート[1]を使
用することにより実現される。システマティック・レビューとスコーピング・レ
ビューを比較した最近の論文が，2018年に査読付き雑誌 *BMC Medical Research
Methodology* に掲載された[78]。JBI は，スコーピング・レビューの方法論のデザイン
のための徹底したガイドラインを提供している。このウェブサイトで2020年に公表
された「JBI Manual for Evidence Synthesis(JBI マニュアル)」を参照するとよい。
https://wiki.jbi.global/display/MANUAL/JBI+Manual+for+Evidence+Synthesis(訳
者注：URL と内容は変更されている)

　専門家主導のレビューとは異なり，最も基本的なレベルの文献レビューは，教員ま
たはメンターによる指導のもと，大学院生が単独で行うことを想定している。一次資
料(できれば査読付き文献)に重点を置き，場合によっては二次資料のレビュー(シス
テマティック・レビューなど)や三次レビュー(レビューのレビューなど)も参考にす
る。文献レビューは，他の科学者による論文を精読・分析し，その研究の集合体に何
が欠けているのかを判断するための基本的な第一歩である。したがって，本書に書か
れているような文献レビューは，通常，修士の課題研究や博士論文のような形で，学
生が独立した科学研究の計画をするための最初の一歩となる。

## 保健科学におけるガイドライン更新のためのツール

　この要約に示されているように，しばしば，多くのガイドラインは臨床分野または
科学分野の急速な変化に対応するため，数年おきに更新される。ここでは，新しいガ
イドラインや改訂されたガイドライン，システマティック・レビューやメタ・アナリ
シスについて最新の情報を得るためのツールを2つ紹介する。

## EQUATOR(Enhancing the QUAlity and Transparency Of health Research)ネットワーク：保健医療分野の研究の品質と透明性を向上させるためのネットワーク

　ガイドラインを経時的に追跡する1つの方法は，EQUATORネットワークのウェブサイト https://www.equator-network.org で研究の種類(RCT，システマティック・レビュー，量的研究など)により整理されたレビューを調べることである。この国際的統括組織の使命は，保健医療分野の研究報告を改善するために信頼できる情報源を提供し，研究の再現性と有用性を支援することである。https://www.equator-network.org/library/reporting-guidelines-under-development/

　EQUATORネットワークは，2006年に英国オックスフォードで始まった国際プロジェクトから発展し，現在では英国，フランス，カナダの3つのセンターをもつ。EQUATORネットワークでは，時事問題や国際的学術集会のお知らせのほか，CONSORTやPRISMAなどの報告ガイドラインの種類を簡潔にまとめている。

　ウェブサイトは無料で利用でき，1996年以降に完成したガイドラインと開発中のガイドラインの両方が掲載されている。ホームページの「Library for health research reporting(保健医療研究の報告のためのライブラリ)」の下にある「Reporting guidelines under development(開発中の報告ガイドライン)」をクリックすると，開発中のガイドラインのリストが表示される。現在，完成したガイドラインは421本で，さらに増えている。また，ウェブサイト https://www.equator-network.org/category/blog/ では，講座やイベント，ニュース，ブログなど，ガイドラインとその開発に関する情報が紹介されている。

## リビング・システマティック・レビュー：恒久的資源

　システマティック・レビューやメタ・アナリシスの準備と完成には多大な労力が必要である。にもかかわらず，一度発表されると，その有用性は，主にその分野の急速な発展により，推定2.5〜5.5年に制限される[79]。この時間の制限は，研究と医療実践の間のギャップというより大きな問題と関連している。この2つの問題に対処するため，**リビング・システマティック・レビュー(living systematic review)**という新しい用語が作られた。この用語は，ある分野での新しい研究や発展を考慮し，システマティック・レビューやメタ・アナリシスをオンラインで更新・改訂することを指す。

　この概念と実践は急速に進化している。リビング・システマティック・レビューに関する出版物は，2014年にElliottらが発表した論文[80]や，2017年3月に配信されたコクラン・トレーニングによる無料のYouTubeシリーズ https://training.cochrane.org/resource/introducing-living-systematic-reviews により見つけることができる。さらなる最新情報は，https://community.cochrane.org/review-production/production-resources/living-systematic-reviews で入手可能である。

　このようなリサーチ・シンセシスに関する視点を踏まえて，次に，文献レビューのためのマトリックス方式の紹介と概説を行う。

# マトリックス方式とは？

　保健科学分野の文献のあふれるような情報は，問題であると同時に機会でもある。必要なのは，文献レビューを準備し，実施するための構造化された方法である。マトリックス方式は文献レビューを準備・実施するためのシステムである。第1章の本節で，私たちは今，「どのようにそれを行うか」の細部にまで踏み込んでいる。以下はその細部の概要である。

　マトリックス方式は，文献レビューのための構造であり過程である。構造とは，文献レビューの題材の名前が付いた，単一の基本フォルダのことを指す。「糖尿病 基本フォルダ」は，基本フォルダの名前のよい例である。各基本フォルダ内には，4つの標準的なフォルダが置かれる。ペーパー・トレイル・フォルダ，文書フォルダ，レビュー・マトリックス・フォルダ，総括フォルダである。表1-2に示す各フォルダには，下位フォルダも置かれる。

**表1-2** マトリックス方式の構造：基本フォルダ内のフォルダ

| フォルダの種類 | 目的 |
|---|---|
| ■　ペーパー・トレイル・フォルダ | あなたの文献検索を記録する。 |
| ■　文書フォルダ | レビュー用の文書を保管する。 |
| ■　レビュー・マトリックス・フォルダ | マトリックス方式を用いて各文書を要約する。 |
| ■　総括フォルダ | 文献レビューを執筆する。 |

## ペーパー・トレイル・フォルダ

　これは，あなたが文献検索を記録するために作成するコンピュータ・フォルダである。具体的には，関連資料を特定するために使用した検索過程のメモ一式である。例えば，検索について相談した図書館司書やその他の専門家の名前，検討した資料に関する情報，電子書誌データベースの検索に使用したキーワード，とくにコンピュータを使った検索式のリストと実際に使った検索式が含まれる。これは，あなたがこの文献レビューを行った過程についての時系列の日記または個人ブログと捉えてよい。

　ペーパー・トレイル・フォルダでは，最終的な論文で報告する，PRISMA フローチャート[1]の作成を開始する。PRISMA フローチャート[1]の作成については，第4章で詳しく説明する。

## 文書フォルダ

　このコンピュータ・フォルダは，レビュー用の文書を整理するために使用される。このような文書には，ダウンロードしたコピー，PDF ファイル，雑誌記事・書籍の章・および文献調査のために収集したその他の資料へのリンクが含まれる。これらは，次に紹介するレビュー・マトリックスを作成するために使用される基礎資料である。

## レビュー・マトリックス・フォルダ

このコンピュータ・フォルダは，あなたが各基礎資料を要約しながら作成した，レビュー・マトリックスを保存するためのものである。レビュー・マトリックスは，スプレッド・シートまたは列と行からなる表である。文献レビューに含まれる各雑誌記事，書籍の章，またはその他の資料に関して選択した情報を要約するために使う。

## 総括フォルダ

このコンピュータ・フォルダには，通常 Word 文書の形で，文献レビューを文書化したものを保存する。マトリックス方式を使用した結果は，文献の批判的レビューの総括を文書化したものである。その総括はレビュー・マトリックスの中に要約された基礎資料に基づいている。総括フォルダの中には2つの下位フォルダが置かれる。この2つの下位フォルダには，(1)文献のナラティヴ・レビューまたは総括，(2) PRISMA フローチャートの各段階で特定した最新の文書数のコピー，が入る。

マトリックス方式は，基本フォルダという形の構造だけではなく，4つのフォルダのそれぞれで資料を作成し，使用するための過程でもある。マトリックス方式は，とくに保健科学の文献のレビューのために考案された。しかし，マトリックス方式は，初学者から熟練した査読者まで，専門知識のレベルを問わず，あらゆる分野の文献のレビューに使用可能である。マトリックス方式の汎用性の鍵は，次に簡単に説明するレビュー・マトリックスの使い方にある。

# レビュー・マトリックスとは？

レビュー・マトリックスを用いて，あなたは文献レビューのすべての基礎資料について構造化された要約を作成する。レビュー・マトリックスは，表計算ソフトのスプレッド・シートや表のようなもので，列と行が格子状に配置されている。白紙のレビュー・マトリックスを作成するために必要なものは，白紙のスプレッド・シートまたは文書作成ソフトウェアの表機能だけである。

レビュー・マトリックスの列の最上部は，各文書や研究を要約するためのトピックまたは見出しが入る。ページの下へと並ぶ行には，文書や研究が入る。各列と行の接点がセルで，ここに文書や研究に関するメモを書き込む。

レビュー・マトリックスの書式の例を**表1-3**に示す。表は4列と2行で構成されている。各列の上部には，著者名，題名，雑誌名，年，目的，研究デザインの種類などのトピックがあり，各行には，学術雑誌の記事が並んでいる。このように，レビュー・マトリックスは，各記事，論文，研究，報告について，標準的な列トピックに基づいて記録する場所である。

列トピックは，非常に一般的なものから具体的なものまで，広い範囲で設定することができる。例えば，シェイクスピアの戯曲のレビュー・マトリックスであれば，設定，登場人物，主役，敵役，心理的テーマのような列トピックが含まれるだろう。ま

**表1-3** レビュー・マトリックスの書式例

| 列1 | 列2 | 列3 | 列4 |
|---|---|---|---|
| 著者，題名，雑誌 | 年 | 目的 | 方法論的デザイン |
| 1行目　雑誌記事1 | 1995 | てんかんに対する薬物療法 | 実験研究 |
| 2行目　雑誌記事2 | 1997 | 薬物治療 | うつ病に関するケース・コントロール研究 |

た．科学文献に焦点を当てるのであれば，仮説，独立変数，従属変数，方法論的デザイン，サンプル抽出デザインなど，別の種類の列トピックがマトリックスを特徴付けることになる．

どのような専門性のレベルや分野に焦点化していても，あなたがレビュー・マトリックスを完全に管理することになる．あなたが，どの列トピックを使用するか，どの文書や研究をレビューするかを決定する．あなたがどの列トピックを使い，どの文書をレビューするかを決めるための過程は，本書で説明される．このような決断を下し，論文を要約し，総括を書く過程で，あなたは文献を自分のものにし始めるのである．

# 第2章から第9章と付録の概要

レビュー・マトリックスと基本フォルダの作成と使用については，以後の章で説明する．マトリックス方式は，ほぼあらゆる題材の文献にも適用されるが，本書の焦点は保健科学にある．本書の9つの章は次の3部に整理される．

第1部：文献レビューの基礎　第1章と第2章
第2部：マトリックス方式　第3章から第6章
第3部：マトリックス方式の活用　第7章から第9章

第2章から第9章，そして付録の概要を簡単に説明する．それぞれの章の終わりには，概念をどのように用いるのかを実際的な例で示した「キャロラインの冒険旅行」という題名の節がある．

##  第2章　基本的な概念

この章では，あらゆる文献レビューで，とくにマトリックス方式で使われる，基本的な概念の定義を説明する．また，ほとんどの保健関連の学術雑誌で発表された典型的な科学論文記事のさまざまな点を説明する．もしあなたがどこで特定の題材を見つけられるかを知っているなら，あなたは研究を要約する上で，優位に立つことができる．第2章は同じく文献の方法論的レビューの基本的な要素も説明する．これらの要素は，レビューそのものの基礎として，あるいは，より現実的には，レビュー中の論文の内容とともに，論文に含まれる可能性がある内容のリストとして使用することができる．科学論文の研究方法論を検討するための，潜在的な列トピックのリストは

「メソッド・マップ：文献の方法論的レビュー」で提供されている。

## 第3章　ペーパー・トレイル・フォルダ—文献検索の計画方法と管理方法

　この章では文献レビューで踏む段階を説明する。それらの段階は，キーワード・リストの作り方，基礎資料の見つけ方，スノーボール技法の使い方，MEDLINE・PsycINFO・Science Citation Index などの既存のデータベースのコンピュータ検索を行う際の考え方，そしてインターネットの使い方である。

## 第4章　文書フォルダ—レビューのための文書の選択方法と使用方法

　この章では，文書の選択方法，学術雑誌の記事とその他の基礎資料の整理方法について説明する。文書フォルダで PDF ファイルあるいは他の種類の電子ファイルを時系列に保管することの利点を議論する。

## 第5章　レビュー・マトリックス・フォルダ—研究文献の要約方法

　レビュー・マトリックスはマトリックス方式の心臓部にあたる。この章では，レビュー・マトリックスの設定の仕方を説明する。要約するべきトピックの選び方，トピックの工夫，後でのトピックの追加，段階ごとのレビュー・マトリックスの構築について記述している。

## 第6章　総括フォルダ—総括の執筆方法

　この章では，文献を批判的に分析するため，ナラティヴ・レビューを記述するためのレビュー・マトリックスの使用方法について説明している。その中には，要約と総括の相違も含まれている。基礎資料の数を追跡し，それらを PRISMA フローチャート[1]に記載する重要性も本章では強調される。あなたが PRISMA フローチャート[1]を使った結果は，総括フォルダの中のあなたの最終的なナラティヴの総括の原稿に記載される。

## 第7章　基本フォルダのライブラリ

　本章では，時間，チーム・メンバー，互いに関係する題材を通して，複数の基本フォルダを保管する利点について説明する。基本フォルダのライブラリの作成方法と拡張方法の詳細が含まれる。

## 第8章　マトリックス索引システム

本章では，電子データベースや文献管理ソフトで作成したリファレンス・ライブラリの情報と，文書フォルダにある論文のコピーを統合するシステムについて説明する。このシステムの利点，システムの設定方法と使用方法について説明する。

## 第9章　保健科学分野の専門家によるマトリックス・アプリケーション

本章では，経験豊富な保健科学の専門家のためにマトリックス方式の4種類の適用方法を説明する。その4種類の適用方法とは，(1)研究プロジェクトの実施(助成金申請書の作成から結果の公表まで)，(2)メタ・アナリシスのレビュー過程の標準化，(3)臨床実践ガイドラインの作成と使用，(4)根拠に基づく医療の概念の適用におけるマトリックス方式の利用である。

## 付録A　文献レビューに役立つ資源

一般の情報源からは得られない，科学文献を検索する際に役立つ書籍，雑誌，インターネット・ウェブサイトの便利なリストを提示する。付録は，有用な情報の雑録である。

## 付録B　マトリックス方式のコンピュータ・フォルダの構造

本付録では，マトリックス方式のために，デスクトップ上にコンピュータ・フォルダを作成，準備する方法について説明する。マトリックス方式を用いて文献をレビューする前に，この構造を理解できるよう，有用な例が示されている。

## ウェブサイトへのリンク

ウェブサイトのアドレスは，以降の章，とくに付録Aに掲載されている。インターネット上の各アドレスは，ユニバーサル・リソース・ロケーター(universal resource locator, URL)と呼ばれ，本書が出版された時点では正確かつ機能的であることが確認されている。しかし，インターネットは動的な環境であり，URLは時間とともに変わる可能性がある。このため，著者および出版社は，本書に記載されているURLの正確性について責任を負うものではない。

### キャロラインの冒険旅行　過程を理解する

概念を説明する上で百聞は一見に如かずとあるように，マトリックス方式のような戦略の使用過程を示す上でも，具体的な事例には「一見」と同じような価値がある。

このことを念頭に置いて，本書の9つの各章は，典型的な大学院生であるキャロライン＝コリンズがマトリックスの適用について学ぶ際の体験の記述で締めくくられている。キャロラインは，公衆衛生学の修士論文のために，喫煙行動に関する文献をレビューする目的で，マトリックス方式とマトリックス索引システムの使い方を学んでいる。彼女の論文の題材は，喫煙する10代の少女の特徴である。

　キャロラインは少しせっかちなところがあり，マトリックス方式の時間がかかる部分を避けるために近道をしようとすることがある。幸いなことに，彼女は毎週，指導教員であるディッカーソン教授と会い，マトリックス方式について助言を受けている。キャロラインの体験とディッカーソン教授の説明は，過程だけでなく，マトリックス方式の特定の段階がなぜ必要なのか，マトリックス索引システムがどのように資料整理に役立つのかを示している。

　中世の時代には，「探求」(quest)は冒険旅行を伴う騎士道的活動であり，しばしば勇気や決意を必要とした。現代では，「探求」は「探し求めること」と定義されている。キャロラインは図書館でドラゴンを相手にすることはないが，彼女の文献レビューには，知識を得るための根気と決意が必要であり，それはときに冒険的なものでもある。このように，今と昔の両方の意味で，キャロラインは探求の冒険旅行に出たのである。

　ひとこと助言をする。もしあなたが，マトリックス方式を実施する際の基本的な問題点や，特定の段階の必要性について理解できないでいるなら，「キャロラインの冒険旅行」は貴重な資料となる。彼女の疑問や反論はすべて，長年にわたる私の大学院生からのフィードバックに基づいており，キャロラインの冒険旅行を描いたこれらの物語から，あなた自身の疑問も見つかるかもしれない。

## 本章の学習内容の確認

　マトリックス方式について解説した第1章から第6章までの各章の最後には，学習内容に関する節が設けられている。第1章の最後に，あなたは次のことを知っているか，できるようになっているはずである。

1. 文献レビューに関する基本的な用語を定義する。
   - 文献レビュー
   - 科学文献
   - 基礎資料
   - 書誌データベース
   - リサーチ・シンセシス
   - スコーピング・レビュー
2. 文献を自分のものにするとはどういうことか，どうすればこの技術が身につくかを説明する。
3. リサーチ・シンセシスという分野の歴史的な概要を簡潔に説明する。
4. メタ・アナリシスとは何か，文献のナラティヴ・レビューとどう違うのかを説明

する。

5. PRISMA，PROSPERO，「*Systematic Reviews*」の違いを説明する。
6. PRISMA声明とシステマティック・レビューのためのIOM基準について，両者の類似点と相違点を説明する。
7. PRISMAチェックリストとPRISMAフローチャートの相違を説明する。
8. 今後変更されるガイドラインについて，最新の情報を得るために利用できる3つの情報源を説明する。
9. マトリックス方式とは何かを説明する。
10. マトリックス方式の4つのフォルダを説明する。

### 参考文献

1) Moher D, Liberati A, Tetzlaff J, Altman DG; PRISMA Group. Preferred reporting items for systematic reviews and meta-analyses: the PRISMA Statement. *BMJ*. 2009; 339: b2535. doi:http://dx.doi.org/10.1136/bmj.b2535.
2) Russell CL. An overview of the integrative research review. *Prog Transplant*. 2005; 15(1): 8-13.
3) Oxman AD, Cook DJ, Guyatt GH; for the Evidence-Based Medicine Working Group. Users' guides to evidence-based medicine. How to use an overview. *JAMA*. 1994; 272(17): 1367-1371.
4) Institute of Medicine. Finding what works in health care: standards for systematic reviews. http://iom.nationalacademies.org/Reports/2011/Finding-What-Works-in-Health-Care-Standards-for-Systematic-Reviews.aspx.
5) National Library of Medicine. *Images from the History of the Public Health Service: Biomedical Research. U.S.* Department of Health and Human Services, Public Health Service; 2005. http://www.nlm.nih.gov/exhibition/phs_history/beginningsbio.html. Accessed January 22, 2013.
6) Institute for Scientific Information. Science citation index 1945-1954: cumulative comparative statistical summary. In: *SCI Science Citation Index Ten Year Cumulation 1945-1954: Guide and Lists of Source Publications*. Vol 8. Philadelphia, PA: Institute for Scientific Information; 1988: 18-19.
7) Institute for Scientific Information. Comparative statistical summary 1955-1996. In: *SCI Science Citation Index 1996 Annual Guide and Lists of Source Publications*. Vol 1. Philadelphia, PA: Institute for Scientific Information; 1997: 57-63.
8) National Institutes of Health. *NIH Almanac 1997*. NIH Publication No. 97-5. Washington, DC: National Institutes of Health; 1997.
9) Garfield E. In truth, the "flood" of scientific literature is only a myth. *Scientist*. 1991; 5: 11-25.
10) Huth EJ. The information explosion. *Bull NY Acad Med*. 1989; 65: 647-661.
11) Reitz JM. Bibliographic database. In: *Dictionary for Library and Information Science*. Westport, CT: Libraries Unlimited; 2004: 7.
12) Garfield E. Science Citation Index. *Science Citation Index*. 1961; 1: v-xvi, 1963. http://garfield.library.upenn.edu/papers/80.pdf. Accessed February 5, 2020.
13) Glass G. Primary, secondary, and meta-analysis of research. *Educ Res*. 1976; 5: 3-8.
14) Fields MJ, Lohr N, eds. *Guidelines for Clinical Practice*: From Development to Use. Washington, DC: Institute of Medicine, Division of Health Care Services; 1992.
15) Guyatt GH, Rennie D. Users' guides to the medical literature. *JAMA*. 1993; 270: 2096-2097.
16) Oxman AD, Sackett DL, Guyatt GH. Users' guides to the medical literature. I. How to get started, *JAMA*. 1993; 270: 2093-2095.
17) Guyatt GH, Sackett DL, Cook DJ; for the Evidence-Based Medicine Working Group. Users' guides to the medical literature. II. How to use an article about therapy or prevention. A. Are the results of the study valid? *JAMA*. 1993; 270: 2598-2601.
18) Guyatt GH, Sackett DL, Cook DJ; for the Evidence-Based Medicine Working Group. Users' guides to the medical literature. II. How to use an article about therapy or prevention. B. What were the results and will they help me in caring for my patients? *JAMA*. 1994; 271: 59-63.
19) Jaeschke R, Guyatt GH, Sackett DL; for the Evidence-Based Medicine Working Group. Users' guides to the medical literature. Ⅲ. How to use an article about a diagnostic test. B. What are the results and will they help me in caring for my patients? *JAMA*. 1994; 271: 703-707.
20) Jaeschke R, Guyatt G, Sackett DL; for the Evidence-Based Medicine Working Group. Users' guides to the medical literature. III. How to use an article about a diagnostic test. A. Are the results of the study valid? *JAMA*. 1994; 271: 389-391.
21) Laupacis A, Wells G, Richardson WS, Tugwell P; for the Evidence-Based Medicine Working Group. Users'

guides to the medical literature. V. How to use an article about prognosis. *JAMA*. 1994; 272: 234-237.

22) Levine M, Walter S, Lee H, Haines T, Holbrook A, Moyer V. Users' guides to the medical literature. IV. How to use an article about harm. *JAMA*. 1994; 271: 1615-1619.

23) Oxman AD, Cook DJ, Guyatt GH; for the Evidence-Based Medicine Working Group. Users' guides to the medical literature. VI. How to use an overview. *JAMA*. 1994; 272: 1367-1371.

24) Guyatt GH, Sackett DL, Sinclair JC, Hayward R, Cook DJ, Cook RJ. Users' guides to the medical literature. IX. A method for grading health care recommendations. *JAMA*. 1995; 274: 1800-1804.

25) Hayward RS, Wilson MC, Tunis SR, Bass EB, Guyatt G; for the Evidence-Based Medicine Working Group. Users' guides to the medical literature. VIII. How to use clinical practice guidelines, A. Are the recommendations valid? *JAMA*. 1995; 274: 570-574.

26) Richardson WS, Detsky AS; for the Evidence-Based Medicine Working Group. Users' guides to the medical literature. VII. How to use a clinical decision analysis. B. What are the results and will they help me in caring for my patients? *JAMA*. 1995; 273: 1610-1613.

27) Richardson WS, Detsky AS; for the Evidence-Based Medicine Working Group. Users' guides to the medical literature. VII. How to use a clinical decision analysis. A. Are the results of the study valid? *JAMA*. 1995; 273: 1292-1295.

28) Wilson MC, Hayward RS, Tunis SR, Bass EB, Guyatt G; for the Evidence-Based Medicine Working Group. Users' guides to the medical literature. VIII. How to use clinical practice guidelines. B. What are the recommendations and will they help you in caring for your patients? *JAMA*. 1995; 274: 1630-1632.

29) Naylor CD, Guyatt GH; for the Evidence-Based Medicine Working Group. Users' guides to the medical literature. XI. How to use an article about a clinical utilization review. *JAMA*. 1996; 275: 1435-1439.

30) Naylor CD, Guyatt GH; for the Evidence-Based Medicine Working Group. Users' guides to the medical literature. X How to use an article reponing variations in the outcomes of health services. *JAMA*. 1996; 275: 554-558.

31) Drummond MG, Richardson WS, O'Brien BJ, Levine M, Heyland D; for the Evidence-Based Medicine Working Group. Users' guides to the medical literature. XIII. How to use an article on economic analysis of clinical practice. A. Are the results of the study valid? *JAMA*. 1997; 277: 1552-1557.

32) Guyatt GH, Naylor CD, Juniper E, et al. Users' guides to the medical literature. XII. How to use articles about health-related quality of life. *JAMA*. 1997; 277: 1232-1237.

33) O'Brien BJ. Heyland D, Richardson WS, Heyland DK, Jaeschke R, Cook DJ; for the Evidence-Based Medicine Working Group. Users' guides to the medical literature. XIII. How to use an article on economic analysis of clinical practice. B. What are the results and will they help me in caring for my patients? *JAMA*. 1997; 277: 1802-1806.

34) Dans AL, Dans IF, Guyatt GH, Richardson S; for the Evidence-Based Medicine Working Group. Users' guides to the medical literature. XIV. How to decide on the applicability of clinical trial results to your patient. *JAMA*. 1998; 279: 545-549.

35) Barratt A, Irwig L, Glasziou P, et al. Users' guides to the medical literature. XVII. How to use guidelines and recommendations about screening. *JAMA*. 1999; 281: 2029-2034.

36) Bucher H, Guyatt G, Cook D, Holbrook A, McAlister FA; for the Evidence-Based Medicine Working Group. Users' guides to the medical literature. XIX. Applying clinical trial results. A. How to use an article measuring the effect of an intervention on surrogate end points. *JAMA*. 1999; 282: 771-778.

37) Guyatt G, Sinclair J, Cook D, Glasziou P; for the Evidence-Based Medicine Working Group and the Cochrane Applicability Methods Working Group. Users' guides to the medical literature. XVI. How to use a treatment recommendation. *JAMA*. 1999; 281: 1836-1843.

38) McAlister F, Laupacis A, Wells G, Sackett DL; for the Evidence-Based Medicine Working Group. Users' guides to the medical literature. XIX. Applying clinical trial results. B. Guidelines for determining whether a drug is exerting (more than) a class effect. *JAMA*. 1999; 282: 1371-1377.

39) Randolph AG, Haynes RB, Wyatt JC, Cook DJ, Guyatt GH; for the Evidence-Based Medicine Working Group. Users' guides to the medical literature. XVIII. How to use an article evaluating the clinical impact of a computer-based clinical decision support system. *JAMA*. 1999; 282: 67-74.

40) Richardson WS, Wilson MC, Guyatt GH, Cook DJ, Nishikawa J; for the Evidence-Based Medicine Working Group. Users' guides to the medical literature. XV. How to use an article about disease probability for differential diagnosis. *JAMA*. 1999; 281: 1214-1219.

41) Giacomini MK, Cook DJ; for the Evidence-Based Medicine Working Group. Users' guides to the medical literature. XXIII. Qualitative research in health care. B. What are the results and how do they help me care for my patients? *JAMA*. 2000; 284: 478-482.

42) Giacomini M, Cook D; for the Evidence-Based Medicine Working Group. Users' guides to the medical literature. XXIII. Qualitative research in health care. A. Are the results of the study valid? *JAMA*. 2000; 284: 357-362.

43) Guyatt GH, Haynes RB, Jaeschke RZ, et al. Users' guides to the medical literature. XXV. Evidence-based medicine: principles for applying the users' guides to patient care. *JAMA*. 2000; 284: 1290-1296.

44) Hunt D, Jaeschke R, McKibbon K; for the Evidence-Based Medicine Working Group. Users' guides to the medical literature. XXI. Using electronic health information resources in evidence-based practice. *JAMA*. 2000; 283: 1875-1879.

45) McAlister F, Straus S, Guyatt G, Haynes RB; for the Evidence-Based Medicine Working Group. Users' guides to the medical literature. XX. Integrating research evidence with the care of the individual patient. *JAMA*. 2000; 283: 2829-2836.

46) McGinn T, Guyatt G, Wyer P, Naylor CD, Stiell IG, Richardson WS. Users' guides to the medical literature. XXII. How to use articles about clinical decision rules. *JAMA*. 2000; 284: 79-84.

47) Richardson WS, Wilson MC, Williams JW Jr, Moyer VA, Naylor CD; for the Evidence-Based Medicine Working Group. Users' guides to the medical literature. XXIV. How to use an article on the clinical manifestations of disease. *JAMA*. 2000; 284: 869-875.

48) Cochrane A. *Effectiveness and Efficiency: Random Reflections on Health Services*. London, England: Nuffield Provincial Hospitals Trust; 1992.

49) Chalmers L The Cochrane Collaboration: preparing, maintaining and disseminating systematic reviews of the effects of health care. *Ann NY Acad Sci*. 1993; 703: 156-163.

50) Begg CB, Cho MK, Eastwood S, et al. Improving the quality of reporting of randomized controlled trials: the CONSORT statement. *JAMA*. 1996; 276: 637-639.

51) Moher D, Schulz KF, Altman D. The CONSORT statement: revised recommendations for improving the quality of reports of parallel-group randomized trials. *JAMA*. 2001; 285(15): 1987-1991.

52) Schulz KF, Altman DG, Moher D. Consort 2010 statement: updated guidelines for reporting parallel group randomized trials. *Ann Intern Med*. 2010; 152: 726-732.

53) Moher D, Hopewell S, Schulz KF, et al. CONSORT 2010 explanation and elaboration: updated guidelines for reporting parallel group randomised trials. *BMJ*. 2010; 340: c869.

54) Mayo-Wilson E, Grant S, Hopewell S, Macdonald G, Moher D, Montgomery P. Developing a reporting guideline for social and psychological intervention trials. *Trials*. 2013; 14(1): 242.

55) Chan A-W, Tetzlaff JM, Altman DG. SPIRIT 2013 statement: defining standard protocol items for clinical trials. *Ann Intern Med*. 2013; 158(3): 200-207.

56) Chan A- W, Tetzlaff JM, Gøtzsche PC, et al. SPIRIT 2013 explanation and elaboration: guidance for protocols of clinical trials. *BMJ*. 2013; 346: e7586.

57) Calvert M, Kyte D, Mercieca-Bebber R, Slade A, Chan A-W, King MT; for the SPIRIT-PRO Group. Guidelines for inclusion of patient-reported outcomes in clinical trial protocols the SPIRIT-PRO extension. *JAMA*. 2018; 319(5): 483-494.

58) von Elm E, Altman DG, Egger M, et al. The Strengthening the Reponing of Observational Studies in Epidemiology(STROBE)statement: guidelines for reponing observational studies. *PLoS Med*. 2007; 4(l0): e296.

59) Vandenbroucke JP, von Elm E, Altman DG, et al. Strengthening the Reponing of Observational Studies in Epidemiology(STROBE): explanation and elaboration. *PLoS Med*. 2007; 4(10): e297.

60) Stroup DF, Berlin JA, Monon SC, et al. Meta-analysis of observational studies in epidemiology: a proposal for reporting. *JAMA*. 2000; 283(15): 2008-2012.

61) Bossuyt PM, Reitsma JB, Bruns DE, et al. Towards complete and accurate reponing of studies of diagnostic accuracy: the STARD Initiative. *Radiology*. 2003; 226: 24-28.

62) Bossuyt PM, Reitsma, JB, Bruns DE, et al. STARD 2015: an updated list of essential items for reponing diagnostic accuracy studies. *BMJ*. 2015; 351: h5527.

63) Grant MJ, Booth A. A typology of reviews: an analysis of 14 review types and associated methodologies. *Health Info Libr J*. 2009; 26: 91-108.

64) Liberati A, Altman DG, Tetzlaff J, et al. The PRISMA statement for reponing systematic reviews and meta-analyses of studies that evaluate healthcare interventions: explanation and elaboration. *BMJ*. 2009; 339: b2700.

65) Stewart LA, Clarke M, Rovers M, et al. Preferred reponing items for a systematic review and meta-analysis of individual participant data the PRISMA-IPD statement. *JAMA*. 2015; 313(16): 1-1665.

66) Moher D, Cook D, Eastwood S, Olkin I, Rennie D, Stroup D. Improving the quality of reports of meta-analyses of randomised controlled trials: the QUOROM statement. *Lancet*. 1999; 354: 1896-1900.

67) Booth A, Clarke M, Dooley G, et al. The nuts and bolts of PROSPERO: an international prospective register of systematic reviews. *Syst Rev*. 2012; 1: 2.

68) Moher D, Shamseer L, Clarke M, et al. Preferred reporting items for systematic review and meta-analysis protocols(PRISMA-P)2015 statement. *Syst Rev*. 2015; 4(1): 1-8.

69) Page MJ, Shamseer L, Tricco AC. Registration of systematic reviews in PROSPERO: 30,000. records and counting. *Syst Rev*. 2018; 7(1): 32.

70) Moher D. Stewart L. Shekelle P. Establishing a new journal for systematic review products. *Syst Rev*. 2012; 1: 1-3.

71) Institute of Medicine(US)Committee on Standards for Systematic Reviews of Comparative Effectiveness

Research; Eden J. Levit L. Berg A, et al., eds. *Finding What Works in Health Care: Standards Jor systematic Reviews*. Washington, DC: National Academies Press(US); 2011.

72) Dukers NH, Goudsmit J. de Wit JB. Prins M, Weverling GJ, Coutinho RA. Sexual risk behaviour relates to the virological and immunological improvements during highly active antiretroviral therapy in HIV-l infection. *AIDS*. 2001; 15: 369-378.

73) Arksey H. O'Malley L. Scoping studies: towards a methodological framework. *Int J Soc Res Methodol*. 2005; 8(1): 19-32.

74) Davis K, Drey N, Gould D. What are scoping studies? A review of the nursing literature. *Int J Nurs Stud*. 2009; 46(10): 1386-1400.

75) Levac D, Colquhoun H, O'Brien KK. Scoping studies: advancing the methodology. *Implement Sci*. 2010; 5: 69-77.

76) Daudt HM, Van Mossel C, Scott SJ. Enhancing the scoping study methodology: a large, inter-professional teams experience with the Arksey and O'Malley's framework. *BMC Med Res Methodol*. 2013; 13: 48-56.

77) Pham MT, Rajic A, Greig JD, Sargeant JM, Papadopoulos A, McEwen SA. A scoping review of scoping reviews: advancing the approach and enhancing the consistency. *Res Synth Methods*. 2014; 5(4): 371-385.

78) Munn Z, Peters MDJ, Stern C, et al. Systematic review or scoping review? Guidance for authors when choosing between a systematic or scoping review approach. *BMC Med Res Methodol*. 2018; 18: 143.

79) Shojania KG, Sampson M, Ansari MT, Ji J, Doucette S, Moher D. How quickly do systematic reviews go out of date? A survival analysis. *Ann Intern Med*. 2007; 147: 224-233.

80) Elliott JH, Turner T. Clavisi O, et al. living systematic reviews: an emerging opportunity to narrow the evidence-practice gap. *PLoS Med*. 2014; 11(2): e1001603.

# 第2章 基本的な概念

## 本章の目的

本章では，(1)原資料(source materials)の基本的な概念を定義する方法，(2)保健科学雑誌に掲載される一般的な査読付き研究論文の構造を説明する方法，および(3)メソッド・マップを使用して基礎資料の方法論のレビューを実施する方法について説明する。本章の最後には，演習の節を設けており，保健科学雑誌の査読付き論文の中で，何を知らなければならないか，どこにその情報はあるのか，また，どのようにメソッド・マップでの学習を科学論文の方法論的レビューへ適用するのかについて，判断できるようにしている。

本章には，3つの節に加えて，他のほとんどの章の最後に置かれている「キャロラインの冒険旅行」と「本章の学習内容の確認」の2つの節がある。

- 原資料とは？
- 科学論文の解剖図：研究論文の基本構造
- メソッド・マップ：文献の方法論的レビュー

キャロラインの冒険旅行：概念を学習する
本章の学習内容の確認

## 原資料とは？

**原資料**(source materials)とは，文献レビューを作成する際に考慮されるあらゆる種類の文書資料のことである。例えば，科学雑誌に掲載された論文や記事，参考書，書籍の章，教科書，新聞記事，政府機関や非政府機関が発行した報告書などである。のちほど第4章で，文書フォルダに入れる科学論文を指す，より具体的な用語としての基礎資料(source documents)を定義する。

###  原資料の種類

一次資料，二次資料，三次資料の相違を理解することは，文献レビューのための資料を選択する際に重要である。

## 一次資料

**一次資料**(primary source materials)とは，研究を実施した科学者によって書かれたオリジナルの研究論文のことである。一次資料の例は，科学雑誌に掲載された研究論文の目的，方法，結果であり，研究を計画・実施した著者により記述された部分である。

科学文献のレビューでは，一次資料が調査・分析されていることを前提にしている。一次資料を使用しない場合は問題を抱えることになる。なぜなら，研究の要約には，研究の詳細が欠落していたり，誤解があったりするかもしれないからである。その一方で，二次資料や三次資料は，関連する一次資料を探すために非常に有用である。

## 二次資料

**二次資料**(secondary source materials)とは，他者のオリジナルの論文を要約した論文や資料のことである。つまり，一次資料の情報をもとに作成されたものである。二次資料は，実際に研究を行った者以外が執筆することが多い。著者自身が過去に発表した論文を要約することも可能であるが，その要約も通常，二次資料とみなされる。

二次資料の例としては，雑誌に掲載された科学研究論文の緒言にあるすでに発表された研究の要約，参考図書の章にある病気や治療について現在知られていることの説明，文献レビューに基づく総括などが挙げられる。

## 三次資料

**三次資料**(tertiary source materials)は，科学論文の系統的分析，メタ・アナリシス，または批判的レビューである。二次資料と三次資料の境界は明確ではない。むしろ，二次資料から三次資料へ移行するにしたがって，批判的分析の程度に違いが出てくる。三次資料という言葉自体，標準化されていないし，二次資料と三次資料の境界も文献上では明確に定義されていない。おそらく，査読付き論文で著者が特定するものが最適な定義や境界の区別となるはずである。

三次資料の利用可能性は，過去25年間で進化した。科学的知識が爆発的に増加し，新しい情報源の数が急増したため，科学者や実践者は，新しい情報についていくだけでなく，知識を抽象化し，統合し，批判的に評価する，より効率的な方法を見つけるという課題に直面した。三次資料は，研究結果の質的・量的評価という課題のさまざまな解決方法となっている。

三次資料は，しばしば，特定の焦点を有している。例えば，特定のテーマに関するすべての無作為化比較試験の批判的レビュー(コクラン・レビューのものなど)，メタ・アナリシス，実践ガイドライン，臨床の題材に関する根拠に基づく医療(evidence-based medicine, EBM)を裏づける論文や記事などである。

## 科学文献に掲載される論文の特徴

### 資料の永続性

　原資料は従来，文書の永続性を前提とし，書籍や科学雑誌で出版されてきた。それらは通常，図書館を通じて一般に公開されている。しかし近年は，この形式が変化してきており，インターネット上で電子的に出版される学術雑誌も存在する。例えば，インターネット上の資料は，査読付き科学雑誌の一次資料や，年鑑のような二次資料を含む。これは量的研究だけでなく，質的研究にも言えることである。科学研究の結果がどのように伝達されるかにかかわらず，原資料の基本的な要件は，その永続性である。ここでいう永続性とは，例えば1883年に創刊された米国医学会誌(*Journal of the American Medical Association*，JAMA)のような，1800年代後半に存在した雑誌があったとして[1]，現在の科学者がその時点から現在までの学術雑誌の記事を学術図書館で読むことができるということである。

### 原資料の利用可能性

　オープン・ソース・ジャーナルやその他の科学的資料の出現により，多くの原資料が無料で一般公開されるようになった。しかし，一般に利用できる資料がすべて無料というわけではない。資料の掲載元によっては，有料の場合もある。その他の原資料は，まったく一般に公開されていないかもしれない。例えば，専有資料(個人または組織が独占的に使用するために所有する資料)，秘密文書(政府によって「機密」と記された資料など)，社外の者や適格性審査の許可がない者は閲覧できない機密報告書などである。一般に，このような文書は，出版された査読付き雑誌にある原資料のように使用されることはない。つまり，あなたがそのような資料を利用できても，あなたのレビューを読む人がそうでない場合，それらの制限された資料は文献レビューに含まれるべきではない。

### 査読

　現代の科学研究は2つの前提を備えている。進歩は過去の知識の上に築かれるということと，研究の方法と結果は文書化され，点検や検査の対象になるということである。とくに科学雑誌に掲載される，オリジナルの論文への基本的期待は，それが**査読過程**(**peer-review process**)を経て評価されたということである。**査読者**(**peer**)とは，科学的テーマについて，研究論文の著者と同じ程度の(またはより優れた)専門知識をもつ者のことを指す。一次資料，二次資料，三次資料にかかわらず，査読付き論文は，1人以上の科学専門家の精査を受けたものである。査読は科学的過程における品質管理の一種ではあるが，科学的な品質を測る唯一の尺度ではない。さらに，その論文の優秀さを保証するものでもない。科学文献を読む者は，各研究がその研究分野の基準を満たしているかどうかを自分で判断しなければならない。

　ある雑誌が査読付きかどうかを判断するための通常の情報源として，*Ulrich Periodical Directory*[2]があり，それには冊子版と電子版の両方がある(訳者注：2021年に冊子版の発行は終了となった)。*Ulrich*が利用できない，またはオンラインで利

用しにくい場合に，ある雑誌が査読付きかどうかを調べる他の方法をいくつか紹介する。

1. 図書館司書に相談する。*Ulrich* はオンラインで利用可能である。しかし，自分の図書館内で検索していたとしてもアクセスしにくい場合がある。図書館で冊子版の *Ulrich* を利用する予定がない限り，雑誌が査読付きかどうかを調べるには，大学にある研究図書館の司書に電話をするか，面談の予約を取るのが一番である。
2. MEDLINE や Web of Science にアクセスする。MEDLINE や Web of Science に掲載されているものはすべて査読付きだと推測できるが，それは必ずしも正しくない。司書に確認しよう。
3. その雑誌を見る。オンラインで，興味のある雑誌の発行人欄を確認することもできる。その雑誌に編集委員会があり，編集委員の多くが大学に籍を置いているかを確認する。次に，その雑誌が投稿を希望する著者への説明の中で，査読付きであると明記しているかどうかを確認する。この2つの条件が満たされていれば，その雑誌はおそらく査読付き雑誌である。

## 科学的要旨

　科学的要旨とは，略して記述された研究や理論の概要である。学術会議で発表された論文の要旨は，原資料とみなされる。しかし，通常，研究の科学的利点について査読者が判断できるような研究方法の十分な情報は含まれていない。学会での発表は，一次資料(オリジナルの研究であると説明されている場合)，二次資料，または三次資料となることがある。要旨は，長さや形式が制限されていることが多く(例：250〜500 語以下)，しばしば他の研究論文の引用がない。このため，JAMA など一部の雑誌では，査読付き学術雑誌の記事で，文献レビューをまとめた部分に，要旨を引用文献として用いることを認めていない。学術会議で発表された論文の要旨の例を**資料 2-1** に示す。

**資料 2-1**　学術会議で発表された論文の要旨の例

**介護施設における薬物使用管理**　　　　　　　　　　　　　　J. Garrard, S. L. Cooper, C. Goertz

要旨：本研究の目的は，ミネソタ州内の介護施設における薬物使用管理について記述することであった。郵送質問紙(N = 598 施設)，電話インタビュー(N = 564 施設)，現地訪問(N = 515 施設)の3つのデータ収集方法をトライアンギュレーションとして用いた。主な調査項目は，施設，職員配置，入居者，薬剤管理体制の特徴であった。結果では，調査対象となった施設の 86％の職員が薬の保管を行い，83％が服薬の催促を行い，9％が1人以上の入居者に与薬を行っていた。また，訪問調査の結果，管理者の特徴や服薬管理への態度に広い多様性があった。

〔出典：Garrard J, Cooper SL. Goertz C. Drug use management in board and care facilities. *Gerontologist.* 1997; 37(6): 748-756[3]. © The Gerontological Society of America. 2006. All rights reserved〕

　しかし，文献をレビューする目的では，学術会議の要旨は以下のような点で役立つ。

• まだ発表されていない最新の科学研究について，レビューする者の注意を喚起する。

- 査読付き文献に記載されている，より詳細な他の研究を発見するための有用な手がかりとなる。
- 詳細な情報を得るために連絡を取ることができる研究者の名前と所属がわかる。

　多くの分野では，学術集会で発表された論文の要旨は，その学術集会を主催した学会や組織が発行する雑誌の特別号に掲載される。また，学術集会で冊子版や電子版として発行されることもある。この場合，学術集会に参加した人しか要旨を入手できない可能性がある。著者や学術集会に参加した人に連絡を取ることが，要旨を入手する唯一の方法となる場合もある。最近，一部の専門学会や科学学会が，国内外の学会で発表された論文の題名や要旨のリストをインターネット上で公開し始めている。この可能性を探るには，インターネットで専門学会等のウェブサイトを検索し，要旨が入手可能かどうかを判断すればよい。多くの専門学会等とそのウェブサイトのリストは，付録 A に記載されている。

## 🔍 引用，出典情報，文献目録

　**引用**（citation）は，文書で言及された見解，声明，または調査研究の，出所に関する記録である。引用は，科学論文や書籍の本文中で発生する。引用自体には，出所に関する実際の情報がほとんど含まれていない。引用された文書の詳細については，出典情報や参考文献リスト（通常は論文や書籍の章の末尾に記載されている）を参照する必要がある。

　雑誌や書籍の選択によって，引用には，さまざまな書式が使用される。2 つの一般的な書式は，番号による形式と著者の姓による形式である。番号による形式では，引用は引用された資料の最後（または文末）に上付き数字で記載される。著者の姓による形式では，引用は通常文末にあり，5 人までの著者の姓と，5 人以上の場合は「他/ら（et al.）」，出版年をかっこで囲んで記載する。これらの方法や他の方法の例は，『Elements of Style（訳者注：荒竹三郎訳．英語文章ルールブック，荒竹出版，1985.）』などの書式マニュアルに記載されている[4]。番号による形式と姓による形式の例は，**資料 2-2** に示されている。

**資料 2-2**　研究論文における引用の形式例

**書籍や出版物の本文で使用される番号による形式：**
… これらの例やその他の例は，*The Elements of Style* のような書式のマニュアルに記載されている[4]。
**著者の姓による形式：**
… これらの例やその他の例は，The Elements of Style（Strunk & White, 1979）のような書式のマニュアルに記載されている。

　**出典情報**（reference）は，引用された著作物そのものの記録である。出典情報では，参照された著作物を見つけるために必要な情報が提供されていなければならない。出典情報は通常，保健科学分野の文献の，科学論文や書籍の章では，最後に記載されている。例として，本章の最後にある参考文献を見てほしい。政府報告書や議会記録など，一部の文書の出典情報は解読が困難な場合があり，司書がそのような資料の所在場所を確認し，これらの資料を理解する手助けをしてくれる。

出典情報をリスト化するために，さまざまな形式が考案されている。その相違は，何世代にもわたって保健科学分野の学生や研究者の頭痛の種になってきた。米国心理学会（American Psychological Association，APA）[5]や米国医師会（American Medical Association，AMA）[6]などの書式マニュアルが使用できる。

あなたが文献レビューを含む自分の論文を執筆する際には，Mendeley や Zotero などのコンピュータソフトを利用できる。これらのソフトは引用リストや出典リストを，選択した書式に応じて，自動的に正しい形式へと変換してくれる。出典情報のリスト化に使われる最も一般的な書式の2つの例を**資料 2-3**に示す。この2つの例，番号による形式と姓による形式は，**資料 2-2**に示した引用に対応している。

### 資料 2-3　出典情報リストで使われる書式の例

**一般的な書式**

著者の姓と名のイニシャル，（0000［出版年］）. 書名. 市町村名, 州名：出版社.

**例**

**番号による形式：**

26. Strunk W Jr, White EB. The Elements of Style. New York, NY：Macmillan; 1979.

**著者の姓による形式：**

Strunk, W. Jr. & White, E. B. (1979). The Elements of Style. New York, NY：Macmillan Pub.

---

インターネット上に，とくに大学図書館による YouTube の学習素材がある。これらの学習素材は，APA スタイルの引用と，それに対応する出典情報について説明している。これらの動画を見つけるには，ブラウザに「*YouTube: How to cite a journal article in APA Style*（APA スタイルで学術論文を引用する方法）」と入力するとよい。

また，APA スタイルのウェブサイトにアクセスし，「*Learning APA Style*（APA スタイルについて学ぶ）」と入力すると，参考文献の書き方の応用例を探すことができる。さらに，APA スタイルのホームページで，一番下の「Frequently Asked Questions about APA Style（APA スタイルについて，よくある質問）」までスクロール・ダウンすると，その中の「*References*（出典情報）」という項目の中に，あなたが必要とするありとあらゆる種類の参考文献についての説明がある。ぜひ確認してほしい。

AMA スタイルの使い方についての，YouTube 以外の学習素材は「American Medical Association（AMA）Citation Style: A Quick Guide（https://guides.lib.berkeley.edu/publichealth/amastyleguide/home）」である。カリフォルニア大学バークレー校のこのインターネット・クイック・ガイドは，ほとんどの大学図書館で入手可能である（訳者注：URL と内容は変更されている）。

YouTube の学習素材で最もよく学習できるのであれば，検索エンジンに「*YouTube: How to cite scholarly articles using AMA style*」と入力するとよい。図書館や PubMed が提供する YouTube の学習素材の中から選ぼう。印刷物の引用や出典情報に関する書式ルールはよく知られているが，インターネット上の情報源に関するルールが生まれたのはごく最近のことである。インターネット上の情報源を引用す

る方法については，各スタイルのウェブサイトを参照しよう。

出典情報リストと類似している文献目録（bibliography）には，本文中で直接引用も間接引用もされていないが，著者がさらに読むことを勧める書籍やその他の文書への参照も含まれる。著者はしばしば，読者があるテーマの理解を深めたい場合に参照すべき追加資料を推薦する。しかし，ほとんどの科学雑誌は，文献目録を奨励または許可しておらず，著者は本文中で引用された文献のリストのみを掲載している。

要約すると，引用，出典情報，出典情報リスト，文献目録の区別は，以下のように表現される。

- **引用**（citation）は，文書の本文中で，他人の出版物や著者自身の過去の業績を認めるために使用される。これは，使用する引用スタイル（AMA または APA スタイルなど）に応じて，上付き番号またはかっこ内の著者名および出版年として示されることがよくある。
- **出典情報**（reference）には，引用した資料の著者名，科学論文の題名，雑誌名と巻数，出版年など，その資料の見つけ方に関する完全な情報が記載されている。保健科学雑誌では，通常，科学論文の末尾に出典情報が掲載されている。
- **出典情報リスト**（list of references）は，科学論文で引用されたすべての文献からなり，通常，論文や書籍の章の最後に記載される。出典情報リストは，引用された番号順で並べる方法（AMA スタイル）と，筆頭著者の姓でアルファベット順に並べる方法（APA スタイル）がある。このほかにも，科学雑誌，分野，その他によって，出典情報のリストのしかたに相違がある。
- **文献目録**（bibliography）は，引用文献だけでなく，議論されているテーマに関する追加情報を提供する，他の書籍や論文から構成されている。ほとんどの科学雑誌は，著者に文献目録ではなく，引用文献を記載するよう指示している。

### 私の経験に基づいて

論文にせよ，文献レビューにせよ，私は最初の何回かの草稿をいつも APA スタイルで書いている。なぜなら，論文最後のアルファベット順の出典情報リストから特定の文献を探すのが簡単だからである。しかし，草稿の版を重ねた後は，AMA スタイルの引用に切り替える。AMA スタイルのほうが本文の紙面を節約でき（規定のページ数に収まる），論文最後の出典情報リストから特定の文献を見つけやすいからである。また，私が出版している雑誌のほとんどが AMA スタイルを使用している。

出典情報管理ソフトウェア・プログラム（例. Mendeley, Zotero）により，引用と出典情報スタイルを切り替えるのが非常に簡単になる。これは私が出典情報リストを扱う方法であり，あなたはあなたの経験に基づき別の方法を生み出すのもよいだろう。

APA または AMA スタイルに基づき，あなたの文献レビューで，どのように文書を引用するかについて理解したところで，本章の2つの主要な題材(1)科学論文で必要なものを見つける方法，および (2)メソッド・マップを使用して研究の方法論的特徴を判断する方法に移る。

## 科学論文の解剖図：研究論文の基本構造

　何がどこにあるかを知ることは，しばしば，それを見つけてからどうするかを知ることと同じくらい重要である。研究論文，とくに科学雑誌に掲載された論文は，科学文献のレビューで使用される最も一般的な種類の基礎資料である。ほとんどの研究論文は，標準的な構造に従っており，この節では「科学論文の解剖図」として説明する。この構造を知ることで，読むべき研究論文のさまざまな部分を見つけ，要約を作成することが容易になる。

　私の「科学論文の解剖図」は，「緒言(Introduction)，方法(Materials and Methods)，結果(Results)，そして考察(Discussion)(IMRaD)」の構成で知られる，長い伝統を引き継いでいる[7]。IMRaDについては第6章で再び触れることになるが，この時点では「科学論文の解剖図」とするほうがより有用だろう。

　ある研究雑誌の科学論文をレビューするには，何がどこにあるかを知ることが最初の段階である。科学論文に関する，以下の8つの節は，まさにそのための枠組みを提供する。これらの節の説明には，参考にすると便利な追加のコメントがいくつか含まれている。これらのコメントは，科学文献を読むのに慣れている人は読み飛ばせるように，囲みに入れてある。

### 題名と著者名

　最初の項は，**論文の題名**と，研究を実施し論文を執筆した**著者の姓名と所属**で構成されている。著者の所属は通常，特別な注か，論文の最後に記載されているが，記載方法は学術雑誌によって異なる。

　ほとんどの雑誌では**著者の順序**が重要であり，通常，筆頭著者は研究プロジェクトおよび／または論文に最も責任をもつ者となる。分野によっては，最も年長の科学者が順序としては最後に記載されることもある。これは多くの場合，報告された研究の指導，研究室，助成金を提供した人物であるが，この人物は掲載される論文の主要な責任を負っていないこともある。3つめの順序は，著者の名前をアルファベット順に並べることである。保健科学雑誌の査読付き文献で，どの方法に従っているかを判断するには，学問分野自体の知識が必要である。

### 要旨

　**要旨(abstract)**は，論文の簡単なまとめで構成され，研究の目的，方法，結果，考察などの下位の項が含まれる。文字数や形式は学術集会で発表する論文の要旨としばしば同じである。しかし，科学論文の冒頭の要旨は，論文の残りの部分でより詳細に説明される研究の一部分にすぎない。科学論文の要旨は通常，雑誌の「著者への指示」にあるように，25～250単語に制限されている。

　選択した雑誌論文の要旨を要約しても，文献のレビューにはならない。なぜなら，この簡潔な説明には，研究がどのように行われたのか，あるいは結果をどのように解

釈すればよいのかを理解するために十分な詳細がほとんど含まれていないからである。

## 緒言

　一般に，**緒言**（introduction）は，(1)著者による文献レビューの簡潔な要約，(2)論文の動機（すなわち，研究開始時点までの研究文献で何が欠けているか，何が知られていないか），(3)研究の基礎となった科学理論または概念モデルの概要，(4)論文に記述された研究の目的，の4つの下位項目から構成される。雑誌や著者によって，研究の目的は，平叙文の目的，疑問文の研究疑問，または仮説の形で示される。

　緒言の節には，見出しが置かれることはほとんどない。この節は通常，（先に説明した）4つの下位項目のうちの1つ以上に関する情報から始まり，要旨の直後に置かれる。科学論文の他の節には，通常，見出しが付けられている（例：方法，結果など）。**節**（section）という言葉は，ほとんどの雑誌には通常見られないが，見られる場合もある。

　たまに，著者が当初の目的（明文化されていたかどうかにかかわらず）を忘れてしまったかのように見えることがある。とくに，明文化されていない別の研究疑問に答えられるような興味深い結果が出た場合はそうである。著者は最初の目的に対する結果を述べた後，論文が進むにつれて追加の研究疑問を述べ，それに答える場合もある。著者が論文の導入部分で完全に目的を述べ，その目的に関連する結果を提示したかどうかを，あなた自身が判断しなければならない。

## 方法

　**方法**（methods）の節では，研究実施のために使用した手順を記述する。そこでは，他の研究者が著者に連絡することなく研究を再現できるほど，十分な記述がされていなければならない。一般的な科学論文の方法の節には，方法論的デザイン，研究対象，データの情報源，データ収集方法，統計・分析方法に関する情報が含まれている。次に，これらの各項について説明する。

### 方法論的デザイン

　**方法論的デザイン**（methodological design）の項では，どのように研究が組み立てられたかが説明される。研究対象の構成も含めて，介入群または治療群はいくつあったか，サンプルが複数ある場合は，無作為割付，自己選択，または他の戦略を用いてどのように群（実験群および対照群）を作成したかを説明する。この項では，独立変数，従属変数，共変量など，研究の主要な変数の説明と定義も含める必要がある。独立変数や共変量がない研究もあるが，すべての研究で1つ以上の従属変数がある。

### 研究対象

　**研究対象**（subjects）の項では，研究対象がどのように選ばれたかが説明されている。適格な研究対象を定義する，研究対象の包含基準・除外基準，サンプル抽出デザ

イン，実際に研究に参加した研究対象数，性別・年齢・疾患の状態など研究対象の特徴が説明される。この項では，最初に何人が選ばれたか，実際に何人が研究に参加したか，選択された人と研究参加に同意した人，脱落した人，研究の各段階で参加した人の相違について記述される場合もある。しかし，多くの古い研究では，研究対象の脱落率についてこれほど詳細に報告していなかったことに注意してほしい。代わりに，最終的な統計分析に組み入れられた研究対象数のみを報告していた。2000年代初頭以降に発表された基準では，募集から最終分析までの研究対象の情報の欠如は，科学的厳密性の欠如としてみなされるようになってきている。

## データの情報源

　データの情報源（data sources）の項は，研究対象の情報が，一次情報源データ，二次情報源データ，またはその両方に基づいているかを説明するものである。一次情報源データは，研究を報告する研究者が収集したもので，二次情報源データは，通常，他者が収集したものである。

　一次情報源データや二次情報源データを，本章の冒頭で述べた一次資料や二次資料と混同しないようにしなければならない。二次情報源データを使用する場合は，データベースの特徴，データが収集された当初の理由（例：行政記録として，または医療費請求ファイルとして），およびデータが収集された日付の記載を含めるべきである。研究によっては，一次情報源データと二次情報源データの両方を使用するものもある。例えば，一次情報源データは研究者による研究対象への調査から得られた情報であり，それを同じ研究者が二次情報源データ，例えば主治医が記録したカルテからの臨床記録と組み合わせるなどである。同じ研究で両方の情報源からのデータを使用することは，優れた方法論的戦略であると言える。

## データ収集方法

　データ収集方法の項では，一次情報源データまたは二次情報源データのデータ収集に使用したすべてのデータ収集道具（data collection instruments）を記述する。学術雑誌の記事のこの項では，質問紙，調査，インタビュー・プロトコル，またはその他のデータ収集道具を説明し，データ収集道具自体の妥当性と信頼性の分析結果，またはそのような情報を含む他の研究への参照のいずれかを記載する。

## 統計的・分析的手順

　統計的・分析的手順（statistical and analytical procedures）の項では，使用した検定または分析的手順の種類が説明される。もし該当する場合は，その検定または分析的手順を使用した前提も説明される。

　保健関連雑誌に掲載されるすべての研究論文が，方法の節にこれら5つの項を含むとは限らない。たとえ含まれていたとしても，ここで説明した順序とは異なる場合がある。また，方法の節に記述されていない方法が，のちに，結果で言及されることもある。科学論文の方法の節で，どのような項目を使用するか，どのような順序で記述するかは，分野，内容，研究の種類，雑誌，個々の著者が行う選択によって異なる。

科学論文の解剖図：研究論文の基本構造 ┃ 45

　結果や考察の節に，これまで予告されていなかった一連の方法が登場することは，著者の報告方法が整理されていないことを示唆しているかもしれない。しかし，主な研究疑問の結果が，研究者にさらに何かを探求するよう示唆し，その探求のための方法が記載されている場合，このようなやり方はまったく適切であるだろう。

## 結果

　**結果**（results）の節には，研究結果が示されている。そうすることで，研究疑問への回答，仮説の検証または反証，あるいは緒言の節で述べた研究目的への対応がなされる。この節は論文全体の中で最も短く，1つまたは複数の表や図で簡潔に詳細が示されることがある。
　研究結果を十分に理解するためには，結果の節を最も集中的に読む必要があるだろう。結果の節を結果の説明のみに限っている学術雑誌もあれば，研究結果の解釈の議論まで含んでよい学術雑誌もある。解釈が含まれる場合は，可能であれば，あなたが文献レビューをする際に，実際の結果と著者の「解釈」や「意見」を区別しなければならない。

## 考察と結論

　**考察と結論**（discussion and conclusion）の節では，通常，以下の5つの項を任意の順序で取り上げている。

1. **研究の要約**：最初に述べた目的，研究疑問，仮説から始まり，方法の要点，研究結果について述べる。
2. **結果の意味，解釈と考察**：研究結果の解釈について著者が意見を表現できる部分である。
3. **研究の長所と短所**：方法論的な長所と短所と同様に，研究全体としての長所と短所が述べられる。
4. **結果の意義**：これは統計的な有意性ではなく，臨床ケアや根拠に基づく実践に対する研究結果の影響についての記述である。
5. **今後の研究についての考察**：ある研究の結果から，さらなる研究疑問が示されることがよくある。論文のこの項に，そのような題材の簡単な説明が含まれることがある。

　研究論文の他の部分と同様，この考察と結論の節には，これらすべての題材が含まれるとは限らない。また，ここに含まれていない題材があるかもしれない。

## 出典情報

　出典情報の節は，先行研究または関連研究を説明するために，論文の本文中で引用されたすべての論文，書籍，その他の出典のリストである。このリストは，自分の文

献レビューに新たな論文を加える際に，非常に重要な資料となる。出典情報の節をよく読み，自分の関心分野の論文があるかどうかを見て，調べるとよい。

## 謝辞および／または資金源

この節には，研究の資金源(助成機関名や財団名)，研究やレビューに協力した個人名などを記載する。米国国立衛生研究所(National Institutes of Health, NIH)から資金提供を受けた研究であれば，NIHの米国国立医学図書館(National Library of Medicine, NLM)が開発・管理する一般公開の書誌データベースであるPubMed Centralで論文を入手できるようにしなければならない。

これらの8つの節は，通常，保健科学分野のほとんどの査読付き学術雑誌の記事に見られる。そして，科学論文の解剖図を構成している。しかし，研究そのものについてはどうだろうか？　この研究がよいかよくないかを，どうやって判断するのか？　それが批評的レビューの本質ではないのか？　確かにそうである。そして，そのような判断を下すためには，研究方法や統計の科目の受講が必要である。しかし，学習の過程においてはどちらが先なのだろうか？　方法論の講義を受けてから文献をレビューするのか，それともその逆だろうか？　私は，通常は逆だと思う。あなたはそのような重要な科目を(まだ受講していなければ)いずれ受講することになるだろう。その間に，文献レビューでその研究を評価するために，調査研究のデザインと実施に関する基本的段階の概要が必要である。これが本章の次の節の題材である。

## メソッド・マップ：文献の方法論的レビュー

科学論文の構成と必要なものの探し方がわかったら，次の段階は，著者がどのような研究方法で研究を行ったかを理解することである。この節では，多くの保健関連雑誌で使われている研究方法について，いくつかの基本的なことを説明する。

文献レビューは，さまざまな視点から行うことができる。その視点とは，研究の基礎となった理論の応用，検証された仮説，あるいは研究結果の比較などである。しかし，これらすべての視点の根底にあるのは研究方法論の説明であり，その説明はほとんどの実証研究の枠組みとなる。実証研究の文献を評価するための潜在的題材の候補リストは，**資料2-4**に記載されている。これらの題材のすべてを文献レビューに含めるのは過剰かもしれない。しかし，このリストを使って，レビューで強調したい題材を決めることができる。

**資料2-4**の題材の意味を理解してもらうために，メソッド・マップをここで紹介し，本章の残りの部分でも使用する。メソッド・マップは，保健科学における研究デザインについて，研究者が行う必要のある主要な判断のいくつかを説明している。これらの方法論に関する判断を理解することは，著者が何を行ったかだけでなく，何を行わなかったかを分析するのに役立つ。

**図2-1**はメソッド・マップである。私は，学生が調査研究をデザインし実施する

| 資料 2-4 | 保健科学文献における研究をレビューするための方法論的題材 |

**論文の目的**

**研究デザイン**

- 変数の定義
- 独立変数と従属変数
- 介入
- 方法論的デザイン
- 研究対象の群への無作為割付

**データ収集の手段と手順**

- データの情報源
- データ収集デザイン
  - プレテスト／ポストテスト・デザイン
  - 前向き／後向きデータ収集
  - 縦断的／横断的データ収集
- データ収集道具
  - 著者がデザインした道具
  - 標準化された道具
  - その他の種類の道具
- データ収集道具の特徴（項目数，形式）
- データ収集道具の心理測定学的特徴
  - データ収集道具の妥当性に関する研究
  - データ収集道具の信頼性に関する研究
- 研究が行われた環境

**研究対象**

- 分析単位
- 選択基準（包含基準と除外基準を含む）
- 母集団からの研究対象の無作為抽出
- サンプル抽出デザイン
- 研究対象の特性
- 研究対象数
  - 参加率と脱落率
  - 参加／非参加の違い

**データ分析**

- 統計的手法
- 統計的前提
- 分析における変数の概念枠組み

**結果**

**考察／結論**

- 研究の概要
- 結果の解釈
- 研究の長所と短所
- 結果の意義（統計学的および臨床的）
- 今後の研究についての考察

**謝辞および資金源**

**参考文献**

---

過程を視覚化できるよう，このマップを作成した。この図は，研究の主要な各段階と，行う必要がある方法論に関するいくつかの選択を示している。マップ自体は，研究者が実際に何を行ったかによって変更できる。例えば，著者は研究対象の群への無作為割付を行わなかったかもしれない。その場合，読者はマップ上のラベルを「研究対象自身による群への割付」に変更することができる。あるいは，研究者は研究対象の1つの群だけを研究したのかもしれない。したがって，マップ上には2つの群（実験群と対照群）ではなく，1つの群しか存在しないことになる。

　文献レビューの際，メソッド・マップは，著者がこれらの方法論に関する決定をどのように行ったかを確認するための有用なチェックリストになる。本章を通して，メソッド・マップの図で強調した部分について，その決定が何であったかを説明する。まず，メソッド・マップのさまざまなポイントを示しながら，調査研究をデザインする過程の簡単な説明から始める。その後，これらの各段階に関する主要な決定についての説明を続ける。

## メソッド・マップの使い方：概要

　以下の過程の概略図では，太字を用いて，**図 2-1** のメソッド・マップに沿って説明する。

　まずマップの左側の，**研究疑問**から始める。次に，この疑問が当てはまる**研究対象**

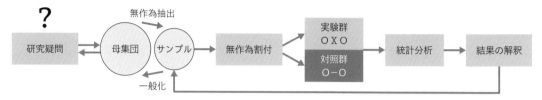

**図 2-1** メソッド・マップ

の集団を考える。

　もし研究者が母集団に接触できるのであれば，母集団から**無作為抽出**でサンプルを作成することができる。無作為抽出が不可能な場合は，可能な限り母集団を代表するサンプルを得る必要がある。

　研究対象の**サンプル**には，分析単位の説明，適格な研究対象の包含基準と除外基準，研究対象の数，研究対象の特徴(例：年齢，性別，人種または民族性)が関係する。次に，サンプルをいくつの群に割付けるかを決定する。2つ以上の群(おそらく実験群と対照群)がある場合，研究対象をどのようにそれらの群に割付けるのか？**研究対象を無作為に群に割付けること**は，保健科学の文献では最も標準的な方法である。**実験群**には目的の介入(Xで記号化)が行われ，**対照群**(ダッシュで記号化)には他の介入か，またはプラセボの投与が行われる。研究疑問によっては，1群，2群，または多数の群(複数の実験群と対照群からなる)があり，介入の種類も異なることがある。

　研究対象の群(実験群と対照群)を図示した部分では，**O**(観察)を使ってデータを収集した時期を表している。データ収集はどのような研究においても重要な部分であり，少なくとも次の3つの主な質問を伴う。それらの質問とは，(1)どのようなデータ収集道具を使用したか，(2)そのデータ収集道具の心理測定学的特性は何か，(3)データはいつ収集されたか，である。メソッド・マップは，2つのデータ収集時点と各群を示している：プレテスト(実験群は介入前，対照群はプラセボ投与前)とポストテスト(実験群は介入後，対照群はプラセボ投与後)となっている。ポストテストのデータがすべて収集された時点で，結果を分析するための**統計分析**が行われる。

　**結果の解釈**には，統計的結果も研究対象への影響も含まれ，著者がそれぞれの研究疑問に対して結果が何を意味するかを説明する最終段階である。この結果の解釈は通常，論文の考察の節に記載される。

　メソッド・マップの，結果の解釈から元の研究対象のサンプルに戻る**矢印**は，結果と解釈が誰に適用されるかを示している。このように，研究の結果と解釈は，最初にサンプル(すなわち，サンプルとされた全研究対象)に適用され，その後，連鎖的に母集団(ただし，サンプルの無作為抽出が行われた場合のみ)に適用される。母集団への結果の適用は，母集団への**一般化**と呼ばれる。そこから，研究者はその結果と解釈を用いて，最初に立てた研究疑問に答える。無作為抽出が行われなかった場合，統計分析と解釈の結果はサンプルにのみ適用される。最後に，査読付き文献に発表されるまでは，研究は完了しないというのが科学界の常識であり，あなたが文献レビューで精査するのは，その査読付き論文になる。

#### 研究の方法論的デザインは本当にこのように進行するのだろうか？

正確にはそうならない。調査研究のデザインと実施が，このように直線的，段階的に進むことはほとんどない。例えば，研究者は研究を通して，最初の研究疑問に立ち返ることがよくある。その後に続く各段階を通じて，考えながら研究疑問を洗練させたり，限定したり，言い直したりする。発表された論文であなたが目にするのは，研究疑問の最終的な記述である。すべての修正，ましてや一番最初の研究疑問は目に触れない。

研究者は，研究対象を無作為に群に割付けられないことがある。また，2つ以上の群を作れないこともある。各論文に目を通しながら，すべての選択，すべての段階，すべての行為に研究者の判断が必要であると考えてみよう。そのような問題を特定し，対処する方法は，多くの研究方法の科目で扱われている。その知識と経験，そして実践的な状況下での最善の解決策が，研究を実施する術となる。一般的に，メソッド・マップは，研究者が考慮すべき主要な問題のいくつかの概要を示している。次に，メソッド・マップの各部分について，より詳しく説明していく。

## この調査研究の目的は何か？

調査研究を説明する際，図 2-2 に示すように，研究者は研究目的（研究疑問）から始めるべきである。研究が進むにつれ，研究者はこの研究疑問に何度も立ち返ることになる。研究疑問は，研究をどのように考え，どのようにデザインするかの指針となる。

あなたは文献をレビューしながら，この目的を自分の言葉で疑問として述べ，論文をレビューする中で疑問が実際に変わったかどうかを判断する。著者はなぜ特別にこの研究を行ったのか？ その目的，仮説，または研究疑問は何か？ 論文の緒言の節で著者が述べていた（あるいは暗に示していた）目的と，結果の節で著者が実際に取り組んだこと，あるいは回答したことを区別しなければならない。

著者は，一般的な記述，仮説，または研究疑問の形で目的を記述する。研究の質が低いと判断されるのは，緒言で研究の目的を具体的に述べていない論文である。

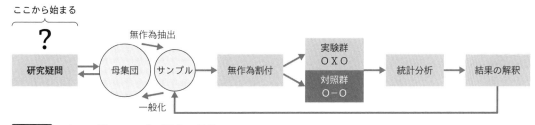

**図 2-2** メソッド・マップ：研究の目的

## 母集団とは何か？

　研究疑問が明確になれば，その疑問が適用されるべき研究対象の母集団について考えることが重要である．母集団を構成する個人のリストが利用可能であれば，研究者はその母集団から，実際にサンプルの中の研究対象となる個人を選ぶことができる．この時点での研究対象の選び方に関する決定は，非常に重要である．ほとんどの研究者は，理想としては，無作為抽出を使って，どの研究対象をサンプルに含めるかを選びたいと思うだろう．その理想的な状況を図2-3に示す．しかし，多くの場合，母集団から無作為に研究対象を選ぶことは不可能である．

　もし無作為抽出法が研究の最初で研究対象のサンプルを作成するために使用されなかった場合，理論的には，研究が完了した後に結果を母集団に戻すことはできない．これは双方向の橋のようなものだと考えるとよいだろう．もし研究者が，研究の始めに橋を（「母集団からサンプルへ」）渡していなければ一方通行になり，研究の終わりに橋を渡って戻り，研究結果を母集団に（サンプルから母集団へ）一般化することはできない．これは問題であり，本章の後半で扱う．

> 　代表となるサンプルを作成するために，研究者が母集団から無作為にサンプルを抽出することの理論的基盤は，統計学の教科書に記述されているように，確率論に基づいている．確率論は本書の範囲外である．同様に，サンプルから母集団への一般化も，統計的手法の前提に基づいている．これもまた，本章の範囲外であり，確率論が基本となっている．要するに，研究者が無作為サンプルを作成していない場合，研究結果を母集団に一般化することは理論的に禁止されているということである．
>
> 　サンプルが母集団から無作為に抽出されたものであろうとなかろうと，研究者は研究を進めるために研究対象のサンプルを入手しなければならない．各論文をレビューする際に，論文を注意深く読み，無作為抽出サンプルが作成されたかどうかを自分で判断するとよい．もし著者が，母集団からそのようなサンプルを作成するために行った手順を記述していない場合，そのサンプルが無作為抽出サンプルであると仮定してはいけない．

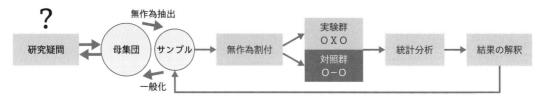

**図2-3**　メソッド・マップ：母集団とサンプル

## サンプルの中の研究対象は何か？

　図2-4のサンプルは，研究者による多くの判断を表している．その判断の中には少なくとも4つの問題に関する判断が含まれている．それらの4つの問題とは，分析単位，適格な研究対象を定義するための包含と除外のルール，選択する研究対象の

数，研究対象の特徴である。

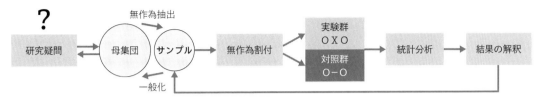

**図 2-4** メソッド・マップ：サンプル中の研究対象

## 分析単位とは何か？

文献をレビューする際には，まずその研究の分析単位が誰，または何なのかを判断する。さまざまな分析単位の例を以下に挙げる。

- 個人。研究の対象は個々の存在である。ほとんどの研究では人間を対象としているため，これは個々の人間となる。例えば，子どもの喫煙行動に関する研究では，1人の子どもが分析単位となる。セラピー犬に関する論文であれば，研究疑問によっては1匹の犬が分析単位となる。したがって，研究対象の数はサンプルに含まれる個人の数となる。
- グループ。研究の対象は人々の集団である。例えば，家族の人数と集団の凝集性の関係に関する研究では，家族が分析の単位となる。したがって，研究対象の数はサンプル中の家族の数となる。
- 組織。研究対象は保健所や学校，病院などの組織である。例えば，HIV/AIDSの予防プログラムを実施している，または実施していない米国全土の州保健局に関する研究では，保健局が分析単位となる。したがって，研究対象の数は，サンプルに含まれる州の保健所の数となる。
- 社会的人工物（social artifact）。社会的人工物とは，研究文献で社会的存在が生み出したものとして定義されている。社会的人工物の例には，医療政策や法律，実践ガイドラインなどがあり，他の3つの分析単位とは異なる。社会的人工物が対象となる研究の例としては，就学前の子どもの予防接種に関する州のガイドラインの特徴についての研究がある。州のガイドライン（これは社会的人工物である）がこの研究の分析単位となる。したがって，研究対象の数は，サンプル中の州のガイドラインの数となる（各州には公式ガイドラインが1つしかないと仮定する）。

> すべてではないが，ほとんどの保健科学や行動科学における研究は個人を分析単位としている。それ以外の分析単位が用いられている場合は，研究者がその単位をどのように操作的に定義したかを明らかにすることが重要である。例えば，病院のような組織を分析単位とする場合，研究者は，病床数，地域，設置主体などの観点から，病院とは何かを定義したか？ この例では，最高財務責任者や医療部長など，病院を代表して発言する個人の役割が記録されるかもしれない。しかし，この代表者は分析の対象ではなく，病院が分析の対象になる。

## 適格な研究対象の包含基準と除外基準はどのようなものであったか？

適格な研究対象とは，選択された場合に研究に参加する資格があるもののことである。適格性は，研究者が，研究対象のサンプルを選ぶ前に設定した**包含基準**と**除外基準**によって定義される。研究者は，包含基準と除外基準に関する情報を提供しなければならない。研究者がその情報を提供していない場合は，研究論文を読みながらあなたが基準を定義してみるとよい。

包含基準の例としては，年齢層と健康保険の種類が挙げられる。例えば，特定の健康保険に加入している18歳以上64歳以下の人だけが研究対象となるなどである。したがって，除外基準はその逆になり，年齢が18歳未満か65歳以上の人，他の種類の健康保険に加入している人，あるいはまったく健康保険に加入していない人となる。

## サンプルの中の研究対象数とは何か？

次に，群に割付ける前の，最初のサンプルに含まれる，すべての研究対象数を決定する。研究者は，研究対象が行方不明になったり，死亡したり，研究の次の集まりに来ることを拒否したり，サンプルになるように誘ったのに応じなかったりしたからといって，サンプル数を減らすべきではない。可能な限り，サンプルに含まれる人をすべて揃えるようにする。

最初の研究対象数は基本的な情報である。しかし，著者によってはその情報を提供していないことがある。したがって，あなたは文献レビューの際に，各研究の合計研究対象数か，その情報が欠けていることをメモしておくとよい。研究対象の群が複数ある場合，例えば実験[E]群と対照[C]群がある場合，E(N＝126)，C(N＝140)のように，マトリックスのセルに各群の研究対象数を記録する。

研究対象数は，しばしば(N＝x)と略される。例えば，研究対象数が5人の研究では，統計分析の結果の表で(N＝5)と表記されている。

研究対象数を要約するために，文献レビューに重要な，他の関連する質問をしなければならないかもしれない。以下にいくつかの例を挙げる。

- 参加率と脱落率：途中で脱落した研究対象数，そして研究を完了した最終的な研究対象数と比較すると，研究を開始したときの研究対象の総数はどのようになるか？このような集計を科学論文で見つけるのは驚くほど難しい。
- 参加と非参加の相違：研究に参加し続けた人と，そもそも研究に参加することを拒否した人，あるいは研究の終了前に脱落した人の相違について，どのような情報が提供されたのか？　参加と非参加の違いに関する同じような議論は，脱落率や，回答者と非回答者の分析として行われることもある。
- 情報の不在：同様に注目すべきは，このような相違についての記述がないことである。これは重要な問題である。なぜなら，データを分析した研究対象の，最終的な

群に偏りがある可能性にかかわるからである。

### そのほかにはどのような研究対象の特徴があるか？

著者はほかにどのような研究対象の特徴を記述したか？ 例えば，性別，年齢層，人種・民族や，病気の状態，地理的な位置，社会経済状況などのその他の特徴である。

> サンプルを作成する際，研究者は通常，実験群と対照群を作成する準備をしながら，時間的に先のことを考えている。しかし，文献レビューの際には，研究の開始時と終了時の研究対象の特徴を知ることが重要である。開始時の研究対象の特徴は，研究を終了した研究対象の特徴と同じだろうか？ 研究者はこのことを記述していないかもしれないが，文献レビューの際には，(論文に情報があれば)その相違を記しておく必要がある。

## 研究の方法論的デザインは何か？

図 2-5 では，**実験群**と**対照群**の 2 つの群がある方法のデザインを示している。これらの群は，元のサンプルから研究対象を無作為に割付けることによって作成された。メソッド・マップにあるように，A 点は**無作為割付**と，この 2 群の両方を示している。しかし，このデザインが唯一のものではない。

文献レビューの際には，どの研究デザインが使われたかを判断する必要がある。どの研究疑問が問われているかによって，研究デザインは研究論文の中でも変わる可能性がある。1 つの研究論文に複数の研究疑問があり，それぞれの研究課題にそれぞれのデザインがある可能性もある。

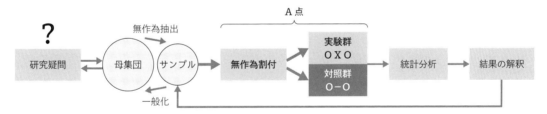

**図 2-5** メソッド・マップ：研究対象の群への無作為割付

### 研究対象は無作為に群へ割付けられているか？

理想的には，研究者はサンプル内のすべての研究対象を実験群と対照群のいずれかに無作為に割付ける。もし群が 1 つしかなければ(おそらく介入群のみで，対照群はない)，サンプル内の研究対象はすべてその 1 つの群に割付けられる。デザインによっては，2 つ以上の群があり，研究対象自身がどの群に入るかを選ぶ場合もある。その場合，群への研究対象の無作為割付はない。

研究対象と群については，ほかにもいくつかのルールがある。同じ研究対象が複数の群に割り振られることはなく，ある群に割り振られた後は，その群に留まることになっている(例えば，対照群から実験群に移ることはない)。ここで問題となるのは，

研究対象がどのようにしてそれらの群に入るかである。無作為割付か，非無作為割付か（研究対象またはほかの誰かが，どの群に入るかを選ぶが，無作為割付ではない）である。これも重要な判断のポイントである。

図 2-5 のメソッド・マップは，理想的な状況（**実験群**と**対照群**への**無作為割付**）を示しているが，あなたがレビューしている研究はそうではないかもしれない。研究対象が無作為に群に割付けられたかどうかを含め，どのようなデザインであったかを，あなたのメソッド・マップに記入してほしい。

> 　厳密には，実験デザインという用語は，研究対象を無作為に群に割付けることを意味するが，最近は異なってきている。著者が実験デザインを用いたと言うのであれば，研究対象を無作為に割付けたと明確に述べたかどうか，読者の立場で自問してみる。一般的なルールとして，もし著者が研究対象を無作為に群に割付けるだけの，方法論としてのデザインに関する知識があれば，方法論の節にどのように割付けたかを書くだけの知識もあるはずである。

## 🔍 この研究の方法論的デザインは何か？

以下の方法論的デザインは，行動科学で一般的に使用されるもので，研究対象の 2 つ以上の群間の相違を検出する能力が高い順に並んでいる。

- 実験デザイン（experimental design）：これらのデザインは，研究対象を 2 つ以上の群（実験群と対照群）に無作為に割付けることを特徴とする。これは，群間の差を検出するための最も強力な研究デザインである。
- 準実験デザイン（quasi-experimental design）：準とは「ほとんど」という意味で，「ほとんど実験デザイン」という意味である。これらのデザインは，研究対象を無作為に群に割付けることを含まないため，実験デザインよりも厳密性に欠ける。
- 前実験デザイン（pre-experimental design）：このデザインでは，研究対象を無作為に群に割付けることができないだけでなく，方法論的な問題があるため，研究者が結果について下すことのできる結論の一部が制限される。
- 観察デザイン（observational design）：観察デザインは有用なデザインではあるが，通常は 1 つの研究対象群のみを対象とするため，前実験デザインのような方法論的な説得力さえない。しかし観察デザインは，研究疑問を慎重に検討するための重要な第一歩となる。観察デザインは，科学的に関心のある新しい題材が最初に説明されるときに，最も頻繁に使用されることがわかる。この研究デザインの長所は，問題を具体的に定義し記述できることである。例えば，新しく出現した，抗生物質に耐性がある疾患での，患者の症状に関する初期の研究などである。

> 　行動科学では，実証研究において，実験研究，準実験研究，前実験研究，観察研究という 4 つの主要な研究デザインを用いる。疫学研究では，他のデザインも使用されたり，別の用語で表現されたりする。それらのデザインとは，無作為化比較試験，ケー

ス・コントロール・デザイン，コホート・デザイン，横断デザインなどである．フォーカス・グループを用いるような質的デザインは他の種類のデザインになる[8]．行動科学のデザインについては，CampbellとStanley[9]や，CookとCampbell[10]の教科書を参照するとよいだろう．Kleinbaumら[11]は疫学のデザインについて述べている．

### 無作為抽出と無作為割付はどう違うのか？

　無作為割付は，行動科学と疫学の両方において，実験デザインを他の種類のデザインと区別するものである．無作為割付の目的は，実験研究の開始時（すなわち，介入を適用する前）に，可能な限り等しい2つ以上の研究対象群を作ることである．通常，これらの群の1つを実験群とし，もう1つを対照群とする．無作為割付は，方法論的デザイン上の問題である．

　無作為抽出は，母集団から代表的なサンプルを選ぶことに関係する．無作為抽出はサンプル抽出デザインの問題である．無作為抽出と無作為割付は混同されることがある．この説明にメソッド・マップが役立つ．

　**無作為抽出**は，研究対象の母集団から，研究対象のサンプルが選ばれるときに起こる．それが図2-6のB点である．

　群への研究対象の**無作為割付**は，方法論的デザインにおいて，研究者がそのサンプルを（いったん入手したら）2つ以上の群に（無作為に）分けることによって，何をするかを決めるときに行われる．群への無作為割付は，図2-6のC点に示されている．

　無作為（random）という言葉は，無作為抽出と無作為割付の両方に出てくる．無作為は，どちらの場合もバイアス（偏り）を避けるための現存する最良の研究ツールである．しかし，無作為抽出と無作為割付は，研究デザインの異なる時点で行われる2つの異なる行為である．この2つを分けて考える最善の方法は，論文をレビューする際にこれらの用語を使うことである．

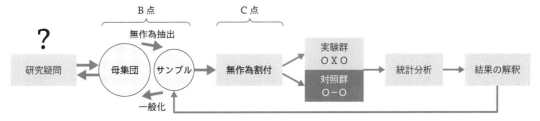

**図 2-6**　メソッド・マップ：無作為抽出と無作為割付

- 無作為に**母集団から研究対象を抽出してサンプルを作る**：太字の部分を忘れないようにする．無作為抽出では，母集団からサンプルの順になる．まず母集団から始めよう．

　　　　　　　　　母集団　→　サンプル

- 無作為に**方法デザインにおいて研究対象を2つ以上の群に割付ける**：ここではサンプルから始め，そのサンプルを重複しない2つ以上の群に分ける．サンプルがす

でに選択された状態から始める。

$$\text{サンプル} \quad \rightarrow \quad 群(実験群と対照群)$$

　この2つの違いは，何から始めるか(母集団かサンプルか)と，どこへ行くか(サンプルか群か)である。研究対象を2つ以上の群に無作為に割付けるためには，無作為に抽出したサンプルである必要はない。そのため，多くの研究では無作為サンプルは用いないが，2つ以上の(理論的に)等しい群を作るために無作為割付を行う。ある研究が無作為化比較試験(RCT)であるというのは，(無作為サンプル抽出の有無にかかわらず)いったんサンプルが得られれば，その研究で無作為割付を用いて研究対象を群に割付けたというだけのことである。繰り返しになるが，RCTを行うためにサンプルを無作為に抽出する必要はない。しかし，著者が最初にどのようにサンプルを作成したかについて，十分注意を払わなければならない。

## 独立変数と従属変数とは何か？

　変数の一般的な定義は，抽象的なものを具体的に表現したものとなる。言い換えれば，変数とは，それが物理的な形で存在するかどうかにかかわらず，何かの名前である。私のオフィスの椅子やあなたのダイニングルームの椅子のような具体的な物かもしれないし，椅子という概念かもしれない。この概念に2つ以上の属性が含まれる場合，それは変数となる。したがって，椅子を，オフィスチェア，キッチンチェア，リビングチェア，ハイチェアなど，さまざまな種類の椅子からなるものとして定義することができる。一般的な概念が変数となる。椅子の種類のように変化するものはその変数の属性である。

　文献をレビューする際に，独立変数と従属変数という2つの特定の変数は，どのような方法論的デザインが使われたかを判断するのに役立つ。以下はその定義である。

• 独立変数：独立変数とは，研究者がコントロールできる変数のことである。例えば，研究者は研究対象の1つの群に介入を，もう1つの群にプラセボまたは非介入を割付けることができる。「介入」を研究対象に課して(または課さないで)，2群を作ることができる場合は，この方法はうまくいく。しかし，研究疑問が特定の病気，髪の色，社会階級の有無に関するものである場合はどうだろうか？　誰がそのような条件を「割付ける」ことができるだろうか。しかし，この例では，2つの群を互いに区別するのは，病気の有無である。したがって，独立変数は病気になる(そして病気の2つの属性は，病気の「有」と「無」になる)。

　一般に，ある研究に2つの研究対象の群があり，一方の群にはある条件があり，もう一方の群にはその条件がない場合，独立変数は「ある条件の有無」である可能性が高い。

　あるいは，独立変数がない場合もある。研究対象の群が1つしかない場合は，群間の差異が存在しないため独立変数がない。言い換えれば，この変数の属性はない。

• 従属変数：従属変数は，研究の成果や結果を測定したものである。例えば，(どち

らの群だとしても）(1)生存したか死亡したか，(2)回復が早かったか，遅かったか，(3)テストの点数が高かったか，低かったか，などである。これらの3つの例では，従属変数は(1)生存者数/死亡者数，(2)回復までの期間，(3)テストの平均得点である。

　研究には必ず従属変数がある。文献をレビューする際には，まず「従属変数は何か？」と自問する必要がある。1つの研究には複数の従属変数が存在する可能性があることに注意するとよい。

　少し時間を取って，先ほどの説明で私が介入と呼んでいたものを見てみよう。それは実験群には割付けられ，対照群には割付けられなかったもの（不老不死の薬など）かもしれない。また，1つの群しかない研究でその群が得たものかもしれない。実験群と対照群がある最初の例では，この介入が独立変数となる。1つの群しかない2番目の例では，不老不死の薬を得られないもう1つの群がないため，介入がなく，独立変数にはならない。

> 　糖尿病教育プログラムの研究における介入の例としては，実験群の研究対象にはプログラムが提供され，対照群には別の（無関係な）プログラムが提供されることが考えられる。このような研究における従属変数は，研究対象の糖尿病の状態の測定値とすることができ，例えば，研究終了時の各研究対象の HbA1c 血液検査の値とすることができる。さらによい方法としては，従属変数をプレテスト／ポストテスト（介入前と介入後）で測定し，プレテストとポストテストの値の差を測定することもできる。

　介入が研究者自身によって実施されないこともある。介入は，医療政策の変更や薬の処方の変更など，何らかの外部の出来事であり，研究の目的はそのような変更の効果を調べることであるかもしれない。

> 　介入は，ナーシングホームにおける特定の薬剤の使用制限のようなメディケア（訳者注：米国の高齢者および障害者の医療に対する連邦政府の財源による健康保険プログラム）の規制かもしれない。この例では，実験群は介入を受けた，つまり，連邦政府により規制を受けたナーシングホームで構成され，比較群は規制を受けず通常のケアまたは他のプログラムを受けたナーシングホームで構成される。この種の研究では，著者は外部から適用された介入について明確に説明することが期待されている。しかし，その分野で非常によく知られている介入については，説明が行われないこともある。このような場合は，少なくとも，よく知られている介入について記述した本や学術雑誌の記事，またはその他の文書や資料への参照が必要である。最後に，研究対象が1群のみで，全員が同じ介入を経験した研究もある。その場合，独立変数はない。従属変数は間違いなくある。

　独立変数と従属変数が方法論的デザインでどのように表現できるかをよりよく理解するために，メソッド・マップを使おう。図2-7 に示すように，**独立変数**の矢印は，2つの属性を示す：X と―（ダッシュ）である。これらの2つの属性（X と―）は，実験群と対照群の間の介入の差を表す。言い換えると，それらの各群は，独立変数の異な

る属性を表している。研究に1つの群しかなかった場合，その群は介入を受けるが，独立変数はない。

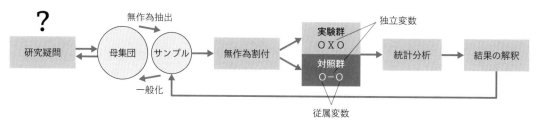

**図2-7** メソッド・マップ：独立変数と従属変数

> 研究をレビューする際には，方法論的デザインとして研究対象の群を図示してみよう。群はいくつあったか？ 各群が受けた治療や介入は他の群と異なっていたか？ おそらく，1つ目の群が目的となるプログラムを受け（実験群），2つ目の群は異なる種類の治療を受け（対照群1），3つ目の群は通常のケアを受けている（対照群2）かもしれない。この場合，3つの属性（実験的治療，別の治療，通常のケア）をもつ独立変数（治療の種類）があることになる。
>
> 研究に独立変数があったかどうかを判断する際には，各研究疑問に対して研究対象の群がいくつあったかを見る。2つ以上の群があることは，独立変数があったことを示すことが多く（常にではない），各群の治療方法の違いは，その変数の属性である可能性が高い。
>
> 要するに，変数は変化しなければならない。つまり2つ以上の属性をもたなければならないということである。研究対象の群がいくつあって，それらがどのように違うかを見て，それを独立変数の属性を特定する手がかりにしよう。

**従属変数**の矢印は，O（データの観察）を指している。これは，すべてのO，すなわち，その研究における研究対象のすべての観察またはテストを含む。図2-7では，研究者は従属変数に対して4つの観察（O）を行った：実験群（プレテストとポストテスト）に対して2つ，対照群（プレテストとポストテスト）に対して2つである。Oは，従属変数がいつ測定されたかを示している。従属変数の属性は，変数それ自体について，研究対象がどのように変化したかを示す。

> 例を挙げよう。ある研究の目的は，2種類の外科的処置のうち，どちらの処置の疼痛が少ないかを判断することであり，疼痛は結果変数（従属変数）として測定された。研究対象の1つの群は手順A［実験群］を受け，もう1つの群は手順B［対照群］を受けた。結果の指標は疼痛で，患者は自分の疼痛を疼痛尺度の0〜10で評価した。両群の研究対象それぞれに，外科的処置の前後で，その時点の疼痛を0［痛みなし］から10［これまで経験した中で最悪の痛み］で評価するよう求めた。
>
> 疼痛を測定したのは，手術を受ける直前の時点（前，プレテスト，条件）と，手術後の時点（後，ポストテスト，条件）である。実際，研究者たちは，手術の効果が現れると思われる2週間後に，ポストテストの疼痛を測定することができた。このように，研究

者たちは，A群とB群を比較するために，プレテストとポストテストの差を調べたのである。

この研究では，独立変数は外科的処置の種類（AまたはB）であり，従属変数は疼痛尺度であった。独立変数の属性［実験群と対照群を区別するもの］は，外科的処置の種類（AまたはB）であった。従属変数の属性は，疼痛尺度の異なる評価（0～10）であった。メソッド・マップのOまたは従属変数は，疼痛尺度がいつ使用されたかを示している（プレテストとポストテスト）。

## データはいつ，どのように収集されるか？

図2-8では，私たちは**データ収集**と書かれた点にいる。メソッド・マップが示しているのは，独立変数の属性（Xと―）で区別された2つの群（実験群と対照群）からなる方法論的デザインで，いつデータが収集されたか（プレテストとポストテスト）である。

メソッド・マップに示されていないのは，データ収集道具そのものの詳細と，それがこの研究でどのように使われたかである。この情報はあなたのレビューにとって重要な部分であり，通常，研究論文の方法の節に記述されている。文献レビューにおいては，次に説明する1つ以上のデータ収集方法に基づいて，研究間の相違を分析できる。

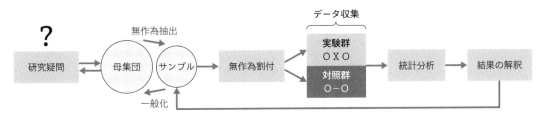

**図2-8** メソッド・マップ：データ収集

### どのようなデータ収集道具と手順を用いるか？

データ収集に関する最初の質問は，データ収集道具そのものについてである。その例は，質問紙，調査，管理記録，臨床記録などである。その他のデータ収集方法としては，フォーカス・グループ[8]，デルファイ法，研究者が作成したインタビュー・プロトコル（研究者が詳細に説明する必要がある）などがある。

データ収集の用語として，道具（instrument）とは，質問紙や，プロトコルと呼ばれることもある，インタビューでの質問のリストである。または，観察者が研究対象の特定の行動を記録するための一連の指示書である。例えば，質問紙はさまざまな種類の食べ物についての質問で構成され，研究対象は自分が食べる物にチェックを入れるよう求められる。インタビュー・プロトコルとは，一般に，研究者が各研究対象にたずねる一連の質問のことである。質問の文言と順序の両方が重要であり，インタビューをする側は通常，その順序から逸脱したり，研究対象に自発的な補足情報を提供したりすること

は許されない。役に立つと思われる基本的な参考書として，質問紙のデザイン[12]，調査の実施[13]，フォーカス・グループのデザインと使用[8]に関するものがある。

## 🔍 データの情報源とは何か？

文献レビューでは，どのデータ収集道具が使われたかを知ることに加え，そのデータが一次情報源データか二次情報源データかを知ることも重要である。一次情報源データとは，最初に研究を行った研究者（またはその研究補助者）が収集した情報のことで，通常，あなたがレビューしている論文の著者がこれにあたる。他の研究者や他の目的で収集されたデータは，二次情報源データと呼ばれる。

二次情報源データにはさまざまな形式がある。例えば，入院時の患者からのデータ，医療サービスのレセプト，健康状態に関するメディケアのデータなど，管理目的で収集されたデータである。二次情報源データを使用した場合は，そのデータが最初に収集された理由（医療サービスの請求ファイルまたは管理記録の一部として）を文献レビューに記す。

研究以外の目的で収集された二次情報源データのもう1つの例として，病院の臨床医が収集し，電子カルテに記録した患者の症状に関する情報がある。研究者が患者を対象とした研究でその情報を使用する場合，二次情報源データを使用することになる。しかし，同じ症状または異なる症状について，研究者が患者を直接調査した場合，そのデータは一次情報源データとみなされる。

全国的な二次情報源データ・セットの例としては，全国保健栄養調査（National Health and Nutrition Examination Survey）がある。ウェブサイト https://www.cdc.gov/nchs/nhanes を参照してほしい。これは，国立保健統計センター（National Center for Health Statistics）が実施する，アメリカ人の健康と栄養状態に関する全国調査である。最初の調査は 1960 年代初頭に実施された。

いくつかの研究では，異なる情報源からのデータを組み合わせてデータベースを作成する。これらのデータの情報源は，一次情報源または二次情報源，あるいはその両方からなる場合がある。例えば，特定の薬剤が高齢患者の認知状態に対してもたらす効果に関心のある臨床家がいたとする。その臨床家は，患者から一次情報源データを収集するため医療評価アンケートを実施し，医療費に関する追加情報を収集するために患者の保険会社からのデータを使用するだろう。この例では，一次と二次の2つのデータ・セットは，患者名やコード番号などの個人の識別子によって連結される。

ここで少し時間を取り，一次／二次情報源データ（この項で説明）と一次／二次資料（本章の前の「科学論文の解剖図」の「データの情報源」で説明）をもう一度区別しておこう。データの情報源と一次，二次，三次資料の違いは，私の大学院生からよく質問される。

**一次情報源データ**は，あなたがレビューしている論文の著者が収集したものである。**二次情報源データ**は，他の研究者（著者である可能性もある），メディケアなどの組織，または他の集団（他の医療保険制度の臨床医など）によって収集されたものである。臨床

検査の結果などの二次情報源データは，研究対象のコード番号などの識別子で連結された データベースにおいて，一次情報源データと統合して使用することができる。一次情報源データも二次情報源データも査読付き文献における研究の重要な一部である。

**一次資料**とは，研究を実施した著者によって書かれた科学論文や記事のことである。**二次資料**とは，通常，著者とは別の科学者のグループによって文献レビュー，システマティック・レビュー，メタ・アナリシス，政府報告書などの形にまとめられ，別の科学者グループ（研究を実施した著者を含む場合も，含まない場合もある）によって記述された科学論文のことである。どちらも査読付き文献では重要である。

## どのようなデータ収集デザインが用いられているか？

データがいつ収集されたかを詳しく記録する。例えば，1回のプレテストと2回のポストテスト，つまり介入前に1回のテスト，介入後に2回のテストを行う場合は「プレ–ポスト–ポスト」というように記録する。また，データが前向きに収集されたのか，後ろ向きに収集されたのかを判断する。データは2つ以上の時点で収集されたか（縦断研究）？　それとも1つの時点で収集されたか（横断研究）？

## データ収集道具の心理測定学的特性とは何か？

各データ収集道具の妥当性と信頼性について結果が報告されているかどうかをマトリックスに記録する。もし，著者がその道具を開発したけれども，妥当性と信頼性についての情報がない場合は，これらの基本的な心理測定学的特性についての情報がないことを記録する。基本的な質問は，「そのデータ収集方法自体が妥当で信頼できるものであることを示す記述があるか？」である。

**尺度の妥当性**：尺度の妥当性は，「私たちが測定していると思っているものを測定しているか」という質問でわかる。一般的に，尺度の妥当性には4つの種類がある。

1. 表面妥当性：その質問は，私たちが意図していることをたずねているように見えるか？　これは尺度の妥当性の最も単純なレベルであるが，重要な質問である。データ収集のための各項目を見て，「それはあなたが意味していることか？」「その質問や項目の言い回しで意味が通じるか？」「それで研究対象に意味が通じるか？」と自分自身や他の人にたずねることで，この質問が表現されることがある。

   本当は別のことを聞きたいのに，異なる質問をしてしまうことがある。例えば，「あなたは自分の人生に満足していますか？」と患者にたずねているが，本当は「あなたには抑うつ感がありますか？」という問いに対する答えが知りたいのである。もしうつ病の評価を意図しているのであれば，生活の満足度に関する質問は，おそらく表面妥当性に欠ける。

2. 内容妥当性：尺度の妥当性の2つ目は，項目がこの概念に関する内容をどの程度含んでいるかに関係する。例えば，健康に関連したQOLにはさまざまな側面があり，1つか2つの質問でそのすべてを測定できるわけではない。データ収集のための尺度が簡潔すぎたり，問題や概念の基本的内容に触れていなかったりする

と，この種の妥当性に欠けることがある。内容妥当性は当初，物理学や数学のような科目で学生をテストする文脈で議論された。初歩的な物理学の一面だけを取り上げたテストであれば，内容妥当性に欠けるという結論になっただろう。心理測定学の分野が発展するにつれ，教育以外の分野のデータ収集尺度を扱う人々が，この概念を他の行動，態度，技能，知識の種類の測定に適用し始めた。

3. 基準関連妥当性：もう1つの妥当性は，ある尺度に対する回答と，同じ研究対象からその尺度への回答とは無関係に得られた，他の尺度への回答との間に一致があるかどうかを問うものである。例えば，GRE（graduate record exam：大学院進学適性試験）の総得点と，学部の評定平均値（grade point average，GPA）のような，大学院レベルの教育課程への適性を示す別の尺度の間に，高い正の相関があるかどうかである。もし高い正の相関があれば，GREはこの心理測定学的研究における基準であり，この研究で使用されている変数（GPA）には基準関連妥当性があると言える。

4. 構成概念妥当性：構成概念とは理論または概念の表現であり，この種の妥当性はデータ収集尺度がその理論を明確に表しているかどうかを問うものである。例えば，ケアの質という構成概念は，そのようなケアに関するデータ収集道具を開発するために明確に定義される必要がある。そのような抽象的な概念を正確に表現しているものであれば，構成概念の妥当性があると言える。

**尺度の信頼性**：尺度の信頼性とは，基本的に時間やテストの条件に関連した安定性を意味する。例えば，ある研究対象に，同じ状況下の2つの時点において，痛みの程度を10点満点で評価してもらうとする。もしその研究対象の状態に変化がなければ，おおむね同じ評価が得られるはずである。もし，おおむね同じ評価が得られれば，データ収集尺度（この場合は痛みの評価に関する1つの質問）は尺度としての信頼性があると言える。

> 　データ収集尺度を定規に例えて考えてみよう。その定規が周囲の温度によって変化しない（例えば，熱で膨張したり，極端な寒さで収縮したりしない）素材でできていて，条件に関係なく常に正確であったり，経年変化で素材が劣化したりしなければ，その定規は安定していると言える。その定規で，信頼できる測定ができるはずである。
> 　人間の行動など，何かを測定しようとする場合，研究対象の行動が変わらないなら，データ収集尺度そのものにも変わってほしくない。測定尺度自体は安定しているか，信頼できるものでなければならない。

　尺度の信頼性を評価する方法の1つは，尺度そのもののテスト・再テスト分析を行うことである。メディケイド（訳者注：米国の低所得者に医療扶助を行う連邦政府と州政府の財源による健康保険プログラム）における医薬品償還の妥当性に関する調査など，ある調査票を作成した後，プログラム受給者の集団に調査票への回答を依頼し（テスト），しばらく（各質問にどのように回答したかを忘れるには十分な期間であるが，現在の出来事や状況が実際の変化につながるほど長くはない期間）たった後で，再度同じ調査票への回答を依頼する（再テスト）。回答間に高い正の相関がある場合，

そのデータ収集尺度は強いテスト・再テスト信頼性をもつと言われる。このテスト・再テスト分析は，実際の調査研究ではないことに注意してほしい。

とくに一次情報源データからデータを収集する研究においては，データ収集尺度の妥当性と信頼性の確立は，時間と資源を要する。したがって，軽々しく取り組むべきものではない。もし，すでに他の研究者によって報告された妥当性と信頼性をもち，自分たちの研究で重要な何かを測定できるデータ収集尺度を使用できるのであれば，独自に尺度を開発するべきではない。すでにある尺度を使用するべきである。

**その他の尺度の特徴**：データ収集尺度のその他の基本的な特徴には，項目数や質問数，研究対象からの情報または研究対象に関する情報を収集するために必要な平均時間などが含まれる。データ収集道具が質問(紙)である場合は，データが郵便，電話，オンライン，ソーシャル・メディアのいずれで収集されたかを記す。

**標準化された尺度**：尺度が標準化されている場合，その標準化についてどのような文献が示されているか？　最初の標準化ではどのような基準となる集団が使用されたか？　またレビューしている研究の対象は基準となる集団の人々と同じ，または類似した特徴をもっていたのか？　例えば，食べ物の嗜好に関する質問紙の標準化が，ミネソタ州の田舎に住む人の回答に基づいて行われたとする。しかし，サンフランシスコに住む中国系アメリカ人の食べ物の嗜好に関する研究には，そのような基準となる集団の回答は適切ではないだろう。

> 学術雑誌によっては，著者が開発した質問紙とその心理測定学的特性(例えば，妥当性と信頼性の値)を，学術雑誌の記事の最後に付録として掲載することを認めているものもある。そのような調査が含まれている場合は，研究のレビューにその旨を明記するとよい。

## 🔍 研究の環境

レビューをしている研究分野に関連する場合は，データが収集された環境(都市，農村，地域，病院，ナーシングホーム，家庭，学校など)に関する情報を記録する。ときには，国勢調査の記録やその他のデータ・セットから収集した，貧困レベルや持家の有無などの指標を背景に含めることもできる。

すべての研究がここに挙げたすべての題材を含むわけではない。研究によっては，尺度の妥当性や信頼性，あるいは心理測定学的特性の説明については，その出典情報を紹介しているものもある。しかし，文献をレビューする際には，どのような調査方法(例：質問紙，インタビュー・プロトコル)か，どのような設定(例：病院内または地域社会)か，データの一部または全部が一次情報源データか二次情報源データかを，あなたは判断できるだろう。研究におけるデータ収集について検討するための指針として，これらの題材を提供した。

## 統計分析の結果とは何か？

データ収集が完了した後，研究者は統計分析を行うために必要な情報を得ているはずである。図2-9に示すように，**統計分析**の項は，研究者が研究でたずねた各研究疑問に対して，使用した統計的検定と分析結果を記述する場所である。統計的検定には多くの種類があり，その分野は日々拡大している。統計的手法は急速に変化しており，あなたが生物統計学者でない限り，すべての分析手順を知っている可能性は低い。

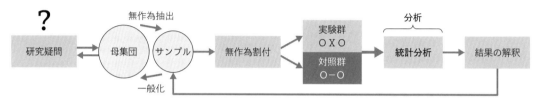

**図2-9** メソッド・マップ：統計分析

> 基本的な統計学の教科書は，統計分析の背景を知るためのよい資料である。また，ノンパラメトリック統計に関するSiegelの古典的な本も有用である[14]。疫学の文献で一般的に用いられている統計的手法には，Fleiss[15]や，KahnとSempos[16]の書籍で説明されているものがある。

文献をレビューする際には，研究対象の特徴や実験群と対照群の差の結果を記した表など，論文の統計の項を読むことが重要である。しかし，最新の検定やその適切な使用法について知っていると思い込んではならない。統計的検定や結果に圧倒されて，論文の分析を完了できなかったり，文献のレビューを完了できなかったりしてはならない。

### 統計についての哲学

私には統計についての哲学があり，それが文献レビューを行う際に役立っている。最も基本的なレベルとして，統計は多くの情報を量的データに変換するための，洗練された一連の手法である。その量的データは，研究疑問に答えるために，よりよく管理されている。研究者にとっては，統計的な要約に意味をもたせること，読者が結果を理解できるようにすることが重要である。しかし，このような説明が十分な意味をなさないことがある。あなたが文献をレビューする際の目標は，常に研究疑問への回答に集中することである。各研究を読みながら，その研究の目的を質問形式で述べる。そうすれば，その質問が，統計的分析が回答するべき回答はどのようなものかについて考える際の指針となる。

> 各研究を分析する際には，新たな疑問が現れるかもしれないことを意識する。著者が，当初はなかった研究疑問に対して回答しているかどうか，自問してみよう。明確な研究疑問が記述されないまま，結果が論文に紛れ込んでいないか？　これらの追加的な

> 研究疑問は，研究にふさわしいものであったか？ 論文の結果の節や考察の節で，ある研究疑問や目的が，別の研究疑問や目的へ変化していることを，たまに発見する。このような変化は，著者が，統計的に有意な結果により仮説を検証するのではなく，むしろ仮説ありきで結果を検証しているために起こるのかもしれない。あるいは，最初の疑問に対する結果が，論理的に2つ目の疑問の提起と回答につながっている場合もある。最初の研究疑問と後の研究疑問との違いは，研究のレビューにおいて重要かもしれない。

## 結果の解釈とは何か？

図2-10に示すように，研究者は**統計分析の結果の解釈**を説明する必要がある。これは，研究疑問を述べ，結果を提供し，合理的な一連の解釈を導き出すという形をとるべきである。

研究のこの時点で研究疑問についての言及がない場合，レビューを行うあなた自身が，3つの部分からなるレビューを行う必要がある。その3つの部分とは，研究疑問を述べ，統計分析に基づいた結果を述べ，著者の考察を調べることである。レビューを行うあなたの役割は，研究結果からみて，著者の解釈が論理的で妥当かどうかを判断することである。また，その研究結果が，他の文献に記載されている，同じ題材に関する他の研究の結果と一致しているかどうかも判断しなければならない。著者は研究の長所と短所を説明しているか？ 研究者は，知見を一般化できるか，わかっていたが改善できなかった方法論的デザインの問題はあるか，サンプルの大きさは十分か，サンプル抽出方法は妥当か，といった問題について議論したか？

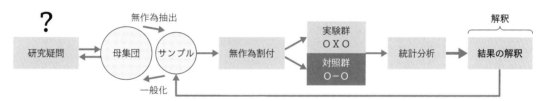

**図2-10** メソッド・マップ：結果の解釈

> 自分の研究の短所を指摘しない著者は，その短所について，他者から批判されやすくなる。ほとんどの著者は，自分の研究の長所を喜んで述べる。しかし，短所については述べたがらない著者もいる。

各論文に目を通しながら，結論と結果の意義が結果に関連しているかに注意する。あなたはその結論に同意するか？ 統計的有意性が必ずしも臨床的有意性や意味のある影響につながるとは限らないことを心に留めておくとよい。

## データ・ビジュアライゼーション（データの可視化）

最近まで，ほとんどの保健科学分野の査読付き論文の著者は，グラフ，ヒストグラム，円グラフを使い，統計結果とその解釈を読者にとって理解しやすいものにしてい

た。インターネットの普及に伴い，著者の研究結果の解釈を読者によりよく伝えることができる新しいツールが開発された。この一連のツールは，データ・ビジュアライゼーション（データの可視化）と呼ばれる。

著者は，データ・ビジュアライゼーションにより，結果が何を意味するかについての物語を語ることができる。データ・ビジュアライゼーションは，著者の結果の解釈であるだけではない。研究コミュニティが利用できる新しいツールの1つであり，おそらく今後より有用になるだろう。

## この研究結果は誰に当てはまるか？

図2-11の矢印を見てほしい。この矢印は，**結果の解釈**から研究対象の**サンプル**に戻ることを意味している。この矢印が意味するのは，統計的な結果と解釈は，サンプル（すなわち，研究者が最初に選んだすべての研究対象）に適用され，さらに連鎖的に母集団（ただし，研究者がサンプルを形成するために**母集団**から**無作為抽出**した研究対象を用いた場合のみ）に戻るということである。このように結果を母集団に適用することを，母集団への**一般化**という。そこから，研究者は結果と解釈を用いて，最初に立てた**研究疑問**に答える。文献をレビューしながら，結果と解釈が母集団に適用できるのか，サンプルに適用できるのかを，それぞれの研究ごとに記録する。

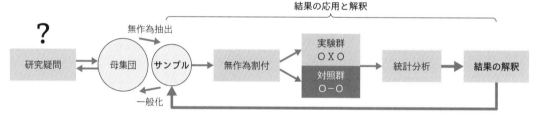

**図2-11** メソッド・マップ：結果の応用と解釈

### 無作為抽出サンプルを使用しなかった場合

研究者が無作為抽出を行わなかった場合，結果は誰に当てはまるのだろうか？ 図2-3で説明した双方向の橋のことを覚えているだろうか。研究の初めに，もし研究者が無作為抽出サンプルを作成するために母集団から橋を渡っていなければ，研究の終わりに，結果と解釈を研究疑問に適用する準備ができたときに，サンプルから母集団へと橋を戻ることはできない。

サンプルの無作為抽出がなければ，結果と解釈はサンプルにのみ適用される。これは研究の重大な限界となるか？ そうだ，限界となる。しかし，保健科学の査読付き文献における個人を対象としたほとんどの研究では，母集団全体の構成員のリストが得られないため，母集団から無作為サンプルを抽出することができない。

### 無作為化比較試験（RCT）：明確化

文献をレビューしていると，著者によっては無作為化比較試験（randomized

controlled trial）または無作為化臨床試験（randomized clinical trial）または RCT（どちらにも当てはまる）という用語を使用していることに気づくだろう。

RCT デザインの研究では，研究者は介入を行う前に研究対象を無作為に群（実験群と対照群）に割付ける。この無作為割付をどのように行ったか，あるいはその過程がどの程度複雑であったかは，論文に記載されている場合もあれば，記載されていない場合もある。RCT（または行動科学ではこれに相当する古典的実験計画）は科学文献に重要な貢献をすることができるが，RCT は母集団への一般化については何も言えることがない。RCT デザインによる研究の著者が，最初に母集団から無作為サンプルを作成しなかった場合，分析終了後にその結果を母集団に一般化することはできない。

例を挙げよう。「産婦人科医と比較して，助産師が分娩を介助したほうが，産婦の医療の経験の質はよりよくなるか？」という研究疑問を研究者がもったとする。研究対象のサンプルは産婦である。独立変数には，助産師（実験群）と産婦人科医（対照群）という2つの属性があった。従属変数は，出産後に研究対象が記入した評価尺度「医療経験の質のアウトカム」であった。

この研究では，全米のすべての産婦から無作為抽出サンプルを作成することは不可能であった。また，複数の病院がある，1つの医療制度の中の1つの地域のすべての女性を母集団とすることも不可能であった。この研究を妥当な費用で，現実的なものとするために，研究者は，1つの病院で出産した産婦のうち，参加に同意した産婦を募集した。募集期間は6か月間であった。研究対象は実験群と対照群に無作為に割付けられ，看護職の助産師と産婦人科医のどちらによるケアを受けるかを選択することはできなかった。これは，母集団からの無作為抽出は行わなかったが，群への無作為割付を行った研究の例である。このような研究でも，文献としては貴重な貢献をすることができる。

文献をレビューするにつれて，あなたは，分析対象である研究を理解することに習熟し，研究者の足跡をたどることが可能になる。このガイドラインとメソッド・マップでは，研究方法の概要と研究者が利用できる選択肢のいくつかが説明されている。そして，このガイドラインとメソッド・マップは，保健科学の査読付き文献のレビューを実施する人のための手引きとなっている。

無作為抽出は行わなかったが，実験群と対照群に無作為に割付た研究の例を2つ紹介する。よく引用される研究の1つは，米国の40医療施設における研究対象のサンプルに基づいたものである。これは非常に大規模な研究で，女性の自分の健康に関する選択に大きな影響を与えた[17]。

別の RCT では，研究対象70人を実験群（テレビとパソコンの使用を50％減らす）と対照群（テレビとパソコンの使用時間を制限しない）に無作為に割付けた[18]。

この2つの論文を読み，結果を理解するためにほかの人と議論してみよう。この演習は，あなた自身が文献レビューを行う際に役立つ。

---

**キャロラインの冒険旅行**　　**概念を学ぶ**

---

「それで」と，キャロラインはディッカーソン教授をやや挑戦的に見た。「マトリックス方式はレビュー・マトリックスと呼ばれるただのスプレッド・シートなのではないですか。」

「違います」と彼は答えた。「それ以上のものです。マトリックス方式とは，さまざまな情報源から情報を入手し，統合し，利用するためのシステムです。そのシステムは科学文献の文書化された総括を準備するために使われます。以前は，研究者はいくつかの雑誌を読んだり，その分野の有名な科学者数人の研究に気を付けていたり，あるいは単にその分野の研究をしている友人に電話したり手紙を書いたりすることで，最新の文献を知ることができました。」

「今，それをして何が悪いのですか」と，キャロラインはたずねた。論文を完成させるためにやらなければならないほかのことを考えると，文献を入手したり統合したりするこの作業には，かなり時間がかかるように思えてきた。彼女は，「なぜわざわざマトリックス方式を使うのですか」と聞いた。

ディッカーソン教授は眼鏡のフレームの上から彼女を見て冷たく言った。「科学文献の量も，研究を統合する分野の洗練度も，とてつもなく変わってきていますからね。そのようなくだけた方法では，ある題材に関する研究文献を包括的に理解することはほとんど不可能です。幸いなことに，過去10年ほどの間に，文献を検索し入手するための，より高度なツールが利用できるようになりました。マトリックス方式は，そうしたツールを活用していますよ。」

キャロラインは「でも，私の同級生には，こんな面倒なことをする人はいません」と愚痴をこぼした。彼女は泣きそうな声で話し続けた。「ウェブで論文をいくつか読んで，要約を書くだけ。せいぜい数時間をかけるだけです。」

ディッカーソン教授はうなずいた。「そう，ずさんな仕事なら誰でもできますよ，キャロライン」。彼は彼女を正面から見た。「しかし，あなたの同級生は，文献を，その深さも全貌も，理解できないという危険を冒しています。さらに，その研究分野の重要な論文や主要な動向を見逃す可能性もあるでしょう。修士論文であれ，科学論文であれ，あるいは特定の題材に関するレポートであれ，何を書くにしても，その文献をよく知っている読者 …… 例えば修士論文の審査委員のような人たちの精査に耐えなければならないのです。」

彼が話し続けるにつれ，キャロラインの表情が曇り始めた。「ざっと文献を調べただけでは，自分では独創的な研究をしているつもりでも，最後に，その研究がすでにほかの誰かによって行われ，報告されたものであることを発見することになりかねません。」

ディッカーソン教授の熱意は高まってきた。「文献を徹底的にレビューする過程は，謎解きに似ています。重要な手がかりのいくつかを見逃してしまうと，誰が，あるいは何が犯罪の原因なのか，つまりこの研究が本当は何を意味しているのか，はわからないままになってしまうかもしれません。マトリックス方式は，すべてのピースを並べ，パズルを組み立てるための体系的な方法を与えてくれます。」

彼はニヤリと笑った。「努力は報われますよ，キャロライン。そのうちにわかります。さあ，始めましょう。」

ディッカーソン教授の指示のもと，キャロラインはパソコンのデスクトップに基本フォルダを作成し，その基本フォルダに4つのフォルダを入れた。彼女はさらに，最初のフォルダ「ペーパー・トレイル」の中を5つのフォルダに細分化し，それぞれの部分に1つの文書を入れた。キャロラインの基本フォルダの中の異なるフォルダと下位項目を**資料 2-5** に示す。

その後，キャロラインは生物医学図書館に行き，喫煙行動に関する参考書を調べ始めた。彼女の意見ではグーグル検索だけでも十分だったのだが，ディッカーソン教授は，最初の段階として初期の教科書を読むように主張した。

**資料 2-5**　キャロラインの修士論文用基本フォルダの概要

ペーパー・トレイル・フォルダ
- キーワード
- 情報源
- 電子書誌データベース
- インターネット
- メモ

文書フォルダ
レビュー・マトリックス・フォルダ
総括フォルダ

## 本章の学習内容の確認

第2章は，(1)典型的な科学論文から必要なものを見つけること，(2)本章で学んだ方法論的レビューを，マトリックス方式で要約した各論文に適用すること，についての簡単な学習素材となっていた。第2章が終わるまでの，あなたの基盤となる課題は，興味のある分野の研究論文を6本以上読み，その6本それぞれについて方法論的レビューを行う経験を積む，ということである。

あなたがしなければならないことは，以下の通りである。

　授業の一環としてこの課題が課せられているのでなければ，同じようにこの教科書を使っている3〜5人の友人と，自分たちの学習グループを作ってもよい。全員が読む6つの論文を全員で選ぶ。最初の論文を選び，全員がその論文を読み，最初の課題に対する回答を各自で記入する。この時点で最初の課題の各項目について話し合い，何が正しいかを判断する。残りの論文それぞれについて，この活動を繰り返す。

次に，同じ6つの論文を使用して，2つ目の課題に進む。1つ目の論文を取り上げ，方法論的デザインのレビューに対する回答を記録し，グループ内でその回答について話し合う。次に，残りの5つの論文それぞれについて同じことを行う。

**70** ┃ 第2章 基本的な概念

> ## ◯ 最初の課題：科学論文の解剖図

この課題の目標は，論文に必要なものがどこにあるかを見つけることに慣れるというものである。興味のある題材に関する研究を，すべて異なる学術雑誌から6つ選ぶ。

1. **各研究の分析**：本章で説明した「科学論文の解剖図」の8つの項目に従って，最初の論文の概要を説明する。具体的には以下のことを記述する。

   a. **題名と著者名**。最初の論文の題名と著者を記入する。

   b. **要旨**。自分の言葉で，論文の目的，使用した方法，結果，著者の結論を3文以内で要約する。

   c. **緒言**。この論文に関する以下の4つの質問に答える。

   (1)著者自身の文献レビューが記述されているか？

   回答：はい，いいえ

   (2)著者は，なぜこの研究を行ったのか，つまり研究の動機について記述しているか？　もし記述しているなら，それは何であったか？

   回答：はい，いいえ

   内容：

   (3)著者は，この研究で研究の基盤となっている科学理論や概念モデルを記述しているか？

   回答：はい，いいえ

   (4)著者は研究の目的を説明したか。具体的な研究疑問は何か（列挙する）？

   回答：各研究疑問を具体的に記述する。あなたはこの分析に立ち戻ることになる！

   d. **方法**。1c(4)にある著者の各研究疑問について，以下の質問に答える。

   (1)方法論的デザイン

   (a)著者は研究で無作為抽出法を用いてサンプルを作成したか？

   回答：はい，いいえ

   (b)この研究ではどのような方法論的デザインが用いられたか？

   回答：1c(4)の各研究疑問で用いられた方法論的デザインの種類を記述する。

   行動科学的デザイン：実験デザイン，準実験デザイン，前実験デザイン，観察デザイン

   疫学的デザイン：RCTまたは観察デザイン（コホート，ケース・コントロール，横断のいずれかを選択）

   (c)独立変数と従属変数は何か（独立変数がない場合は，そのように記述する）？

   回答：1c(4)の各研究疑問について，独立変数と従属変数を記述する。

   (d)著者は，2つ以上の研究対象の群を作るために無作為割付を用いたか？

   回答：はい，いいえ

   (2)研究対象

(a) この研究は何人の研究対象で始められ，最終分析には何人の研究対象が残っていたか？

回答：この2つの数字を述べる。

(b) 著者は，研究を完了した研究対象と脱落した研究対象との比較を記述したか？

回答：はい，いいえ

(3) データの情報源

(a) 著者は一次情報源データを使用したか？　つまり著者自らが研究対象からデータを収集したか？

回答：はい，いいえ

(b) 著者は二次情報源データを使用したか？

回答：はい，いいえ

(4) データ収集方法

(a) 著者は，質問紙や調査，その他のデータ収集方法を用いたか？

回答：はい，いいえ

(5) 統計・分析手順

(a) 著者は統計または分析手順を記述したか？

回答：はい，いいえ（ヒント：掲載された表や図のタイトルを見て，手順が記述されているかどうかを確認する）。

e. **結果**

(1) 1c(4)に記載された各研究疑問に対する結果は得られたか？

回答：はい，いいえ

f. **考察と結論**

(1) 著者は調査研究を要約したか？

回答：はい，いいえ

(2) 著者は，1c(4)で提起した各研究疑問に解答したか？

回答：はい，いいえ

(3) 結果が何を意味するかについて，著者は解釈と考察を行ったか？

回答：はい，いいえ

(4) 著者はこの研究の長所と短所を述べたか？

回答：はい，いいえ

(5) 今後の研究について論じたか？

回答：はい，いいえ

(6) 著者は，本研究の意義，すなわち臨床実践にどのような影響を与えるかを述べたか？

回答：はい，いいえ

g. **参考文献**

(1) 参考文献に目を通す。文献レビューに加えたい研究はあるか？

回答：はい，いいえ

h. **謝辞**

(1) 著者はこの研究のための資金をどこから得たかを述べたか？

回答：はい，いいえ

(2)この研究への資金提供者と，研究の結論との間に矛盾を感じたか？

回答：はい，いいえ

最初に選んだ論文についてこの課題を終了したら，2つ目の論文について同じ情報を記入していく。この課題を残りの論文1つずつについて行おう。経験を積めば（6つ目の論文について記入し終える頃には），この課題を非常に早く完了できるようになるだろう。その頃には，科学論文がどのように構成されているか，基本的なレベルでわかっているはずである。

これは基本的に，「はい」か「いいえ」の答えがほとんどの，スカベンジャー・ハント（訳者注：一覧表にある内容を集めたり行ったりする競争）である。特定の学術雑誌によって，あるいは同じ学術雑誌内でも論文によって，回答がどのように変わるかに注目してほしい。これは，科学論文のどこに何があるのかを学ぶ上で重要なことである。

## ○ 2つ目の課題　メソッド・マップを用いた方法論的レビュー

2つ目の課題では，あなたの関心領域での同じ6つの論文を使い，本章では図2-1から図2-11まで11種類ある「メソッド・マップ」を用いて，方法論的レビューを行う。これはこれまでとは異なる，より詳細なレビューとなる。そして，本書の後の章での文献レビューの実施に不可欠な訓練となる。メソッド・マップを使って，最初の論文を取り上げ，以下の質問に答える。

> **ヒント** この課題では，あなた自身がメソッド・マップを作成する。その際に，**図2-1**を6部（各研究に1部ずつ）コピーしてもよい。1つ目の研究について，コピーした**図2-1**に，以下の11の質問に対するあなたの回答を記入し，**図2-1**を修正しながら使用する。各質問に答えるには，メソッド・マップの具体的な図を見る必要がある。研究ごとに**図2-1**のシート1枚へ質問の回答を記入していく。これを6つの研究それぞれについて繰り返す。

1. **図2-1**　メソッド・マップ
   a. 1つ目の論文をもう一度読み，この論文の1c(4)の質問（著者は研究の目的を説明したか。具体的な研究疑問は何か）のうち1つだけについてメソッド・マップを参考に図を作成する。

   回答：その研究（1つ目の論文）を反映した，**図2-1**のようなメソッド・マップで作成する。次の10種類のメソッド・マップ（**図2-2**〜**2-11**）の質問内容を検討し，最後にこの**図2-1**のようなメソッド・マップを作成することになるかもしれない。その場合は，この最初の質問に戻り，あなたが読んでいる研究に基づいてメソッド・マップを修正するとよい。

2. **図2-2**　メソッド・マップ：研究の目的
   a. 最初の研究疑問は何か？

本章の学習内容の確認 ▍ **73**

　　　　回答：メソッド・マップの下のほうに，最初の研究疑問だけを1～2文で簡潔
　　　　　　　に記載する。この課題を完了するまでに，その研究疑問を参照する必
　　　　　　　要が生じる。研究疑問を便利な場所に置いておくと役に立つだろう。

3. **図 2-3**　メソッド・マップ：母集団とサンプル
　a. 著者は母集団の構成員のリストを入手することができ，その母集団から無作
　　為抽出でサンプルを作成したか？
　　　回答：無作為抽出かどうかを，メソッド・マップに追記する。母集団を使用
　　　　　　しなかった場合は，「母集団」の矢印に×印を付ける。同様に，サン
　　　　　　プルがどのように得られたかわからない場合，または研究対象が無作為
　　　　　　抽出以外の方法で募集された場合は，無作為抽出の矢印に×印を付け
　　　　　　る。

4. **図 2-4**　メソッド・マップ：サンプル中の研究対象
　a. 最初のサンプルには何人の研究対象がいたか？
　　　回答：数または「不明」と記述する。
　b. 著者は，①分析単位，②適格な研究対象を定義するための包含／除外基準，
　　③最終分析における研究対象数，④研究対象の特徴(年齢，性別，人種／民
　　族，地域，貧困基準以上／以下など)のそれぞれを，サンプルの説明に含めて
　　いるか？
　　　回答：研究対象の項を読んだ後，これら4つの特徴をそれぞれ挙げ，それぞ
　　　　　　れの横に「はい」か「いいえ」を記入する。(ヒント：論文の後ろのほ
　　　　　　うにある分析の項にも，これらの質問の答えが記載されていないか確
　　　　　　認する)。

5. **図 2-5**　メソッド・マップ：研究対象の群への無作為割付
　a. 著者は，サンプルの研究対象を無作為に群に割付けたか？　「いいえ」の場
　　合，メソッド・マップの「無作為割付」に×印を付ける。「はい」の場合は，
　　メソッド・マップをそのままにしておく。この研究には(この最初の研究疑問
　　に対して)いくつの群があったか？
　　　回答：メソッド・マップを修正して群の数を表示する。

6. **図 2-6**　メソッド・マップ：無作為抽出と無作為割付
　a. この研究では無作為抽出と無作為割付の両方が行われたか，それともどちら
　　か一方だけが行われたか？　本文中の「無作為抽出と無作為割付はどう違う
　　のか？」という見出しの項を読み直すとよい。
　　　回答：無作為抽出が行われなかった場合は無作為抽出の上に，無作為割付が
　　　　　　行われなかった場合は無作為割付の上に×印を付ける。

7. **図 2-7**　メソッド・マップ：独立変数と従属変数
　a. 著者の研究の説明の中で，独立変数が何かを述べているか？
　　　回答：あなたのメソッド・マップの独立変数へ矢印を引き(参考例として**図
　　　　　　2-7**を参照)，「独立変数」と書き，その上にその変数が何であるかを
　　　　　　記述する。最初の研究疑問〔1c(4)〕で独立変数がなかった場合，あなた
　　　　　　のメソッド・マップの独立変数に×印を付ける。
　b. 著者は，少なくとも1つの従属変数について説明したか？

回答：この研究で従属変数がどこにあたるかを矢印で示し，その従属変数が何であったかをその下に記述する。

ヒント：従属変数に×印を付けることはできない。研究には必ず従属変数が必要である。常にである！

8. **図 2-8　メソッド・マップ：データ収集**

a. データ収集の手段と手順について，記述する。データの情報源として，一次情報源データ，二次情報源データ，またはその両方が使用されたか？

回答：一次情報源データの収集：はい，いいえ

二次情報源データの収集：はい，いいえ

両方の組み合わせ：はい，いいえ

9. **図 2-9　メソッド・マップ：統計分析**

a. この研究で行われた統計分析の手順のうち，少なくとも 1 つは何であったか？

回答：あなたのメソッド・マップの「統計解析」の上に統計解析手順の名前を記入する。

10. **図 2-10　メソッド・マップ：結果の解釈**

a. 著者は統計結果の意味について議論したか？

回答：著者は論文のどの節に結果の解釈を記述しているかを，メソッド・マップの「結果の解釈」の上に記入する。

b. 著者はこの研究の長所と短所を報告したか？

回答：「はい」または「いいえ」で記述する（長所はあるが短所はないなど，1 つしかない場合，「はい」は適切ではない）。

11. **図 2-11　メソッド・マップ：結果の応用と解釈**

a. 著者は結果を誰に適用したか？

回答：**図 2-11** でサンプルの代表性が適切な場合，あなたが作成したメソッド・マップの矢印はそのままにする。誰に対しての結果なのかが記述されていない場合は，矢印に×印をつける。

b. 著者は結果を母集団に適用したか？

回答：「はい」である場合，つまり，母集団から無作為抽出でサンプルを作成した場合は，サンプルから母集団まで点線を引く。もし，研究の最初に無作為抽出を行わず，サンプルから母集団に（不適切に）一般化した場合，または母集団に×印がある場合は，あなたのメソッド・マップに同じ点線を引き，その中心に×印を付ける。

　次に，**図 2-1** の新しいコピーを使用して，残りの各研究についてこの一連の質問を繰り返す。この 2 つ目の課題を終えた時点で，本書の次の章に進むための準備が整っているはずである！

**参考文献**

1) Fishbein M. History of the American Medical Association. *JAMA*. 1947; 133(4): 235-243.
2) *Ulrich Periodicals Directory 2019*. 57th ed. Ann Arbor, MI: ProQuest; 2019.
3) Garrard J, Cooper SL, Goertz C. Drug use management in board and care facilities. *Gerontologist*. 1997; 37

(6): 748-756.

4) Strunk W, White EB. *The Elements of Style*. 4th ed. New York, NY: Longman Publisher; 1999.

5) American Psychological Association. *Publication Manual of the American Psychological Association*. 7th ed. Washington, DC: American Psychological Association; 2020.

6) Iverson C. *AMA Manual of Style: A Guide for Authors and Editors*. 11th ed. Baltimore, MD: Williams & Wilkins; 2020. https://www.amamanualofstyle.com.

7) Heseltine E. Why authors have to use a rigid format for their journal articles. *Ann R Coll Surg Engl*. 2015; 97: 249-251.

8) Krueger RA, Casey MA. Focus Groups: *A Practical Guide for Applied Research*. 5th ed. Thousand Oaks, CA: Sage Publications; 2014.

9) Campbell DT, Stanley JC. *Experimental and Quasi-experimental Designs for Research*. Chicago, IL: Rand McNally; 1966.

10) Cook TD, Campbell DT. *Quasi-experimentation: Design and Analysis Issues for Field Settings*. Chicago, IL: Rand McNally; 1979.

11) Kleinbaum DG, Kupper LL, Morgenstern H. *Epidemiologic Research: Principles and Quantitative Methods*. New York, NY: Van Nostrand Reinhold; 1982.

12) Salam P, Dillman DA. *How to Conduct Your Own Survey*. New York, NY: John Wiley &: Sons; 1994.

13) Dillman DA, Smyth JD, Christian LM. *Internet, Phone, Mail, and Mixed-Mode Surveys: The Tailored Design Method*. 4th ed. New York, NY: John Wiley & Sons; 2014.

14) Siegel S, Castellan NJ Jr. *Nonparametric Statistics for the Behavioral Sciences*. 2nd ed. New York, NY: McGraw-Hill Higher Education; 1989.

15) Fleiss JL. *Statistical Methods for Rates and Proportions*. New York, NY: John Wiley&: Sons; 2003.

16) Kahn HA, Sempos CT. Statistical methods in epidemiology. In: *Monographs in Epidemiology and Biostatistics*. Vol 12. New York, NY: Wiley; 1991.

17) Anderson GL, Limacher M, Assaf AR, et al. Effects of conjugated equine estrogen in postmenopausal women with hysterectomy: The Women's Health Initiative randomized controlled trial. *JAMA*. 2004; 291 (14): 1701-1712.

18) Epstein LH, Roemmich JN, Robinson JL, et al. A randomized trial of the effects of reducing tele vision viewing and computer use on body mass index in young children. *Arch Pediatr Adolesc Med*. 2008; 162 (3): 239-245.

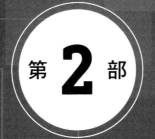

# マトリックス方式

　第3章から第6章では，マトリックス方式が説明されている。これらの4つの章はそれぞれ，マトリックス方式の異なる側面を扱っているが，文献の総括の作成を成功させるには，すべての章が必要である。具体的には，各章では，ペーパー・トレイル・フォルダ，文書フォルダ，レビュー・マトリックス・フォルダ，および総括フォルダの4つの主要フォルダのうちの1つを取り上げている。

　内容に違いがあるものの，この4つの章には次のような共通テーマがある。

- 各章の目的の説明
- フォルダの名前となっている主要な概念の定義と例
- 各章で取り上げる題材の概要
- フォルダまたは下位フォルダの準備方法
- 各フォルダの内容の作成方法と使用方法

　「キャロラインの冒険旅行」は，第1章から第9章までに置かれている。この節では，各章で学んだことを実際に適用する過程を説明する。

　「本章の学習内容の確認」は第1章から第6章までにある。この節の質問で自分の理解度を確認しよう。

# 第3章 ペーパー・トレイル・フォルダ ─文献検索の計画方法と管理方法

## 本章の目的

　マトリックス方式において，ペーパー・トレイル・フォルダは，文献レビューをどのように実施したかに関するメモを残す場所である。本章の目的は，ペーパー・トレイルの定義，フォルダの準備方法，このフォルダの利点，ペーパー・トレイル・フォルダの作成方法と使用方法について説明することである。

　第3章には，文献調査を行うために必要な書誌データベースの節と，意識して避けるべきハゲタカ出版業界に関する独立した節も含まれている。本章の最後の2つの節，「キャロラインの冒険旅行」と「本章の学習内容の確認」は，それぞれ第1章から第9章，第1章から第6章の標準的な内容である。

　本章の5つの節は以下の通りである。

- ペーパー・トレイルとは？
- ペーパー・トレイル・フォルダの準備方法
- ペーパー・トレイル・フォルダの作成方法と使用方法
- 保健科学分野における書誌データベースの使い方
- ハゲタカ出版物，ハゲタカ出版社，ニセ学術集会

キャロラインの冒険旅行：検索を実施して管理する
本章の学習内容の確認

## ペーパー・トレイルとは？

### ペーパー・トレイルの定義

　ペーパー・トレイル(紙の痕跡)とは，科学文献の検索で使用した文書や，その作業を手伝ってくれた人々に関する体系的なメモのことである。これは，あなたがどこへ行こうとしているのかを示す地図であり，あなたがどこへ行ったのかを示す日記でもある。日記は，同じことを繰り返さないように，自分が何をしたかを覚えておくのに役立つ。ペーパー・トレイルは，文献調査を始めるために使った過程についての(自分自身への)個人的なブログだと思うとよい。

## ペーパー・トレイル・フォルダの利点

マトリックス方式におけるペーパー・トレイル・フォルダは，リスト，メモ，ウェブサイト，その他，特定の題材に関する文献レビューの計画に役立ったことや行ったことを記しておく場所となる。また，関連資料を探したことを記しておく場所でもある。

第3章では，あなたが，この次の段階に進むために使用した情報源を記録することに焦点を当てている。その後，（文献レビューの一環として）査読付き学術雑誌の記事のコンピュータ検索を開始する際には，本書の第4章で説明されるように，マトリックス方式の2番目の主要なフォルダである文書フォルダ内の基礎資料下位フォルダに，それらの学術雑誌論文の電子版のコピーをそれぞれ保存することになる。

学生の問い：なぜ「ペーパー・トレイル」という名前なのでしょうか？　紙は関係ありませんよね。これはすべてコンピュータのファイルとフォルダでできることですよね。

私の答え：その通りです。本書が書かれる前に，私が初めて大学院生にマトリックス方式を教えていた頃には，コンピュータはありませんでした。そしてそれは文字通り，私のオフィスを横切り，廊下に出ていく紙の痕跡でした。当時は大学の図書館に行って科学雑誌の論文をコピーするか，研究の著者に手紙を書いてリプリント（複製）をもらうしかなく，リプリント・ファイルと呼んでいました。名前はそのままになりましたが，手続きはずっと簡単になりました。

## ペーパー・トレイル・フォルダの準備方法

慣れない土地ではハイキングの準備をするときに地図を広げる。それと同じように，文献のレビューを始める最初の段階では，ペーパー・トレイル・フォルダを設定する。ペーパー・トレイル・フォルダは，マトリックス方式の基本フォルダの中にある4つのフォルダのうちの最初のフォルダである（他のフォルダは，文書フォルダ，レビュー・マトリックス・フォルダ，総括フォルダである）。ペーパー・トレイル・フォルダを設定したら，以下の5つの下位フォルダを作成し，ペーパー・トレイル・フォルダに格納する。

- キーワード下位フォルダ
- 情報源下位フォルダ
- 書誌データベース下位フォルダ
- インターネット文書下位フォルダ
- メモ用下位フォルダ

ペーパー・トレイル・フォルダは基本的にあなたの電子ファイル・キャビネットであり，下位フォルダはこのファイル・キャビネットの引き出しで，特定の情報を保存することができる。マトリックス方式を使い始めるにあたって，今すぐ下位フォルダ

を作成するとよい。各下位フォルダの機能については，次に説明する。

## キーワード下位フォルダ

　キーワードとは，研究の題材を説明する用語や語句のことである。コンピュータの文書で，あなたが確認したキーワードと，検討したけれども破棄したその他のキーワードのリストを作成し，その文書をキーワード下位フォルダに保存する。キーワード文書の冒頭に，文献レビューの目的を入力する。その題材を表す言葉を考えよう。例えば，ナーシングホームにおける高齢者の肺炎の疫学に関する文献レビューであれば，肺炎，ナーシングホーム，長期介護施設，高齢者といったキーワードが考えられる。

　記録したキーワードは，文献検索の制限範囲(パラメータ)を設定する際に役立つ。文献レビュー中に情報を収集したら，このキーワードのリストに追加する。最初に検討した用語の中には，文献レビューが進むにつれて役に立たなくなるものもある。役に立たなかった用語もリストに残し，取り消し線を引くか，別の印をつける。役に立った用語と同じように，役に立たなかった用語を知ることも有益である。

## 情報源下位フォルダ

　情報源下位フォルダには，参考図書，雑誌，政府報告書，その他あなたがレビューすることを考えた，またはレビューをした，資料の名前に関するメモを保存する。さらに，文献レビューの過程であなたを助けてくれた人(あるいは助けてくれなかった人)の名前を記録する場所でもある。これから行く場所と行った場所のリストを管理するという理屈は，検討・調査したすべての図書館の資料にも当てはまる。例えば，情報源下位フォルダに別々の電子文書を作成する。1つの文書は，参考図書，その他の図書，学術雑誌，その他の印刷された情報源のリストとし，もう1つの文書は，役に立つ人のリストとする。この下位フォルダを使いやすくするために，必要なだけ電子文書を作成する。

## 書誌データベース下位フォルダ

　書誌データベース下位フォルダでは，MEDLINE，CINAHL，Web of Science，PsycINFO など，使用した電子データベースのリストを作成する。次に，各データベースについて1つのコンピュータ文書を作成し，それぞれの文書に以下を記録する。

- 検索日：いつ検索を行ったか？　これをページの一番上に記述し，新しい検索を行うたびに，また追記する。次に，このデータベースを使った各検索について，以下を記録する。
  - どのようなキーワードを使用したか？
  - 検索にどのような制限をかけたか(例：英文学術雑誌のみ，総説のみ，またはそ

の両方など）？

 - どの期間を検索したか（例：2010 年から現在など）？

- 完了した検索：検索が完了したら，検索戦略（検索を行った際にコンピュータへ入力した指示）全体をコピーし，書誌データベース下位フォルダの中のこのページに貼り付ける。その後，別の検索を行うたびにこの手順を繰り返す。これらの記録は，「ペーパー・トレイル・フォルダ」の「書誌データベース下位フォルダ」に保管する。
- 授業ノート：これらの書誌データベースの使用方法に関する講義を受けた場合，その情報と，場合によっては授業ノートをこの項目に記録する。CINAHL や Web of Science など，これらの書誌データベースのうち少なくとも 2 つ以上について学ぶとよい。書誌データベースについては，本章で後述する。

## インターネット文書下位フォルダ

ウェブで検索する場合，記録しておかないと何を調べたのか，わからなくなりやすい。この下位フォルダには，調べたインターネット文書のリスト，アクセスした日付，使用したデータの範囲（例：1995〜2015 年）などの検索制限，入手した情報に関する簡単なメモを入れて管理する。また，よく利用するウェブサイトについては，ブラウザにブックマークを設定しておく。もう 1 つの方法は，有用なウェブサイトのホームページの URL（ワールド・ワイド・ウェブ・ページのアドレス）をコピーし，この情報をこのインターネット文書下位フォルダの中の別のページ（ファイル名は「有用なウェブサイト」としてもよいだろう）に保存することである。

## メモ用下位フォルダ

この下位フォルダは，メモ，つまり，覚えておかなければならないことを記した日記のように扱う。例えば，「科学的不思議の雑誌（架空の雑誌）は，郡監察医の図書館の地下の左から 3 番目の書庫にある」など，どこにあるかがわかりにくい資料の所在を説明するために 1 ページずつ使う。このメモには，書類そのものではなく，捜索の過程を記録する。これらのメモをこの下位フォルダに保管する。

このメモ用下位フォルダは，他の情報源に目を通す過程で発見した，科学論文やその他の資料のような追加された参考文献に関するメモの保存にも使える。内容をざっと読んで，その論文を採用したりしなかったりしたときに，それぞれに印を付ける。参考文献を記録する際は，米国心理学会（American Psychological Association, APA）スタイルや米国医師会（American Medical Association, AMA）スタイルなどの標準フォーマットを使い，出版社，出版日，巻号，ページ番号など，必要な情報がすべて揃っていることを確認する。出版年を記載していない論文が，必ずと言ってよいほど，文献の総括を書くために不可欠な論文となる。最初から一貫性を保っておくのが最善である。

## ペーパー・トレイル・フォルダの作成方法と使用方法

### 図書館司書：文献レビューに欠かせない資源

　文献レビューの初期段階で最も重要な情報源は，大学図書館の専門家であり，その人の肩書きは通常「図書館司書」である。この人との交流は，本章の残りを読めばより貴重なものとなるだろう。図書館司書は，ここで説明されている用語の多くを使用する。そして，これらの用語の意味をすでに知っていることで，あなたはスタートダッシュを切ることができる。

　図書館司書に何を期待できるか？　図書館司書は，まずあなたの文献レビューの目的，あなたが回答を求めている疑問，そしてあなたの締切日をたずねる。この担当者と会うたびに，Word文書を作成しよう。相手の名前，電話番号，Eメールアドレス，直接会ったか，電話やEメールでやり取りしたかを問わず，そのたびに，日付を記録する。膨大な量のメモを取り，これらの文書をそれぞれ情報源下位フォルダに保存する。

　図書館司書との最初の面会では，おそらくPubMedを使ったオンライン検索の手本を見せてくれるだろう。そのメモを取るか，スキャナーにかけて情報源下位フォルダに保存できる資料をもらおう。

　図書館司書が手本を見せた，その予備的検索のコピーを入手し，図書館司書が見つけた文献の総数を記録する。これは，最終的にPRISMAフローチャート[1]に文献レビューの基礎資料を記入するための最初の段階である（第1章参照）。あなたはこのフローチャートの最終版を，検索で得た文献の数字とともに，レビューの総括で報告することになる。あなたはおそらく何度もこのコンピュータの検索を微修正しながら行うことになるだろう。

　新しいPubMed検索を実行するたびに，指示と制限を記録する。これらの制限は，多くの場合，キーワードとどの研究を包含するか/除外するかの形になっている。例えば，どの期間でレビューを行ったか（例：2000〜2015年など）？　あるいは，研究にどのような条件（例：英語のみ，論説・意見記事，マーケティング資料の除外など）を適用したか？　図書館司書に，ほかに何を除外することが適切かたずねてみよう。

　さらによい方法は，大学の図書館でPubMedの使い方についての講習会が（無料で）開かれていないか聞いてみることである。そのような講習会があれば受けよう。ある時点で，図書館司書は，あなたがどの文献管理ソフトウェア（例：ZoteroやMendeley）を使っているかたずねるかもしれない。そのようなソフトウェアを使いこなす技術がまだないのであれば，その講習会に申し込もう。多くの場合，そのソフトウェアは大学の在学生なら無料でダウンロードできる。

　この図書館司書とのやりとりを，文献レビューのかなり早い段階から行わなければならないのは明らかである。図書館司書を飛ばして進めてしまえば，ずっと後手に回ることになる。もし始めるのが遅ければ，締め切りに間に合わなくなる。このような初期段階では，図書館司書は絶対に最も重要な人物である。できる限り毎回，図書館

司書または図書館司書と同じ能力がある人のところへ戻ってこよう。図書館司書は複数いる場合もあるので，全員の名前を記録しておくとよいだろう。彼らの仕事は，あなたがこの仕組みを学習するための支援をすることである。また，効果的かつ効率的な文献レビューのために必要な技術を，あなたが確認するための支援をすることである。

さて，図書館司書へ会いに行く前に考えておくべきことがある。

## 参考図書：題材の学習

レビューする文献の題材やテーマに馴染みがない場合は，時間をかけてその病気や問題についての基本的な情報を学ぶことが重要である。参考文献は，文献レビューの最初にとくに役立つ資源となる。題材の概要や潜在的キーワードのリストに関する情報を提供してくれるからである。生物医学図書館では，このような図書は貸出不可になっていることが多いので，図書館内ですぐに利用できる。レビューしたい題材の主な参考書について，司書に確認しよう。例えば，関節炎の薬物治療に関する文献をレビューする場合，関節炎の薬物に関する研究文献のレビューに着手する前に，関節炎の病態とその治療法に関する基本的な医学の教科書を参照するとよいだろう。

参考書や教科書を読む際に，その著者が使用した用語を含むキーワードのリストを作成しよう。この情報をキーワード下位フォルダに保管する。調べた教科書や参考書のリストも管理し，各書籍について，自分のテーマに関連する論文や，章の終わりに記載されている他の書籍の参考文献を記録する。また，これらの資料をスキャンし，メモ用下位フォルダに保管することもできる。

これらの原資料の中で頻繁に引用されている雑誌名を記録するとよい。この頻繁に引用される学術雑誌のリストは，第4章で説明する次の段階でも役に立つ。すなわち，各査読付き学術雑誌の記事のコピーを，文書フォルダの下位フォルダの1つである基礎資料下位フォルダに保存することである。もしあなたがすでにレビューしているテーマに精通しているなら，最も効率的な方法は，あなたの題材に関するキーワードリストの作成から始めることだろう。

## キーワードと統制語：電子データベースでの検索

学術雑誌の記事を検索する際には，ほとんどの保健科学データベースでキーワードまたはキーワードの統制語（シソーラス）を使用できる。**キーワード**とは，あなたが検索しているテーマの特徴を表す用語である。**統制語**(controlled vocabulary)とは，学術雑誌または一連の学術雑誌の索引作成者が，同じ学術雑誌の記事を説明するために使用した，承認された用語，またはキーワードの体系的なリストである。

### キーワード：検索過程での使用

**キーワード検索**は，検索ボックスに入力されたとおりの単語が，ある論文の題名または要旨に含まれているかどうかを探すものである。著者が題材について別のスペルや同義語を使用した場合は，その論文がキーワード検索で検索される保証はない。例

えば，著者が題名や要旨で tumor（腫瘍）という単語を使っており，あなたが cancer（癌）というキーワードを使った場合，その論文が検索される保証はない。

　キーワード検索は，そのデータベースの統制語にまだ導入されていない新薬や新しい手技を探すときに役立つ。このような場合，キーワード検索が，その題材に関する論文を検索する唯一の効果的な方法となることがある。

## MEDLINE における統制語

　同じデータベース内の同じ学術雑誌を検索するために統制語を使用するということは，索引の作成者が論文を索引付けする際に使用した用語を，あなたも使用するということである。MEDLINE/PubMed の統制語は MeSH（Medical Subject Headings）と呼ばれる。例えば，cancer（癌）という用語の正式な MeSH の見出しは，neoplasms（新生物）という統制語になる。著者が論文の本文で cancer（癌）を使おうが tumor（腫瘍）を使おうが関係ない。統制された語である neoplasms（新生物）を使うことで，その論題に関するすべての論文を検索することができる。

　ほとんどのデータベースでは，ユーザーが統制語を直接利用できるようになっている。そのため，検索に，指定された用語が存在するかどうかを自分で確認することができる。米国国立医学図書館（National Library of Medicine，NLM）が，MeSH データベースへのアクセス，FAQ のリスト，学習素材をウェブサイト https://www.ncbi.nlm.nih.gov/mesh で提供している。

## 学術雑誌の要旨の統制語

　統制語を特定するもう1つの方法は，電子書誌データベース（MEDLINE，CINAHL など）の論文の要旨を調べることである。例えば，**図 3-1** に示す PubMed

**Arch Intern Med.** 2003 Oct 27;163(19):2290-5.

**Variations in product choices of frequently purchased herbs: caveat emptor.**

Garrard J, Harms S, Eberly LE, Matiak A.

Divisions of Health Services Research & Policy, School of Public Health, and College of Pharmacy, University of Minnesota, Minneapolis 55455, USA. jgarrard@umn.edu

**Abstract**

**BACKGROUND:** Patients who report use of herbs to their physicians may not be able to accurately describe the ingredients or recommended dosage because the products for the same herb may differ. The purpose of this study was to describe variations in label information of products for each of the 10 most commonly purchased herbs.

**METHODS:** Products for each of 10 herbs were surveyed in a convenience sample of 20 retail stores in a large metropolitan area. Herbs were those with the greatest sales dollars in 1998: echinacea, St John's wort, Ginkgo biloba, garlic, saw palmetto, ginseng, goldenseal, aloe, Siberian ginseng, and valerian.

**RESULTS:** Each herb had a large range in label ingredients and recommended daily dose (RDD) across available products. Strengths were not directly comparable because of ingredient variability. Among 880 products, 43% were consistent with a benchmark in ingredients and RDD, 20% in ingredients only, and 37% were either not consistent or label information was insufficient. Price per RDD was a significant predictor of consistency with the benchmark, but store type was not.

**CONCLUSIONS:** Persons self-medicating with an herb may be ingesting ingredients substantially different from that recommended by a benchmark, both in quantity and content. Higher price per label RDD was the best predictor of consistency with a benchmark. This study demonstrates that health providers and consumers need to closely examine label ingredients of presumably the same or similar herbal products.

PMID: 14581247 [PubMed - indexed for MEDLINE]

⊟ **MeSH Terms**

**MeSH Terms**
Cross-Sectional Studies
Drug Labeling*
Herbal Medicine*
Humans
Plants, Medicinal/chemistry*

**図 3-1**　PubMed からの引用表示における要旨

〔Reprinted from PubMed. The National Library of Medicine. Abstract adapted with permission by the American Medical Association. 2006. All rights reserved. Garrard J, Harms S, Eberly LE, Matiak A. Variations in product choices of frequently purchased herbs: caveat emptor. Arch Intern Med. 2003: 163(19): 2290-2295.〕

の要旨を考えてみよう[2]。5つの MeSH の主題見出し（subject heading）のうち3つにアスタリスク（*）がつき，Drug Labeling*，Herbal Medicine*，Plants, Medicinal/Chemistry* となっている。アスタリスクは，その MeSH の主題見出しが論文の主要な焦点であることを示す。これらの題材に主眼を置いた他の文献を検索するには，MeSH の主題見出しに続けて「[majr]」というブラケット（[ ]）付きの修飾語を入力する。例えば，「drug labeling [majr]」と入力すると，薬剤表示に主眼を置いた文献を検索できる。

# 保健科学分野における書誌データベースの使い方

　科学文献のレビューに使用する文書の最も重要な情報源は，MEDLINE，CINAHL，Scopus，Web of Science など，定期契約型の電子書誌データベースである。これらの情報源のどれかを利用すれば，各論文の題名，要旨，全文を見ることができる。あなたは文献レビューのために，題材（広義）について書かれた何千もの論文をすべて読まなければならないのだろうか？　いや，必ずしもそうではない。まずは，CINAHL または MEDLINE などの電子データベースに題材を入力し，興味のある論文の例を探す。その後，少し経験を積んだ後に，CINAHL と MEDLINE の両方，あるいは2つ以上の他のデータベースで同じ検索（同じキーワードを使い，同じ期間[例：2015〜2020年]で検索）を実行し，何が起こるかを見てみよう。個々の雑誌の目次や巻末索引を走り読みする時代は終わった。

## 契約型書誌データベース：利用方法

　文献レビューで最初に行うべきことは，学生証または教職員証を使って大学図書館にログインすることである。ログインする方法がわからなければ，大学図書館の職員に電話で問い合わせて助けてもらおう。図書館には，物理的にも電子的にも入ることができる。そこで，あなたは，学術図書館には多くの契約型書誌データベースがあり，それを利用できることを知るだろう。「契約」では，大学図書館が各データベースの出版社に年間「レンタル料」を支払う。そうすることで，大学図書館の「ドアの内側」にいる学生や教職員はこれらのデータベースの利用ができる。

　このような契約型のみの書誌データベースのレンタル料は非常に高価である。一部の例外を除いて，他のほとんどの図書館，例えば市立図書館，コミュニティ図書館，州立図書館には，このようなデータベースはない。ミネソタ大学（UMN）は，部分的に州の支援を受けている機関であり，（1867年に）ランドグラント・カレッジ（訳者注：特定分野の教育を行うために連邦政府より土地を付与されている大学）に指定されている。したがって，一般の人は，UMN の図書館に（電子的にではないが）物理的に入館し，図書館司書に相談し，図書館のコンピュータを使って月に1回，自分で検索を行い，無料利用ができる。他の大学図書館でもこのような方針を取っている場合がある。学生として登録をしていない場合は，最寄りの大学図書館に電話し，契約型の書誌データベースを無料利用できるかたずねてみよう。

## MEDLINE, CINAHL, Scopus, Web of Science

　MEDLINE は最初の主要な電子書誌データベースの1つであった。しかし，現在では保健科学文献のさまざまなテーマや時代に対応する他のデータベースが数多く存在する。そのいくつかを**表3-1**に示す。臨床医学の主要なデータベースである MEDLINE は，1997 年以来，米国国立医学図書館（NLM）の PubMed インターフェースを通じてインターネット上で自由に利用できる。MEDLINE と CINAHL など，2つ以上のデータベースを用いて，同じキーワードで検索を行うと，わかることがある。CINAHL に掲載されている看護文献には，1981 年から現在までの 2,900 誌以上の看護および保健関連の学術雑誌が含まれている。CINAHL には，保健関連の書籍および書籍の章，看護学位論文，および会議録も含まれている。**表3-1**に示す書誌データベースは，それぞれ対象者や参照される論文が異なる。

　電子書誌データベースによる最初の文献検索では，できる限り幅広い検索戦略を用いるとよい。例えば，電子検索の指示をする際には，特定の科学的題材に関する論説や総説の要約，編集者への手紙など，あらゆる種類の情報源となる文書を含める。このような検証されていない情報を最終的な文献レビューに使用するつもりがなくても，それらの文書を読まなければわからなかった，より関連性の高い他の科学論文を探し出すのに役立つ場合がある。論説や編集者への手紙も，ある研究に対する反論や別の意見を示唆するという点でためになる。最後に，これらの検証されていない情報には新しい引用文献が含まれていることが多い。これらの引用文献は，検索範囲を広げる際にとくに役立つ。

　データベースを検索した戦略のコピー，つまり電子検索のための指示と，選択された原資料の完全なリストを保管しておこう。実用的な方法は，電子検索を開始する直

**表3-1**　保健科学分野の電子書誌データベース

| データベース（所有者） | 対象期間 | 内容 |
|---|---|---|
| BIOSIS Previews（Clarivate Analytics） | 1969–現在 | 生物学と生命科学，バイオテクノロジー，生化学 |
| CINAHL（EBSCO Publishing） | 1981–現在 | 看護学および保健医療 |
| CURRENT CONTENTS（Clarivate Analytics） | 分野による | 複数分野 |
| Digital Dissertations（ProQuest） | 1861–現在 | 北米にある大学の博士論文および修士論文の要旨 |
| Health and Psychosocial Instruments（EBSCO Publishing） | 1985–現在 | 保健科学および行動科学における測定尺度 |
| International Pharmaceutical Abstracts（EBSCO Health） | 1970–現在 | 薬学とその実践 |
| MEDLINE（米国国立医学図書館） | 1966–現在 | 保健科学 |
| PsycINFO（American Psychological Association） | 1974–現在 | 心理学に関する文献 |
| Scopus（Elsevier Publishing） | 2004–現在 | 生命科学，社会科学，自然科学，保健科学 |
| Sociological Abstracts（ProQuest） | 1963–現在 | 社会学に関する文献 |
| Web of Science（Clarivate Analytics） | 1997–現在 | 生命科学および保健科学，生物医学科学，工学，社会科学，人文科学 |

前に指示をコピーし，そのコピーを検索の日付とともに，「インターネット文書下位フォルダ」の電子書誌データベース文書に保管しておくことである。この情報は，検索の徹底度を確認するときや，後で文献の総括を書く際の，検索戦略の文書化に役立つ。

いくつかの注意点がある。まず，文献のコンピュータ検索は自分で行うということである。そうすることで，あなたは，題名に目を通し，どの著者がその研究に関与しているかを考え，要旨を素早く読むことができる。このような情報は，その論文をさらに検討する対象とするかどうかを決める上で，極めて重要になるだろう。

コンピュータ検索の最初の結果を扱う過程で，文献に，他の何があるかについて，あなたは微妙な手がかりを拾い始める。例えば，特定の著者の要旨のリストをたどっていくと，その題材に関連する他の著者の名前や，その分野の論文をよく掲載している学術雑誌の名前に気づく。このような情報は，文献レビューの後の段階で役に立つ。

2つ目の注意点は，MEDLINE のようなよく使われるデータベースでさえ，すべての学術雑誌を収録しているわけではないと覚えておくことである。これは，とくに新しい学術雑誌や，専門的な分野に特化した学術雑誌に当てはまる。このため，そのような他の科学雑誌の冊子版にまで文献検索を広げることが重要である。

## PubMed と PubMed Central

MEDLINE は NLM の書誌データベースであり，1946 年からの，2600 万件以上の学術雑誌の記事の検索ができる。MEDLINE は，契約でのみ利用でき，ほとんどの（すべてではないが）大学や学部で利用可能となっている。つまり，これらの図書館が年会費を支払うことで，在籍する学生や教職員はこのデータベースを無料で利用できる。学術関係者は MEDLINE を使って無料で検索ができる一方で，最近のコンテンツの多くは，他の 2 つの情報源：PubMed と PubMed Central（PMC）からも無料で一般公開されている。NLM の優れた簡潔な記事 https://www.nlm.nih.gov/bsd/difference.html がこの 3 つのデータベース，MEDLINE，PubMed，PMC の違いについて説明している。

簡単に，PubMed と PMC の違いを説明すると以下のようになる。PubMed は1996 年に作成され，MEDLINE から 3,000 万件以上の生物医学文献が引用されている。1996 年以降，一般の人も PubMed を無料で検索できる。URL は https://pubmed.ncbi.nlm.nih.gov/ である。この情報源のさまざまな側面を扱った一連のYouTube の学習素材もある。

PMC は 2000 年に開始され，1700 年代から現在までの 500 万件以上の文献の全文を収録している。Sage や Springer などの出版社は近い将来，査読付き学術雑誌に出版される記事を提出するようになる。米国国立衛生研究所（NIH）の助成金の受給者はすべて，助成金が終了し資金提供が完了してから 1 年後に研究結果のコピーを PMCに送り，一般に公開しなければならない。PMC の概要は次の URL にある。https://ncbi.nlm.nih.gov/about/intro/　PMC の使い方に関する YouTube の学習素材は次のURL にある。https://www.youtube.com/watch?v=SgZ9pncfYhk

このように，一般市民は誰でも，自宅や地域の図書館で，PubMed や PMC の学術雑誌掲載論文を自由に検索して情報を得ることができる。図書館の職員は，利用者が文献を入手したり，文献をレビューしたり，病気や病態を探ったりする方法を学ぶ手助けをする。

1999 年に作成された NLM のもう 1 つの一般向け情報源は，NCBI(National Center for Biotechnology Information，米国立生物工学情報センター)Bookshelf である。NCBI Bookshelf は書籍をオンラインで提供している。PubMed と PMC の 2 つと NCBI Bookshelf の間には相互リンクがあるかもしれないが，PubMed と PMC は通常，学術雑誌の記事の情報を提供している。NCBI Bookshelf に関する概要は次の URL にある。https://www.ncbi.nlm.nih.gov/books/about/overview/　また，この情報源の使用に関する，2018 年に録画された，YouTube の概要は次の URL にある。https://www.youtube.com/watch?v=5T-yP7tHtv0

## 保健科学雑誌のこれからの出版物

出版社の直接の E メール通知または，保健科学分野での特定の関心に基づいた E メール通知に登録をすることで，これから出版される資料について知ることができる。多くの保健科学雑誌がこのようなサービスを提供しており，通常は無料である。多くの場合，「大学図書館のドアの内側」で，つまり学生証を使って図書館に行き，このような申請をする必要がある。あなたの教育機関でこの申請を行う方法については，自分の大学の図書館に確認してほしい。これらの E メール通知サービスに登録すると，発行前に新刊の目次を受け取ることができる。

## 政府報告書の探し方

過去 5 年以上にわたって，連邦政府のさまざまな保健関連機関が，インターネット上で特別な報告書を提供し始めている。無料で検索可能な文書データベースは，米国政府刊行物カタログ(Catalog of U.S. Government Publications)のウェブサイトにある。https://catalog.gpo.gov/F?RN=945439079

議会報告書やその他の連邦政府の文書が必要な場合は，図書館司書に検索方法を相談するとよい。これらの文書の多くは研究報告書ではない。また，科学研究の報告書であったとしても，査読を受けているとは限らない。しかし，これらの文書は，題材や問題についての背景となる資料を集めたり，文献レビューに含めるべき他の情報源の手がかりを得たりするために非常に役立つ。

インターネット上のその他の情報源としては，政府情報検索サービス(GILS，Government Information Locator Service)がある。GILS は，電子情報源を含め，公的に利用可能な連邦政府の情報を検索するためのウェブサイトである(訳者注：原書に記載された URL が機能しないため類似のウェブサイトの URL を掲載する。https://www.govinfo.gov/)。

## 専門家によるレビュー

　研究者も実践者も同じように，新しい情報を把握するだけでなく，複数の研究結果を批判的に評価し統合するという問題に，以前よりも直面している。研究文献を批判的に評価するための普遍的な基準はないが，情報量の爆発的増加に対処するさまざまな方法が，過去数十年の間に開発されてきた。この項では，そのうちの3つの情報源，(1)レビュー記事，(2)メタ・アナリシス，(3)コクラン・ライブラリについて説明する。もう1つ，4つ目の情報源として，「臨床実践ガイドライン」は，この項の最後で説明をしているが，現在は利用できない。

　この4つはすべて三次資料の例であるが，それらの間には大きな違いがある。質的なものと量的なもの，実践者向けのガイドラインと研究者向けのツール，地域的に特化したものと国際的なものなどである。しかし，これらの文献が示しているのは，あなたが文献を調査する際に利用できる資源である，ということである。その存在に注意し，通常の電子書誌データベースの補助として利用することを検討するとよいだろう。

## レビュー記事

　一般的にレビュー記事は，ある題材について新しいことや現在知られていることを要約したり，統合したりするものである。また，研究方法や研究の質について批判的な分析を行うレビュー記事もある。レビュー記事は，冊子媒体や電子媒体など，さまざまな情報源で見ることができる。原著や一次資料の論文を主に取り扱う査読付き学術雑誌の中には，定期的にレビュー記事を掲載するものもある。例えば，『*Journal of Clinical Epidemiology*』[3]が1995年に出版した「Alcohol and Mortality: A Review」である。多くの分野では，『*Epidemiological Review*』や『*Systematic Reviews*』のように，レビュー記事のみを掲載する学術雑誌がある。最後に，1932年以来出版されている年鑑シリーズがある。現在，これらのレビュー記事は約52分野を網羅している（付録Aおよびウェブサイト https://www.annualreviews.org を参照）。これらの巻および今後の巻についての詳細は，ウェブサイトを確認するとよい。

　レビューも批判的に読む必要がある[4,5]。研究者[5]，実践者[4]，サイエンス・ライター[5,6]のために，レビューの質の評価基準に関する文献が増えつつある。加えて，保健科学分野では，どのようなレビューが許容されるかというガイドラインが作成されている[7]。システマティック・レビューのガイドラインとして最もよく知られているものには，PRISMA声明（PRISMA Statement）[1]やIOM基準（Institute of Medicine Standards）などがある。システマティック・レビューためのIOM基準は，以下のウェブサイトから無料でダウンロードできる書籍に含まれている。「The National Academies Press」（全米アカデミーズ出版）の https://www.nap.edu/catalog/13059/ finding-what-works-in-health-care-standards-for-systematic-reviews で「Download Free PDF」を選択するとよい。全米アカデミーズ出版のもう1つの出版物で，医療専門家にとって興味深いのは「Strategic Plan 2018-2023」（戦略計画 2018-2023）であり，以下のこのウェブサイトにある。https://nam.edu/wp-content/uploads/2017/10/ National-Academy-of-Medicine-2018-2023-Strategic-Plan.pdf.　疫学分野におけるレ

ビューの質に関する批判的レビューの例として，1998年に発表された「Quality of Reviews in Epidemiology」[8]という論文がある。

## メタ・アナリシス

メタ・アナリシス(meta-analysis)とは，特定の題材に関する比較可能な研究や臨床試験の結果を統計的に組み合わせた，研究の批判的評価である。質的またはナラティヴ形式のレビュー論文とは異なり，メタ・アナリシスは，異なる研究の知見を量的に統合するために使用できる統計的ツールである。メタ・アナリシスを実施するための標準的な戦略は認められていないが，研究者は以下の手順に合意している。

- 研究プロトコル：メタ・アナリシスは，研究の目的，方法論，選択基準を記載したプロトコルから始めなければならない。
- 研究の選択：実証研究(通常は実験研究)の一次資料論文を使用し，それが出版物に記載されなければならない。
- 統計分析：これらの研究結果を組み合わせるための統計的手順には，厳密に従わなければならない。

意見の相違が続いている，その他の課題もある。一次情報源を用いた研究を含むか除くかに関する基準，論文は出版されているべきかされていなくてもよいか，分析するデータは研究対象全体レベルであるべきか個人レベルであるべきか，などについては意見が分かれている[9]。

よくできた研究論文やレビュー記事の基準があるように，よくできたメタ・アナリシスの質を評価するガイドラインもある。そのガイドラインの1つは，1997年と1998年の *BMJ* に一連の論文として発表された。今後，追加の記事が掲載される予定である[10-15]。

## コクラン・ライブラリ

コクラン・ライブラリは，コクラン共同計画 https://www.cochrane.org が作成した，保健に関する研究結果のシステマティック・レビューを収録した電子図書館である。第1章でも説明したが，第3章では，コクラン・ライブラリについてより詳しく説明する。コクラン・レビューにはすべて，標準プロトコルが使用されている。詳細については，ホームページにアクセスし，「Cochrane Reviews」のタブをクリックし，最初の段落を読み，強調表示されたキーワードをクリックするとよい。

コクラン・ライブラリは急速に発展している。最終的には医療介入の有効性に関する主要な国際情報源の1つとなる可能性がある。コクラン・ライブラリは，複数の研究における医療介入の結果を統合することに興味のある人にとっては，重要な情報源となる。1996年4月に初めて発表されたコクラン・レビューは，四半期ごとに更新され，機関契約，ペイ・パー・ビュー，または Wiley InterScience の CD-ROM で入手できる。多くの大学図書館では，コクラン・ライブラリの機関契約をしている。図書館司書に確認するとよい。レビューの要約はオンラインで自由に閲覧できる。コクラン・ライブラリの現在のウェブサイトは以下の通りである。https://www.

cochranelibrary.com/about/about-cochrane-library

## 臨床実践ガイドライン（現在は利用できない）

　臨床現場の医療に関するもう1つの情報源は，臨床実践ガイドラインであった[16]。この情報源は，1992年にIOMによって「特定の臨床状況における適切な医療について，医療従事者と患者の意思決定を支援するための体系的に作成された声明」と定義された[16]。ガイドラインは，連邦政府から資金提供を受けて運営されているウェブサイト，米国立ガイドライン情報センター（National Guidelines Clearinghouse, NGC）に掲載され，追加されていた。しかし，この情報センターと関連する情報源である米国立品質尺度情報センター（National Quality Measures Clearinghouse, NQMC）は，医療研究・品質局（Agency for Healthcare Research and Quality, AHRQ）からの連邦政府の資金提供がなくなったため，2018年7月16日に閉鎖された。したがって，AHRQが作成する今後の臨床実践ガイドラインや，過去に作成されたガイドラインは，この情報源では入手できなくなった。にもかかわらず，多くのガイドラインは，臨床分野の専門学会によって引き続き提供されている。今後，臨床実践に関する新しいガイドラインの作成と公開の責任は，各専門分野の臨床学会やその他の専門家集団に一層重くのしかかることになる。

　文献をレビューする際，科学界に現存するものを知るのと同様に，終了したものを知ることも重要である。この連邦政府によるリーダーシップの撤退は，私たちすべてにとって，とくに根拠に基づく医療を重んじる研究者，実践者，そして一般市民にとっての損失である。

## その他の種類の三次資料

　メタ・アナリシスの結果，コクラン・ライブラリの資料，PRISMA声明[1]またはIOM基準を使用したシステマティック・レビューなど，他の科学論文や研究をレビューした学術雑誌の記事を読む際には，参考文献として列挙されている論文にとくに注意を払うとよい。これらの参考文献は，一次資料の記事を探す際に役立つ可能性がある。

　これらの多くの三次資料の作成に費やされた労力と専門的知識を考えると，なぜ自分で文献レビューを行う必要があるのかと疑問に思うかもしれない。なぜ，あなたが選択した題材について，他人が作成した優れた成果物をそのまま利用しないのか？その答えは3つある。

1. あなたの文献レビューの目的は，これらの三次資料に書かれていることと必ずしも一致しない。
2. 二次資料や三次資料には，あなたが認識しているか否かにかかわらず，必ずバイアスが含まれている（同じ論理で，あなたの一次資料の文献レビューにも選択バイアスが含まれている可能性が高い）。自分でレビューを行うことの利点は，経験である。研究者は自分たちが行ったことについて何と説明したか，あなたはその方法や結果をどのように解釈したかを，あなた自身が知っている。同じ文献の他人

の要約やレビューを読んだだけでは，そのレベルの理解は得られない。

3. 一次資料を自分で調査するまで，その文献を本当に理解したことにはならない。これは，今後行う研究にとってとくに重要である。一方，介入や治療の効果について理解を深めることが目的であれば，1本以上の二次資料を使用すれば，あなたの文献レビューにとって重要な部分を追記できるかもしれない。

　以下の3つの例に挙げたその他の三次資料には，それぞれ長所と短所がある。レビューは，その徹底度や品質にばらつきがある。レビュー論文には，この分野の研究者たちが指摘しているように，普遍的な基準はない。メタ・アナリシスについても同様の懸念がある。統計的手法が自動的に客観性を保証するわけではない。研究がどのように最初に選択されたか，選択された研究の品質は高いか，メタ・アナリシスの手法は妥当かなどが重要な考慮事項となる。最後に，コクラン共同計画によるシステマティック・レビューでは，通常，無作為化比較試験に重点が置かれている。無作為化比較試験を用いない研究からも，有用な情報は大量に得られる。しかし，コクラン・ライブラリでは，そのような研究は重視されていない。つまり，三次資料の使用は真剣に検討すべきであるが，あくまでも一次資料および二次資料の補助的な資料としてのみ用いるべきである。

## ワールド・ワイド・ウェブの情報源

　現在，インターネットにアクセスする最も一般的なシステムであるワールド・ワイド・ウェブ(World Wide Web，略称：WWW)は，文献レビューを行う人々により多くの機会を提供している。最初に探索すべき場所の1つが，https://www.nlm.nih.gov にある NLM(米国国立医学図書館)である。NIH(米国国立衛生研究所)の一部である NLM は，MEDLINE やその他の保健関連データベースの開発と管理を行っている。NLM と NIH の両サイトは，ほとんどの検索エンジンで「NLM」または「NIH」と入力することで検索できる。ただし，これらのウェブサイトは，契約制の書誌データベースではなく，専門家団体や政府機関であることを覚えておいてほしい。

　ほかにも，例えば『JAMA』を発行する米国医師会や『*Journal of Health and Social Behavior*』を発行する米国社会学会など，学術雑誌を発行する専門団体を調べてみるといいだろう。あるいは，『*American Journal of Public Health*』や『*Science*』といった特定の学術雑誌名で検索してみるのもいいだろう。付録 A には，知名度の高い科学団体とそれらのウェブサイトのリストが掲載されている。

## Google Scholar と CiteSeer$^X$

　連邦政府や NLM が提供していない民間のウェブベースの引用索引が 2004 年頃から登場している。これらの新しいサービスは，一般に無料で利用できるものと，機関が契約しているものとに大別できる。

　無料で利用できる引用索引の例としては，Google Scholar(Google 検索エンジン，https://scholar.google.com)や CiteSeer$^X$(https://citeseerx.ist.psu.edu/，コンピュータおよび情報科学を専門とする学者や研究者による)がある。これらの2つの情報源は無料で一般公開されている。

Google Scholar は書誌データベースではなく，書誌検索エンジンであることに注意する。MEDLINE や Web of Science などの書誌データベースは，各文献の記録に安定した識別子をもたせ，文献の記録が削除されないことを保証しなければならない（いわゆる永続性が保証されていなければならない）。Google Scholar にはこれらの特徴はなく，CiteSeer$^X$ にもない。具体的には，CiteSeer$^X$ は範囲が限られており，コンピュータおよび情報科学分野の科学図書館であり，これらの情報源となる文書を対象とした書誌検索エンジンである。CiteSeer$^X$ は，より新しい名前（2008 年に開始）であり，古いバージョンである CiteSeer に基づいて作成されたものであることに注意する。このことは以下の URL に記載されている。https://www.enago.com/academy/citeseerx-the-next-generation-of-open-access-library-archiving/

　その他の引用索引は，機関契約に基づいてのみ利用できる書誌データベースである。つまり，大学や学部の図書館を通じて学生，教職員のみに利用が制限されている。その例としては，出版社であるエルゼビアの Scopus や，以前はトムソン ISI が所有し，2016 年にクラリベイト・アナリティクスが買収した Web of Science がある。Web of Science については，次の項で説明する Science Citation Index が含まれている。大学や公共図書館の司書に，図書館が Web of Science や Scopus に加入しているかどうかを確認すれば，無料で利用できるかどうかがわかる。

　文献をレビューする際，当然ながら「MEDLINE（または PubMed）などの他の書誌データベースの代わりに（またはそれに加えて），これらの NLM 以外の検索エンジンのいずれかを使用すべきか」という疑問が生じる。この回答についてはまだ議論が続いているが，検索戦略の幅を広げるという意味では，こうした検索エンジンを使用することも検討に値するだろう。Google Scholar などの一般に公開されている検索エンジンを使って限定した検索結果が，MEDLINE で同じ検索条件を用いた場合の結果とどのように異なるかを自分で確認してみるのもよいだろう。

　ただし，Google Scholar などの非学術的検索エンジン（ただし，すべてではない）に含まれる論文の一部は，アルゴリズム（非人間的自動化）によって管理されていることに留意する必要がある。MEDLINE，CINAHL，Scopus，Web of Science などの学術的書誌データベースは，データベース発行元が雇用する人間の専門家によって評価されている。

## Science Citation Index Expanded

　特定の学術雑誌を探し出し，一次資料の初読を終えたら，関心のある題材と常に結びついている人物がいるかどうかを確認する。例えば，この種類の研究を初めて行ったり，影響力がある論文の著者として他の研究者の論文で常に引用されたりしている，重要な科学者はいるだろうか。もしそうであれば，その重要な著者の論文を参考文献として掲載している他の科学論文を特定するために，Science Citation Index Expanded（または社会科学分野では Social Science Citation Index）の利用を検討しよう。両者は，ほとんどの研究図書館で冊子版（および電子版）として利用できる。図書館司書が，このような索引の探し方と使い方を教えてくれるだろう。

　ある意味で，これらの索引は逆方向に機能する。例えば，2 人の架空の研究者，Olivero（オリベロ）と Alcindor（アルシンド）が，1956 年に架空の雑誌『*Journal of*

*American Health*』に乳がん女性の生活の質に関する最初の主要な研究を発表したとする。彼らの研究は極めて重要であった。したがって，それ以降，ほとんどの他の研究者がそのオリジナル論文を引用した。それから数年後，Olivero と Alcindor が1956年に発表した論文以降に報告された，この題材に関するすべての研究を，あなたが特定したいと思ったとする。Science Citation Index Expanded を使用してOlivero と Alcindor を調べ，彼らの数多くの出版物のうち，架空の1956年の『*Journal of American Health*』の記事を見つける。その論文とともに，参考文献部分にはOlivero と Alcindor の論文を記載した，1956年から現在までの，他の研究のリストが掲載されている。つまり，架空の Olivero と Alcindor の1956年の論文は，このリストにある著者によって引用されたことがわかる。このようなリストにより，関連する可能性のある論文が，迅速かつ効率的に入手できる。したがって，このようなリストは文献レビューにおいて非常に有益なものとなる。そして，あなたはそれらの論文を文献レビューに含めるべきかどうかを検討することができる。

## 灰色文献とウィキペディア

保健科学分野に関連する文献の他の2つの情報源，灰色文献とウィキペディアは，時間が経つにつれ有用になっていく可能性がある。ここでは，これらを推奨するのではない。しかし，今後の動向を注視するものとして提示する。今後数年の間にこれらの情報を確認し，科学文献をレビューする際に，これらの情報が有用であるかどうかを，自分自身で判断してほしい。

灰色文献とは，学術集会の配布物，暫定的報告書，技術報告書，政府の報告書や文書である。これらの文献が灰色文献であるのは，商業的出版社によって作成されておらず，しばしば見つけるのが困難だからである。灰色文献という用語は，1990年に，当初は *Bulletin of the Medical Library Association* と呼ばれ，現在は *Journal of the Medical Library Association* と呼ばれる，非灰色で査読のある図書館科学雑誌に記載された[17]。専門家の学術集会が定期的に開かれるため，図書館では公衆衛生と保健政策に関する灰色文献の入手と利用を高める取り組みが行われている[18]。*International Journal on Grey Literature* の最新号は，ウェブサイト https://www.greynet.org/thegreyjournal/currentissue.html で入手できる。保健科学分野の灰色文献については，図書館司書に問い合わせるとよい。灰色文献に関する詳しい情報は，ウェブサイトから入手できる。https://www.greynet.org

ウィキペディアは，一般市民によって記述され，編集されている無料の百科事典である。ウィキペディアは2001年にオンライン化され，保健に関する情報だけでなく，幅広い題材を含んでいる。科学雑誌のような伝統的な意味での査読は受けていないが，一般市民の利用が増加している情報源である。ウィキペディアはオンラインで利用可能である。https://en.wikipedia.org　ウィキペディアを引用しないことに関するBMJ の論説については，PDF を参照するとよい。https://www.bmj.com/content/bmj/348/bmj.g1819.full.pdf

## 資料探しのコツ

### スノーボール（雪玉）技法

　さらなる参考文献を探すには，その分野でスノーボール式と呼ばれる技法を使おう。スノーボールは坂を転がり落ちるにつれて雪を増やしていくが，それと同じように，論文や書籍を読みながら参考文献を増やしていくのが目標である。学術雑誌に掲載されたある論文そのものは，レビュー中の題材に関連していなくても，その参考文献の中には関連するものがあるかもしれない。同じ参考文献を何度も目にするようになるまで，参考文献のリストを作ろう。実際，著者が現在の出版物に重要な論文を引用していないということは，その著者が文献を十分に読んでいないことを示唆する。そして，それは，その著者の研究の質を疑わせるかもしれない。ある著者が引用した研究の文章を読んで，Olivero と Alcindor の名前を見なくても，すぐに「ああ，これは Olivero と Alcindor の研究だ。この研究で彼らが明らかにしたのは…」と気づくようになれば，あなたは文献を自分のものにし始めている。

### 科学の最新性

　文献をレビューする際に考慮すべきことの 1 つは，最新のものではないと思われる論文を含めるかどうかということである。残念なことに，科学論文が査読付き学術雑誌に掲載される頃には，すでに結果が古くなっている分野もある。ある題材に関する最新の知識は，学術集会で発表された資料にある可能性が高い。しかし，これは発表された日や週に限られる。学術集会での発表の欠点は，通常，査読付き学術雑誌に掲載される論文に要求される厳格な査読過程を経ていないことである。インターネットで公開されている資料は，ごく最近のものかもしれない。しかし，査読過程を経ていないのであれば，なおさらその質は疑わしいだろう。例外は，PLOS（https://plos.org）のような査読付き学術雑誌に掲載されたオンライン上の本文（フルテキスト）だろう。一般的に，公開された最新の研究は，科学雑誌に掲載された論文であり，次に年鑑に記載された論文，最後に書籍に掲載された論文である。

　あなたがレビューの対象を，査読付き学術雑誌に発表された論文に限定した場合，最近の論文とはどの程度最近のものなのだろうか。研究の完了（または，データ収集が実際にいつ終了したかは必ずしも明確ではないため，研究期間の終了）から出版までの期間は，研究や分野によって異なる。いくつかの学術雑誌の，論文が投稿された時期，受理された時期，出版された時期に注意することで，「最近の論文」の相対的な定義を知ることができる。しかし，研究が終了してから論文が投稿または受理されるまでにどれくらいの時間が経過したかを知るには，さらに調査する必要がある。

　例えば，JAMA（*Journal of the American Medical Association*）の 1998 年 6 月号に掲載された患者関連の論文のうち，原著論文であったものを考えてみよう。**表 3-2** に示すように，そのような論文は 14 本あり，そのうち 2 本にはデータの収集時期や研究期間の終了時期に関する情報が掲載されていない。**表 3-2** の最後の列を見ると，データ収集期間の終了（または研究の終了）からこれら 12 本の論文が発表されるまでの期間の範囲は，15〜89 か月であった。したがって，世界有数の臨床雑誌の最新号

**表3-2** 1998年6月の学術雑誌『JAMA』における研究終了から最終結果発表までの期間

| 研究内容 | JAMA 掲載日 | 研究期間またはデータ収集期間の終了* | 研究終了から出版までにかかった月数 |
|---|---|---|---|
| 社会経済的要因，健康行動，死亡率[19] | 1998年6月3日 | 1994年3月1日 | 50 |
| 認知された予後と治療法の選択[20] | 1998年6月3日 | 1994年3月1日 | 52 |
| 喫煙と難聴[21] | 1998年6月3日 | 1995年 | 29 |
| 抑うつ症状と身体機能の低下[22] | 1998年6月3日 | 1992年 | 65 |
| 退院後の死亡[23] | 1998年6月3日 | 1994年 | 41 |
| 職業性腰痛[24] | 1998年6月10日 | N/A** | N/A |
| 意図的でないコカインの過剰摂取[25] | 1998年6月10日 | 1995年12月31日 | 29 |
| 文化，人種，乳がんの病期[26] | 1998年6月10日 | N/A | N/A |
| がんの高齢患者における疼痛管理[27] | 1998年6月17日 | 1995年 | 17 |
| 若年成人における HIV の感染率[28] | 1998年6月17日 | 1993年 | 53 |
| 虚血性心疾患のリスク要因[29] | 1998年6月24日 | 1990年 | 89 |
| 感冒の治療としてのグルコン酸亜鉛トローチ[30] | 1998年6月24日 | 1997年3月 | 15 |
| 帝王切開率の調整[31] | 1998年6月24日 | 1995年6月 | 36 |
| メディケア受給者の胃瘻造設と死亡[32] | 1998年6月24日 | 1993年12月 | 53 |

＊データ収集年が報告されただけの場合，論文でとくに指定がない限り，終了日はその年の12月として設定した。
＊＊ N/A＝不明。

（当時）に掲載された情報は，データ収集から平均3.67年後に発表されたことになる。これは，科学分野あるいは臨床分野における新たな発展により，治療プロトコルが急速に進歩することを考えると，非常に残念な時間差である。

研究には時間がかかる。そしてほとんどの優れた研究には多くの時間がかかる。研究終了から結果発表までの月数や年数を考える上で，おそらく最も重要な問題は，その情報が医療従事者にとって意味をもち，患者にとって役立つためには，研究結果がどの程度最近のものでなければならないかということである。

## 引用文献にあるすべての著者の記録

学術雑誌に掲載された論文の参考文献を記録する際には，次のことを考慮するとよい。科学雑誌は制作費が高く，編集者は紙面を節約する傾向がある。出版社によっては，書籍や学術雑誌の記事の参考文献部分の紙面を節約するために，複数の著者の名前を最初の3人に限定し，残りの著者を「et al.」（「他」，「ら」）とする。しかし，このような論文をレビューする場合，あなたはこの手順から逸脱したくなるだろう。そして，ペーパー・トレイル・フォルダの，とくにレビュー・マトリックス・フォルダへ参考文献を記録する際に，すべての著者の名前を一貫して書き留めるだろう。これには実際的な理由がある。

多くの研究分野では，研究は複数の科学者により共同で実施される。論文の筆頭著者は，論文の執筆や研究の実施に最も責任を負っていると思われるが，共著者のほうが，より長い期間，その分野で論文を発表しているかもしれない。このような，より実績のある科学者は，自ら好んで著者の最後に記載されることもある。

あるいは，大規模で確立された研究チームの著者は，研究チームの全メンバーの研究への貢献が同等に重要であることを示すために，アルファベット順に名前を記載することを選択することもある。いずれの方法でも，参考文献の形式が最初の3人の著者の後に「他」，「ら」とすれば，特定の個人の研究を追跡するのに問題が生じる可能性がある。すべての著者の名前を記録することを検討するとよい。通常，すべての著者の名前は論文自体に記載されている。

ペーパー・トレイル・フォルダの設定が完了したら，文献の検索を開始する。

### 不完全な引用の明確化

日付や巻数などの重要な情報が欠けている文献に出会うことがある。だいたい，忍耐が限界に達しているときや，締め切りが間際のときにその出会いは起こる。PubMedがこの問題を解決してくれるだろう。次の段落をコピーしてWordファイルに保存し，インターネット文書下位フォルダに保存するとよい。

https://pubmed.ncbi.nlm.nih.gov/ と入力し，PubMedのホームページにアクセスする。「PubMed Tools」の下にある(訳者注：現在は「Find」の下にある)「PubMed Single Citation Matcher」を選択する。表示されたサイトで，参考文献に関するあらゆる情報を入力すると(正確なタイトルを入力する必要はない)，PubMedが条件に合う1つまたは複数の選択肢を表示してくれる。時間がないときでも，時間があるときでも，これは便利なツールである！

# ハゲタカ出版物，ハゲタカ出版社，ニセ学術集会

## ハゲタカ・ジャーナル，ハゲタカ出版社，ニセ学術集会

この節では，これまでとはまったく異なる題材を取り上げる。学生，教員，図書館司書，大学管理者により，**ハゲタカ出版物**というテーマは徹底的に議論される必要がある。この世界的な業界の危険性と継続的な脅威を学術界に認識させる必要がある。

### ハゲタカとはどういう意味か？

辞書には「ハゲタカ」(predatory)の適切な定義がある。「個人的な利益や営利のために他者を傷つけたり，利用したりする傾向があるもの，またはそれを意図したもの」[33]である。ここでの用語の使用は，「意図したもの」であり，ハゲタカ業界の著者，編集者，出版社，または学術集会の主催者以外が，そのように解釈している。

### ハゲタカ・ジャーナルとは何か？

ハゲタカ・ジャーナルとは，そのビジネス手法が原因で，査読付き学術雑誌の倫理基準に反している雑誌のことである。ハゲタカ・ジャーナルの基本的な意図は，著者や研究者から金銭や知的財産をだまし取ることである。生物医学および臨床科学におけるハゲタカ・ジャーナルの推定数は，8,000誌(2017年のBeall's List)から13,200誌

(2019年のCabell's Blacklist)に及ぶ。その数は年々増加しており，ハゲタカ・ジャーナルはすべての保健科学分野の特殊な結びつきの中で，より攻撃的になっている。全体として，このハゲタカ業界は，学術界と一般市民にとって世界的な脅威である。

---

ハゲタカ・ジャーナル（predatory journal）という言葉は，コロラド大学デンバー校の図書館司書であるジェフリー・ビール（Jeffrey Beall）が2010年に初めて使ったもので，以下の5つのうち1つ以上の点で詐欺的要素がある印刷物やデジタル出版物を指す。

1. 査読付き原稿の評価にかかる期間が非現実的である（数日しかかからない）。
2. 投稿原稿がまったく査読に出されない。
3. APF（acquisition processing fee）として知られる，論文を出版するための金銭を請求する（これはハゲタカ・ジャーナルの最も一般的な慣行の1つである）。
4. APFが支払われない限り，著者による，一度投稿した原稿の取り下げを認めない（つまり，原稿を人質にとる）[34]。
5. 剽窃論文や，著者が故意に剽窃した内容を「事実」であるかのように記載した論文を出版する。

2010年から2017年にかけて，Beallは査読付き学術雑誌に論文を執筆し，「Scholarly Open Access」と題したブログを毎週更新し，国内の学術集会で論文を発表し，「潜在性がある，可能性がある，または確実性がある」独立型ハゲタカ・ジャーナルと「潜在性がある，可能性がある，または確実性がある」ハゲタカ・オープン・アクセス（OA）出版社というタイトルの2つのリスト（Beall's lists）を作成し，公表した。

2017年1月15日，Beallは突然ウェブサイト，ブログ，両リストを閉鎖した。2017年5月8日，彼はこれらの行動のいくつかの根拠を記した論文を査読付き学術雑誌[35]に発表し，現在に至るまで，これらの問題を文献では取り上げていない。Beallのリストはアーカイブの形で存在し，2017年1月15日以降Beall自身によっては更新されていないが，他者が更新，他のリストの修正，新しいリストの作成を行っている。Jeffrey Beallは2018年にコロラド大学を退職した。

---

## 🔍 ハイジャックされた学術雑誌とは何か？

ハイジャックされた学術雑誌とはハゲタカ・ジャーナルの変種で，正規の学術雑誌であった（または正規の学術雑誌である）が，ハゲタカ・ジャーナル業界によって名称や外観がわずかに変更されたものである。正規の学術雑誌であるように見えるが，正規の学術雑誌ではない。後述のとおり，オリジナルの学術雑誌がハゲタカ産業によって所有されることはほとんどない。しかし，不正コピーは通常ハゲタカ産業により所有されている。

## 🔍 ハゲタカ出版社とは何か？

独立型ハゲタカ・ジャーナルに加え，そのような学術雑誌を多数所有または制作しているハゲタカ出版社も存在する。ハゲタカ出版社の行動は，過去数十年の間に，より巧妙になってきている。より微妙な慣行として，一部のハゲタカ出版社は，小規模で本物の査読付き学術雑誌を買収し，おそらく題名を少し変え，非倫理的な基準を用

いて，正当な論文に混じって(すべてではないが)一部の論文を受理・出版する。このような行為は，研究者の知的財産をだまし取るだけでなく，虚偽の情報の公表により一般市民を混乱させる。

## 🔍 ニセ学術集会とは何か？

　ニセ学術集会とは，2013年にジェフリー・ビール(Jeffrey Beall)が定義したもので，「著名な」学術講演者(出席に同意していない)が編集委員会に参加し，発表者や出席者に高額な講演料を請求し，受理された論文の審査基準は粗略なものである[36]。このような学術集会について説明しているウェブサイト https://scholarlyo.com/omics-goes-from-predatory-publishing-to-predatory-meetings/ がある。ハゲタカ業界は現在，世界的な学術集会やカンファレンスを開催し，その分野でまだ発表していない教員やその他の人々を演者として招き，講演料を徴収していると言われている。このような学術集会は広告されており，疑うことを知らない参加者が現地へ行くと，会議が開かれていなかったり，リストに載っている講演者が現れなかったりすることがある。

## ハゲタカ・ジャーナル，ハゲタカ出版社，ニセ学術集会の定義の改善

　Beall のリストの主な批判の1つは，ハゲタカ・ジャーナル，ハゲタカ出版社，ニセ学術集会の定義が正確でないことであった。この問題に対処するために，以下のようないくつかの努力がなされてきた。

- コンセンサスパネルによる定義。2019年4月，生物医学に焦点を当てたハゲタカ・ジャーナルとハゲタカ出版社に関する合意された定義を策定するため，10か国から招待された国際的なグループがカナダのオンタリオ州で会議を行った。43名の参加者は，出版業界，研究助成金提供者，研究者，政策立案者，学術機関，図書館，患者会などからの多様な顔ぶれであった[37]。このグループは，Cobey(コビー)ら(2018)により先に行われたスコーピング・レビューの結果[38]を用いて議論を開始し，2日間の会議の体系化された検討を経て，合意形成をしていった。最終報告書は，合意された定義とともに，2019年12月に Nature に掲載された[37]。

- COPE の討議文書。2019年11月，研究倫理や科学編集者の行動規範に関するガイドラインを提供する任意団体である出版倫理委員会(Committee on Publication Ethics, COPE)は，ハゲタカ業界に関する議論を明確にするために会議を開いた。COPE はハゲタカ出版に関する討議文書を発表し，ハゲタカ出版社，ハゲタカ・ジャーナル，ニセ学術集会の定義，慣行，対処法について詳しく説明した。PDFはウェブサイトで入手できる。https://publicationethics.org/guidance/discussion-document/predatory-publishing

- MEDLINE または Web of Science での索引付け。ハゲタカを特定するために他の基準も用いられてきたが，生物医学分野の学術雑誌を特定する最も簡単な方法の1つは，その学術雑誌が MEDLINE または Web of Science のいずれか(または両方)に索引付けされているかどうかで判断することである。これらの契約料で運営され

る書誌データベースでは，科学論文や学術雑誌の索引付けや掲載は，人間の手で行われる。つまり，よく訓練された学者が各論文や各学術雑誌について個別に判断を行っている。Google Scholar は，人間ではない自動化されたアルゴリズムを使ってインターネット全体を検索し，査読付き学術雑誌と査読なしの学術雑誌，会議録，書籍のすべてを利用している。よって，そこから入手したリストには，ハゲタカが含まれる可能性がある。

その他の書誌データベースの比較としては，以下のものがある。

- Falagas ら（2008）[39]による，PubMed，Web of Science，Scopus，Google Scholar の比較。
- ミシガン州立大学図書館のウェブサイトによる PubMed，Web of Science，Google Scholar の比較。ミシガン州立大学図書館のウェブサイト https://libguides.lib.msu.edu/IBIO/MaybeGoogle にアクセスし，タイトルの下にある「Chart of the differences」をクリックする。

## オープン・アクセス運動とハゲタカ産業

### 保健科学分野における簡単な歴史

インターネットの発達と，科学研究の自由な利用に対する世界的な関心に伴い，2000 年代初頭，科学出版物を無料で一般に公開しようという強い動きがあった。これはオープン・アクセス（OA）運動として知られ，西ヨーロッパとアメリカ大陸の大学の指導者たち，とくに学術機関の図書館司書たちによって主導された。

創設文書の 1 つである Budapest Open Access Initiative（ブダペスト・オープン・アクセス運動）の「ブダペスト宣言」（2002年） https://web.archive.org/web/20120918034337/http://www.soros.org/openaccess/read で当初考えられていたように，OA 運動は崇高な試みであった。その後，多くの伝統的な科学学会が，自らの科学雑誌の OA 版を作成した。

しかし，OA 運動とは別に，ハゲタカ業界という，より暗黒の存在が現れ始めた。OA プラットフォームをビジネスモデルとして利用することで，いわゆる科学雑誌は，もはや専門家による学会を必要としなくなった。その分野の専門家たちからの学会費は学術雑誌を作成する上で強力な財政基盤となっていたが，学術雑誌が，学会費という資金援助を受ける必要もなくなった。さらに，自分が資金を提供した学術雑誌の出版に，会員がコミットする必要がなくなった。また，何をすべきかを指示して管理する理事会もいらなくなった。必要なのは，コンピュータとちょっとしたプログラミングの技術，そしておそらく詐欺師だらけの部屋だけだった。ハゲタカ出版物が OA リストに占める割合は小さいが，このような OA の非倫理的側面は拡大し，今では，論文を投稿したり，有効な研究だと信じて引用したりする，不注意な（あるいは十分に認識している）教員や学生の評判に対する深刻な脅威となっている。

保健科学分野では，学術雑誌のデジタル形式での出版は，創刊号の論説にあるように，1995 年の『*Dermatology Online Journal*』の OA 版から始まった[40]。保健医療分

野でより広い範囲を射程とする OA 学術雑誌としては，1999 年に創刊された『*Journal of Medical Internet Research*』がある[41]。

　看護分野では，1996 年に『*The Online Journal of Issues in Nursing*(OJIN)』が創刊され，Susan Jones(PhD, RN, FAAN)が初代編集長を務めた[42]。https://ojin.nursingworld.org/　この査読付きオンライン・ジャーナルは，MEDLINE と CINAHL で索引付けされ，当初はケント州立大学看護学部が米国看護協会(American Nurses Association, ANA)と共同で発行していた。OJIN は現在，ANA が発行している。看護学の学生や教員にとって興味深い論文は次の2つである。(1)Susan Jones による 2000 年の論文，「Electronic Journals: Are They a Paradigm Shift?」(電子ジャーナル：電子ジャーナルはパラダイムシフトか?)[43] と，(2)Hoffecker, Hastings-Tolsma, Vincent による 2016 年の論文，「Selecting an Open Access Journal for Publication: Be Cautious」(論文掲載のためにオープン・アクセス・ジャーナルを選ぶ：注意しよう)[44] であり，両論文とも OJIN に掲載されたもので，同誌は 2020 年現在も公表中である。

## 🔍 アーカイブと更新されたハゲタカリストの確認

- 独立型ハゲタカ・ジャーナル：Beall のリストのアーカイブ版と匿名の更新されたリスト(https://beallslist.net/standalone-journals/)。このリストには，出版社，自費出版(vanity press)，ハイジャックされた学術雑誌も含まれている(OTHER の下)。もともとは Beall のリストになかった雑誌も含まれている(「GO TO UPDATE」をクリックする)。
- ハイジャックされた学術雑誌：これは常に更新されているリストである。このウェブサイトは Stop Predatory Journals というグループによって継続的に更新されている。上部の「Hijacked」というタグをクリックすると，ハイジャックされたジャーナルの名前が表示される。(訳者注：オリジナルのリンクが別サイトへ誘導するため削除し，類似の情報を提供する「Retraction Watch」の URL を示す。https://retractionwatch.com/the-retraction-watch-hijacked-journal-checker/)
- ハゲタカ出版社：Beall のリストのアーカイブは，他の人々によって更新されており，http://scholarlyoa.com/publishers で見つけられる。
- 疑わしい学術集会：ニセまたは疑わしい学術集会のリストが，CalTech(California Institute of Technology, カリフォルニア工科大学)の元司書である Dana Roth によって編集されている。リストは https://libguides.caltech.edu/c.php?g=512665 (訳者注：現在機能していない)にある。最近の更新日については，このサイトの最後のページ，リストの一番下を参照するとよい。

　これらのリストの1つ以上を出発点として研究を行い，その結果を査読付き学術雑誌に発表している研究者も存在する。ほかに興味深いリストとして以下の2つがある。

- キャベルの購読リスト　ブラック・リストとホワイト・リスト(更新中)：キャベルズ・インターナショナル(Cabell's International)は，テキサス州ボーモントに本社

を置く民間の学術サービス会社で，ハゲタカ・ジャーナルのブラック・リストを提供している。2019年10月現在，リストは約12,000誌で構成されている。ウェブサイトは https://librarylearningspace.com/cabells-reviews-adds-12000th-publication-journal-blacklist/ である。キャベルのハゲタカ・ジャーナルのブラック・リストのレビューは，ウェブサイト，Scholarly Kitchen で入手できる。https://scholarlykitchen.sspnet.org/2019/05/01/cabells-predatory-journal-blacklist-an-updated-review/　キャベルのリストは契約により利用可能である。つまり，構成員に利用させるためには，図書館やその他の研究グループが料金を支払わなければならない。

　キャベルはホワイト・リスト（厳密かつ客観的な基準に合格したジャーナル）も提供している。2018年6月には約11,000誌が含まれていた[45]が，ホワイト・リストに含まれることに価値があると考えないほうがよい。https://cabells.com/ を検索するとよい。

**情報の完全開示**：ミネソタ大学はこのウェブサイトと契約していないため，キャベルのブラック・リストとホワイト・リストを調べることはできなかった。

- Directory of Open Access Journals（DOAJ，オープン・アクセス学術雑誌要覧）のホワイト・リストとブラック・リスト：2003年，スウェーデンのルンド大学のDOAJ（https://doaj.org）によって，別のホワイト・リストとブラック・リストが作成された。しかし，その定義の違いに注意してほしい。これはOAジャーナルのみに特化したものである。DOAJホワイト・リスト（2020年7月24日現在15,023誌）には，DOAJの基準を満たした学術雑誌が含まれる。DOAJブラック・リストは，DOAJによれば，DOAJホワイト・リストに掲載されていると主張したが，掲載されていなかった学術雑誌で構成されている。最後に，DOAJはハゲタカ・ジャーナル，出版社，学会の問題には対処していない。

## ◀ 大手ハゲタカ出版社に対する法的措置と判決：2016〜2019年

　ハゲタカ著者，ハゲタカ編集者，ハゲタカ出版社，ニセ学術集会開催者が，その非倫理的行為について責任を問われたことはあるのか？　ある。しかし，特定の行為を禁止し，違法行為と定める法律が存在しない限りは，倫理に反する行為が必ずしも違法行為を意味するわけではない。以下は，ハゲタカ出版社が裁判にかけられた米国での画期的な事例とその結果である。しかし，この会社だけが大手出版社ではなく，米国には似たような，あるいは小規模の出版社が何千と存在していることに留意してほしい。以下はその顛末である。

　米国連邦政府の一部である連邦取引委員会（Federal Trade Commission，FTC）は，インドのハイデラバードに本社を置く最大手のハゲタカ出版社であるOMICS Publishing Groups（OMICS International とも呼ばれる）に対して法的措置をとった。この会社は2020年に700誌以上のハゲタカ・ジャーナルを発行し，米国を含む世界各地でビジネスを展開していた。法的文書（このFTCウェブサイトのPDFを参照：https://www.ftc.gov/news-events/news/press-releases/2019/04/court-rules-ftcs-favor-against-predatory-academic-publisher-omics-group-imposes-501-millionjudgment)に記載されているように，これらの措置とその影響は以下のように要約できる。

- 2016年，FTC は OMICS による詐欺行為について提訴した。
- 2017年，連邦裁判所は OMICS に対し，欺瞞的行為とされる行為を一時的に停止するよう仮差し止め命令を出した。
- 2019年，OMICS は裁判所からこのような欺瞞的行為について有罪判決を受け，その違法行為を停止するよう命じられ，罰金5,010万ドルを科せられた。
- 追記：OMICS は上訴を行う可能性が高いが，出版社はまだ存在している。5,010万ドルの判決は，有罪の当事者が米国外に拠点を置いているため，まだ回収されていない。OMICS は今もなお，米国外の拠点から原稿の募集をかけ，世界的な学術集会の広告を出し，学生や教員，大学から知的財産や資金を騙し取り，偽の情報を掲載して世間を欺いている。OMICS に関連する学術雑誌は，科学者や研究者だけでなく，一般市民も避けるべきである。
- OMICS が所有するハゲタカ・ジャーナルの一覧は，別紙3(54ページ中22ページ)の法的文書に記載されている。このリストには，OMICS が主催するニセの学術集会も含まれているが(リストの最後に記載)，(現時点では)米国内の集会は含まれていない。FTC の法的文書の PDF は以下の URL より取得できる。https://www.ftc.gov/system/files/documents/cases/160826omicscmpt.pdf

　この学術雑誌や学術集会のリストの入手について，OMICS に直接問い合わせることはせず，公開情報であるこの法的文書を利用して，この会社のハゲタカ製品を確認しよう。

## ハゲタカ業界の避け方

### 大学図書館の司書への相談

　大学や学部の図書館司書は，ハゲタカ・ジャーナルやハゲタカ出版社の慣行を特定し，それを阻止する最前線にいる。このような図書館司書を利用できない場合は，地元の公立図書館の司書に確認するか，地元の大学や学部に電話し，司書の一人に話を聞いてみよう。また，これらのウェブサイトを訪れて，助言を参考にすることもできる。

- ハゲタカ・ジャーナルの見分け方
  - サム・ヒューストン州立大学　ニュートン・グレシャム図書館
    https://shsulibraryguides.org/publish/predatory
  - テキサス大学 MD アンダーソンセンター
    https://mdanderson.libanswers.com/faq/206446
  - ハーバード大学カウントウェイ医学図書館
    https://asklib.hms.harvard.edu/faq/222404

104 ┃ 第3章　ペーパー・トレイル・フォルダ—文献検索の計画方法と管理方法

- ハゲタカ出版社とニセ学術集会を見分ける方法
  - ミネソタ大学　https://www.lib.umn.edu/publishing/choices/assessing
  （訳者注：現在機能していない）

## 🔍 何をすべきで，何をすべきでないか：最後の常識

　上記の資料を読んだ後，ハゲタカ業界との接触を避ける方法について，以下のヒントに従おう。

1. 出版する論文にハゲタカ・ジャーナルの名前を書かない。この節で引用した研究論文の中で，ハゲタカ・ジャーナル，ハゲタカ編集者，ハゲタカ出版社，ニセ学術集会を名指しで研究しているものはほとんどない。学術雑誌の著者は，論文のテーマをどのように選んだかを詳しく述べているが，ハゲタカ・ジャーナルの名前を引用していることはほとんどない。彼らの例に倣おう。
2. ハゲタカ・ジャーナル，ハゲタカ編集者，ハゲタカ出版社，ハゲタカ学術集会に直接接触しない。ハゲタカ業界に接触するのは愚の骨頂である！　(1)自分のプライバシーを守るために暗号化の方法を学ぶ，(2)自分のパソコンではなく，学術図書館や公共図書館のパソコンを使う(自分のパソコンを使えば，自分のパソコンのインターネット・プロトコル［Internet Protocol, IP］アドレスが相手に知られることになる)，(3)クッキーを残さないようにブラウザのシークレットモードを使う。用心に越したことはない！
3. 差出人がわからない場合は，メッセージを消去する。もし，原稿の投稿，論文の出版，編集者への就任，聞いたこともない学術集会への参加を誘うメールが届いたら，すぐにそのメッセージを消去する。このようなメッセージが2〜3回以上届く場合は，IT担当者やコンピュータの相談窓口に連絡し，自分のコンピュータやデバイスでこのようなメッセージをブロックする方法を調べる。
4. 絶対に返事をせず，絶対に投稿しない。見覚えのないところから送られてくる勧誘に対して，ハゲタカ・ジャーナルや学術集会には，絶対に原稿を提出しない。
5. 正体不明のものを見つける。ハゲタカ・ジャーナル，ハゲタカ編集者，ハゲタカ出版社，ニセ学術集会の慣行を研究したい場合，どのように見つけるのか？「アーカイブと更新されたハゲタカリストの確認」の項で提供されているリストから始めよう。また，FTCによるOMICS製品の法的文書のPDFも利用しよう。経験豊富な研究者による査読付き学術雑誌の論文が，契約制の書誌データベースには掲載されていない，これらの非倫理的なアウトレット店を見つけるさまざまな方法を掲載している。彼らの論文の方法の章を注意深く読もう。

## キャロラインの冒険旅行　検索を実施して管理する

　修士論文の研究のために，キャロラインは喫煙する10代女性の特徴を調査したいと思った。彼女はとくに，喫煙とうつ病の間に関連があるかどうかを調べることに興味があった。研究を計画するために，キャロラインはまず，その年齢・性別の集団に

| 資料 3-1 | キャロラインのマスター・フォルダ内，ペーパー・トレイル・フォルダの主要な情報源ページ |

Centers for Disease Control and Prevention. (1994). *Preventing tobacco use among young people: A report of the surgeon general: At a glance.* Atlanta. GA: National Center for Chronic Disease Prevention and Health Program.

---

おける喫煙率と，これまでに研究されてきた特徴について，研究文献が示していることを知る必要があった。彼女は以前読んだ文献で，人種や民族，社会経済的地位，田舎か都会かが重要な要因であることは知っていた。しかし，それ以外にどのような特徴が研究されているかはわからなかった。

ディッカーソン教授と話した後，キャロラインはまず数冊の参考書の該当する章をざっと読んだ。MEDLINE で一次資料の検索を集中的に行い，その後，コクラン・ライブラリや学術雑誌のシステマティック・レビューをはじめとする三次資料を調べることにした。

図書館で，キャロラインは参考図書の中の，喫煙とティーンエイジャーに関する内容にざっと目を通した。そして，**資料 3-1** に示すように，ペーパー・トレイル・フォルダの主要な情報源の下に，これらの参考資料に関するメモをいくつか残した。

その後，キャロラインは PubMed 検索の設定方法と実行方法をよりよく理解するために，図書館司書に会いに行った。図書館司書は，PubMed 検索の方法，検索に使用したパラメータ（期間の制限，包含，除外，その他の指定を含む）の記録方法などを教えてくれた。キャロラインはすでに図書館で PubMed の講義を受けていたが，再び学習できる機会を大変喜んでいた。

キャロラインは MEDLINE で検索する前に，いくつかのキーワードを挙げ，検索の最初の制限を決めた。彼女は，可能であれば，13 歳から 18 歳までの米国のティーンエイジャーだけに焦点を絞ることにした。また，MEDLINE の検索対象は，最近 10 年間に発表された論文に限定することにした。ディッカーソン教授の指導により，彼女は自分の題材についてより深く知るにつれて，検索の戦略や用語が修正される可能性があることを認識していた。

キャロラインは MEDLINE の検索に関する自分の判断を記録するために，この情報をペーパー・トレイル・フォルダのメモ文書に書き込んだ。彼女のメモを**資料 3-2** に示す。

次に彼女は，ペーパー・トレイル・フォルダの「キーワード」という題名のページを開き，文献レビューの目的と，最初に使うキーワードをいくつか記述した。**資料 3-3** は，彼女が書いたものの記録である。

キャロラインは，図書館に行かなくても，自分の勤務先のコンピュータから MEDLINE などのさまざまな電子書誌データベースを利用することができた。また，MEDLINE データベースへのアクセスには 2 つの選択肢があった。1 つはインターネット経由で無料で利用できる PubMed で，もう 1 つは彼女が利用していた生物医学図書館で使用できる OVID システムであった。ディッカーソン教授から，すべての大学図書館が OVID を無料でユーザーに使用させているわけではないと聞いていたため，キャロラインは運がよいと思った。どちらにアクセスしても

**資料 3-2** キャロラインのマスター・フォルダ内，ペーパー・トレイル・フォルダのメモページ

**研究対象の特徴：**

• 13〜18 歳の 10 代若者
• 喫煙：紙巻タバコの喫煙のみ

**有病率：**

有病率（現在喫煙している人の割合を喫煙リスクのある総人口で割った値）を必ず入手すること。年ごとに調べる必要があるかもしれない。
全年齢層について調べることは可能か？　各年齢層について，年ごとの有病率を示すグラフを作成するとよいだろう。

**検索対象を以下に限定：**

• 少なくとも最初は，直近の 10 年間を対象とする。
• 他の文化圏と異なる可能性があるため，米国のティーンエイジャーにのみ焦点を当てる。
• 米国内の異なる人種/民族グループを区別する（例：白人，アフリカ系アメリカ人，アジア系アメリカ人，ネイティブ・アメリカン。各グループ内で喫煙に関連する異なる特徴がある可能性がある）。
• 検索対象を英語論文のみに限定する。
• レビュー記事を確認し，その後，実際の研究を確認する。

---

**資料 3-3** キャロラインのマスター・フォルダ内，ペーパー・トレイル・フォルダのキーワードのページ

**目的**

　2000 年から現在までの間に喫煙を始めた米国の 10 代の少女にはどのような特徴があるだろうか？

**キーワード**

　喫煙
　10 代
　少女
　10 代の少女における喫煙の有病率

---

MEDLINE を利用できるが，その機能は微妙に異なっていた。彼女はまず PubMed を使うことにした。

　キャロラインはインターネットにアクセスし，PubMed のウェブサイトに行く前に，NLM のホームページ https://www.nlm.nih.gov を見て，新しい機能が利用可能になったかどうかを調べた。それから直接 PubMed のサイトに行き，MEDLINE の検索を始めた。彼女が最初にアクセスした PubMed の画面を**図 3-2** に示す。PubMed の検索機能を使い，キャロラインは「smoking/epidemiology（喫煙/疫学）」というキーワードで検索を始め，あらかじめ設定しておいた年齢と国籍の基準に検索を限った。12,132 件の文献が検索されたキャロラインの最初のクエリ（問い合わせ）のコピーを**図 3-3** に示す。

　キャロラインは先に決めた検索制限を適用し，その結果をペーパー・トレイル・フォルダのメモ用下位フォルダに記録した。その結果，**表 3-3** に示すように 2,198 件の文献が見つかった。

　次にキャロラインは，2,198 の各文献の題名と要旨に素早く目を通し，青少年と喫煙に関連する題名をもつ 2006 年の Harris らの文献を見つけた（**図 3-4**）。彼女は

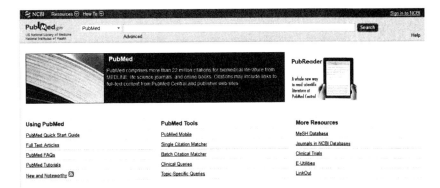

**図 3-2** キャロラインが MEDLINE を利用するためにアクセスした PubMed のウェブサイト

〔PubMed. the National Library of Medicine〕

1. Prevalence of major cardiovascular risk factors and cardiovascular diseases among Hispanic/Latino individuals of diverse backgrounds in the United States.
Daviglus ML, Talavera GA, Avilés-Santa ML, Allison M, Cai J, Criqui MH, Gellman M, Giachello AL, Gouskova N, Kaplan RC, LaVange L, Penedo F, Perreira K, Pirzada A, Schneiderman N, Wassertheil-Smoller S, Sorlie PD, Stamler J.
JAMA. 2012 Nov 7;308(17):1775-84. doi: 10.1001/jama.2012.14517.
PMID: 23117778 [PubMed - indexed for MEDLINE]
Related citations

2. Cigarette smoking topography among alternative school youth: why African American youth smoke less but are at higher long-term risk.
Peters RJ Jr, Kelder SH, Johnson RJ, Prokhorov AV, Meshack A, Jefferson T, Essien EJ.
J Psychoactive Drugs. 2012 Jul-Aug;44(3):252-8.
PMID: 23061325 [PubMed - indexed for MEDLINE]
Related citations

3. Smoking in top-grossing US movies, 2011.
Glantz SA, Iaccopucci A, Titus K, Polansky JR.
Prev Chronic Dis. 2012;9:120170. doi: 10.5888/pcd9.120170.
PMID: 23017248 [PubMed - indexed for MEDLINE] Free PMC Article
Related citations

4. Tobacco brand preference among Mexican adolescents.
West JH, Hall PC, Page RM, Trinidad DR, Lindsay GB.
Int J Adolesc Med Health. 2011 Nov 29;24(2):143-8. doi: 10.1515/ijamh.2012.021.
PMID: 22909923 [PubMed - indexed for MEDLINE]
Related citations

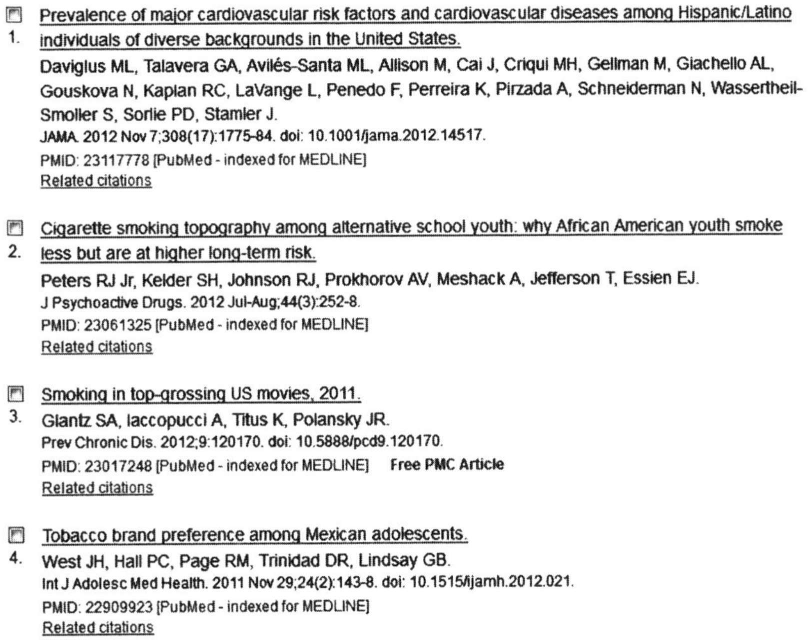

**図 3-3** 「smoking（喫煙）/epidemiology（疫学）」をキーワードとした MEDLINE データベースでのキャロラインの最初のクエリの結果

〔PubMed. the National Library of Medicine.〕

PubMed にアクセスし，Harris らの論文[46]を引っ張り出して要旨を読んだ。そして，Harris らの論文の参考文献リストの中に，自分の文書リストへ追加すべき論文があるか確認した。それから文献リストに戻り，「関連論文を見る」をクリックして，同じ題材に関する他の研究を探した（訳者注：現在は文献名をクリックすると「similar articles」に類似論文が表示される）。

キャロラインは，CancerLit や CINAHL など，他の電子書誌データベースもいくつか探索した。彼女は司書から，例えば PubMed と CINAHL で同じ検索条件を用いて同じ検索を行っても，異なる数の文書や異なる出典を得ることがあると教えて

**表3-3** キャロラインのペーパー・トレイル・フォルダ
内，キーワード下位フォルダのメモ

| キーワード | 参照数 |
|---|---|
| Smoking（喫煙）/epidemiology（疫学） | 12,132 |
| English language（英語） | 10,646 |
| Human subjects（ヒトの被験者） | 10,615 |
| Adolescents（思春期の若者） | 3,770 |
| Females（女性） | 3,179 |
| 1966-2006 | 2,198 |

10. Longitudinal trends in race/ethnic disparities in leading health indicators from adolescence to young
adulthood.
**Harris** KM, Gordon-Larsen P, Chantala K, Udry JR.
Arch Pediatr Adolesc Med. 2006 Jan;160(1):74-81.
PMID: 16389215 [PubMed - indexed for MEDLINE]
Related citations

**図3-4** MEDLINE からの引用例

〔PubMed. the National Library of Medicine.〕

もらっていた。検索の基準は違わなくても，自分の題材については，あるデータベー
スの情報より別のデータベースの情報のほうが優れているかもしれないのだ。

　キャロラインが MEDLINE で見つけた情報の多くは，多少の違いはあるものの，
この2つのデータベースに含まれていた。それから彼女は，電子的に入手可能な論
文をダウンロードした。彼女はそのデジタルコピーを基礎資料下位フォルダに移し
た。もしその雑誌がオンラインでも図書館でも手に入らなければ，図書館の司書に相
談して，必要なものを図書館間貸出で入手できることを知っていた。

　その後，キャロラインはインターネットに戻り，コクラン共同計画のレビューを探
した。彼女は，このような三次資料から，オリジナルの研究の参考文献がさらに見つ
かるかもしれないと考えた。彼女はコクラン共同計画のホームページ https://www.
cochrane.org にログインし，喫煙に関するコクラン・レビューが完了しているかど
うかを調べるため，ホームページの「Review Abstracts」のリンクをクリックし，
現在までのレビューのリストを見つけた。

　キャロラインは他の三次情報源も調べることにした。彼女はとくに，『Annual
Review of Public Health』を見て，自分の題材に関する論文があるかどうかを確か
めたいと考えていた。彼女は，最新のレビューを読めば，検討する価値がある原著の
研究の，最新の文献リストが得られると考えたのである。彼女はまず Annual
Reviews のウェブサイト http://www.annualreviews.org に行き，次に Annual
Reviews of Public Health のウェブサイト https://www.annualreviews.org/
content/journals/publhealth に行った。彼女の題材に特化したレビューは見つか
らなかった。そのため，彼女はダウンロードした論文を読むことに集中し，どれをレ
ビューに含めるかを決めることにした。そして，それらの論文の参考文献を参考に，
スノーボール方式で追加研究を探すことにした。おそらく後で，Science Citation
Index の利用も検討するだろう。

# 本章の学習内容の確認

1. マトリックス方式で使われるペーパー・トレイル・フォルダとは何か？
   あなたの回答：2～3行で説明しなさい。（注：これができない場合は，本章の最初のページを復習すること）

2. MEDLINE, PubMed, PMC はどう違うか。
   あなたの回答：1～2文で記述しなさい。この情報の出典を引用しなさい。

3. 文献レビューの最初に相談すべき最も重要な人物は誰か。
   あなたの回答：あなたの大学または学部におけるその人物の役割と大学のEメールアドレスを明記しなさい。

4. ペーパー・トレイル・フォルダにある参考文献のリストに，すべての著者の名前を記録することが重要なのはなぜか。
   あなたの回答：1～2文で記述しなさい。

5. 灰色文献とは何か。
   あなたの回答：1～2文で簡潔に記述しなさい。

6. オンライン上の2つ以上の書誌データベースで，まったく同じ検索ができるか？検索の答えは同じになるか？
   あなたの回答：その方法と，2つ以上のデータベースからの回答が同じになるかどうかを記述しなさい。

7. ハゲタカ・ジャーナルとは何か？　あなたの研究分野，例えば看護学で，そのようなジャーナルを1つ挙げなさい。ハゲタカ・ジャーナルを識別するために使用できる基準のうち3つを挙げなさい。なぜあなたの研究分野では，断固として，学生や一般の人々にハゲタカ・ジャーナルについて知ってもらおうとするのか？
   あなたの回答：それぞれの質問について，2～3行の短い文章であなたの答えを述べなさい。

### 参考文献

1) Moher D, Liberati A, Tetzlaff T, Altman DG; The PRISMA Group. Preferred reporting items for systematic reviews and meta-analyses: the PRIS iA statement. *BMJ*. 2009; 339: b2535. doi: http:// dx.doi.org/10.1136/bmj.b2535.

2) Garrard J, Harms S, Eberly LE, Matiak A. Variations in product choices of frequently purchased herbs: caveat emptor. *Arch Intern Med*. 2003; 163(19): 2290-2295.

3) Poikolainen K. Alcohol and mortality: a review. *J Clin Epidemiol*. 1995; 48: 455-456.

4) Hunt DL, McKibbon KA. Locating and appraising systematic reviews. *Ann Intern Med*. 1997; 126: 532-538.

5) Weed DL. Methodologic guidelines for review papers. *J Natl Cancer Inst*. 1997; 89: 6-7.

6) Oxman AD, Guyatt GH, Cook DJ. Jaeschke R, Heddie N, Keller J. An index of scientific quality for health reports in the lay press. *J Clin Epidemiol*. 1993; 46: 987-1001.

7) Oxman AD. Checklists for review articles. *BMJ*. 1 994; 309: 648-651.

8) Breslow RA, Ross SA, Weed DL Quality of reviews in epidemiology. *Am J Public Health*. 1998; 88: 475-477.

9) Fagard RH, Staessen JA, Thijs L. Advantages and disadvantages of the meta-analysis approach. *J Hypertens*. 1996; 14(suppl): S9-Sl3.

10) Egger M, Smith GD. Meta-analysis. Potentials and promise. *BMJ*. 1997; 315: 1371-1374.

11) Egger M, Smith GD, Phillips AN. Meta-analysis: principles and procedures. *BMJ*. 1997; 315: 1533-1537.

12) Smith GD, Egger M, Phillips AN. Meta-analysis. Beyond the grand mean? *BMJ*. 1997; 315: 1610-1614.

13) Egger M, Smith GD. Bias in location and selection of studies. *BMJ*. 1998; 316: 61-66.

14) Egger M, Schneider M, Smith GD. Meta-analysis-spurious precision-meta-analysis of observational studies. *BMJ*. 1998; 3l 6: 140-144.
15) Smith GD, Egger M. Meta-analysis: unresolved issues and future developments. *BMJ*. 1998; 316: 221-225.
16) Field MJ, Lohr KN. *Guidelines for clinical Practice: From Development to Use*. Washington, DC: Committee on Clinical Practice Guidelines, Division of Health Care Services, Institute of Medicine; 1992.
17) Alberani V, Pietrangeli P, Mazza A. The use of grey literature in health sciences: a preliminary survey. *Bull Med Libr Assoc*. 1990; 78(4): 358-363.
18) Gray BH. Sources used in health policy research and implications for information retrieval systems. *J Urban Health*. 1998; 75(4): 842-852.
19) Lantz PM, House JS, Lepkowski JM, Williams DR, Mero RP, Chen J. Socioeconomic factors, health behaviors, and mortality: results from a nationally representative prospective study of US adults. *JAMA*. 1998; 279: 1703-1708.
20) Weeks JC, Cook EF, O'Day SJ, et al. Relationship between cancer patients' predictions of prognosis and their treatment preferences. *JAMA*. 1998; 279: 1709-1714.
21) Cruickshanks KJ, Klein R, Klein BE, Wiley TL, Nordahl DM, Tweed TS. Cigarette smoking and hearing loss: the epidemiology of hearing loss study. *JAMA*. 1998; 279: 1715-1726.
22) Penninx BW, Guralnik JM, Ferrucci L, Simonsick EM, Deeg DJ, Wallace RB. Depressive symptoms and physical decline in community-dwelling older persons. *JAMA*. 1998; 279: 1720-1726.
23) Mullins RJ, Mann NC, Hedges JR, et al. Adequacy of hospital discharge status as a measure of outcome among injured patients. *JAMA*. 1998; 279: 1227-1231.
24) van Poppel NMN, Koes BW, van der Ploeg T, Smid T, Bouter LM. Lumbar supports and education for the prevention of low back pain in industry: a randomized controlled trial. *JAMA*. 1998; 279: 1789-1794.
25) Marzuk PM, Tardiff K, Leon AC, et al. Ambient temperature and mortality from unintentional cocaine overdose. *JAMA*. 1998; 279: 1795-1800.
26) Lannin DR, Mathews HF, Mitchell J, Swanson MS, Swanson FH, Edwards MS. Influence of socioeconomic and cultural factors on racial differences in late-stage presentation of breast cancer. *JAMA*. 1998; 279: 1801-1807.
27) Bernabei R, Gambassi G, Lapane K, et al. Management of pain in elderly patients with cancer. *JAMA*. 1998; 279: 1877-1882.
28) Rosenberg PS, Biggar RJ. Trends in HIV incidence among young adults in the United States. *JAMA*. 1998; 279: 1894-1899.
29) Lamarche B, Tchemof A, Mauriege P, et al. Fasting insulin and apolipoprotein B levels and low-density lipoprotein particle size as risk factors for ischemic heart disease. *JAMA*. 1998; 279: 1955-1961.
30) Macknin ML, Piedmonte M, Calendine C, Janosky J, Wald E. Zinc gluconate lozenges for treating the common cold in children: a randomized controlled trial. *JAMA*. 1998; 279: 1962-1967.
31) Aron DC, Harper DL, Shepardson LB, Rosenthal GE. Impact of risk-adjusting cesarean delivery rates when reporting hospital performance. *JAMA*. 1998; 279: 1968-1972.
32) Grant MD, Rudberg MA, Brody JA. Gastrostomy placement and mortality among hospitalized Medicare beneficiaries. *JAMA*. 1998; 279: 1973-1976.
33) Merriam-Webster.com Dictionary. "Predatory." Accessed June 3, 2020. https://www.merriam- webster.com/dictionary/predatory?src=search-dict-box
34) Beall J. Predatory publishers are corrupting open access. *Nature*. 2012; 489: 7415.
35) Beall J. What I learned from predatory publishers. *Biochem Med*. 2017; 27(2): 273-278.
36) Beall J, Levine R. OMICS goes from "predatory publishing" to "predatory meetings." *Scholarly Open Access*. 2013. hups://web.archive.org/web/20160605042104/https://scholarlyoa.com/2013/01/25/omics-predatory-meetings/
37) Grudniewicz A, Moher D, Cobey KD, et al. Predatory journals: no definition, no defence. *Nature*. 20l9; 576: 210-212.
38) Cobey KD, Lalu MM, Skidmore B, et al. What is a predatory journal? A scoping review. Fl000Res. 2018; 7: 1001.
39) Falagas ME, Pitsouni EI, Malietzis GA, Pappas G. Comparison of PubMed, Scopus, Web of Science, and Google Scholar: strengths and weaknesses. *FASEB J*. 2008; 22(2): 338-342.
40) Huntley AC. Editorial: Introduction to dermatology online journal. *Dermatol Online J*. 1995; 1(1).
41) Eysenbach G. Welcome to the journal of medical internet research. *J Med Internet Res*. 1999; 1(1): e5.
42) Sewell J. *Informatics and Nursing*. 6th ed. New York, NY: Lippincott Williams&: Wilkins; 2018.a
43) Jones S, Cook C. Electronic journals: are they a paradigm shift? *Online J Issues Nurs*. 2000; 5(1).
44) Hoffecker L, Hastings-Tolsma M, Vincent D, Zuniga H. Selecting an open access journal for publication: be cautious. *Online J Issues Nurs*. 2016; 21(1).
45) Hoffecker L. Cabells scholarly analytics. *J Med Libr Assoc*. 2018; 106(2): 270-272.
46) Harris KM, Gordon-Larsen P, Chantala K, Udry JR. Longitudinal trends in race/ethnic disparities in leading health indicators from adolescence to young adulthood. *Arch Pediatr Adolesc Med*. 2006; 160: 74-81

# 第4章 文書フォルダ ―レビューのための文書の選択方法と使用方法

## 本章の目的

　本章では，レビューの実施に不可欠な文書フォルダの作成方法と使用方法について説明する。この文書フォルダには2つの下位フォルダがある。(1)基礎資料下位フォルダ：文献レビューで選択した文書を整理して使用する場所である。(2)PRISMA フローチャート下位フォルダ：レビューの各段階で情報源となる文書の数を追跡して記録する場所である。
　本章には3つの主要な題材があり，最後に2つの標準的な節がある。

- 基礎資料とは何か？
- 基礎資料下位フォルダの作成方法と使用方法
- PRISMA フローチャート下位フォルダの作成方法と使用方法

キャロラインの冒険旅行：文書フォルダを組み立てて整理する
本章の学習内容の確認

## 基礎資料とは何か？

### 基礎資料の定義

　基礎資料(source documents)とは，科学論文や記事，あるいはあなたが文献を読みながら集めたその他の資料のことである。あなたは各論文のコピー(通常は PDF)を基礎資料下位フォルダに保管する。第2章では，出版物やその他の種類の資料を表す一般的な用語として，「原資料(source materials)」を使用した。本章では，学術雑誌の記事やその他の査読済み科学資料のことをさす，より具体的な用語である「基礎資料」を使用する。あなたは基礎資料を基礎資料下位フォルダに取り込み，PRISMA フローチャート[1]下位フォルダでその数を追跡する。以前，一次資料，二次資料，三次資料を定義したが，この区別は基礎資料にも当てはまる。
　あなたは，レビューの研究疑問に関連する文献を特定するために，MEDLINE，Web of Science，Scopus，CINAHL などの書誌データベースを1つ以上使用する。次に，Zotero や Mendeley などの文献管理ソフトウェアを使用して，論文のコピーを取得し，基礎資料下位フォルダに入れる。この下位フォルダはリプリント(複製)の

とじこみ帳と同じである。つまり、文献レビューで使用した(または後になって使用しないと決めた)すべての学術雑誌の記事やその他の基礎資料のコピーを保存する場所となる。

### 文書フォルダの利点

　文書フォルダの主な利点は、デスクトップ上のどこにあるか、どれだけ素早く入手できるか、どれだけ確実に文書に名前を付け、その数を追跡できるかにかかっている。文書フォルダは、それ自体は単なる文書の駐車場のようなものにすぎないが、その価値は2つの下位フォルダにある。もしフォルダを強調表示できるのなら、私は文書フォルダを明るい黄緑色に色付けして、デスクトップですぐに見つけられるようにする。残念ながら、私にはそのような能力はない。そのため、私はコンピュータの画面上部のステータスバーに表示されるDropboxの最初のファイルとして、基礎資料下位フォルダを保存している。基礎資料下位フォルダは、常に同じ場所にあるので、簡単にアクセスできる。

　このフォルダが全体の中でどのように位置づけられるかを再確認しよう。マトリックス方式には4つのフォルダがある。その4つとは、ペーパー・トレイル・フォルダ、文書フォルダ、レビュー・マトリックス・フォルダ、そして総括フォルダである。それぞれのフォルダには、マトリックス方式における特定の目的がある。文書フォルダの中の基礎資料下位フォルダには、文献レビューに含めたいすべての論文のコピーがある。PRISMAフローチャート下位フォルダは、文献レビューの各段階で基礎資料の数を追跡する場所となる。

## 基礎資料下位フォルダの作成方法と使用方法

### 基礎資料下位フォルダに含めるもの

　基礎資料下位フォルダは、文献レビューで検討する可能性のあるすべての文書のデータベースとなる。この下位フォルダには、あなたが総括で実際に引用するであろう、学術雑誌の記事、書籍の章、その他の資料のコピー(通常はPDF)が含まれる。したがって、必要と思われる科学論文は必ずコピーを取り、ここに保存しておく。

　ただし、文書によっては、サイズが大きすぎたり(書籍など)、入手できなかったり(雑誌が電子化されていない)、制限されていたり(民間企業や組織が所有する専有資料など)するため、データベースは不完全になる。それでも、コピーの有無にかかわらず、レビューにとって重要な基礎資料はすべて列挙しておこう。多くの場合、書籍は図書館間貸出で入手できる。入手できない雑誌の論文のコピーは、同じ図書館間貸出で、または著者に請求できるかもしれない。図書館司書に確認しよう。

　専有資料には、乗り越えられない問題があるかもしれない。しかし、総括に関連すると思われる文献が列挙されていることは、検索の徹底度を示す。この下位フォルダ

に参考文献をコピーとして保存しよう。専有資料は，一般に公開されていないため，通常，最終的な文献レビューには含まれないことに留意するとよい。しかし，最終的に入手可能な情報源が見つかった場合に備えて，自分の基礎資料リストの完全性を保つために，そのような文書を参考文献として記録しておく必要がある。例えば，以前は機密扱いであった報告書が，機密扱いを解除された場合などである。

## 文献レビューの基礎資料の選択方法

文献レビューの候補として，基礎資料下位フォルダに含める文書を選択することが次の作業である。各文書の要旨を確認し，概要を把握し，PDFでダウンロードするか文書をスキャンする。文書を選択するために必要な手順は次のとおりである。

### 要旨を読む

文書がオリジナルの研究論文であれば，その要旨をオンラインで素早く読み，あなたの題材に関連するかどうかを確認する。MEDLINE や PubMed のようなデータベースで要旨がデジタル化されていれば，この方法は最も効率的である。残念ながら，すべての論文に要旨があるわけではない。また，MEDLINE などの電子書誌データベースにも要旨がない文書がある。例えば，論説は通常要旨がなく，ほとんどの論説は査読されないが，そのような文書には重要な問題や参考文献が含まれている可能性がある。さらに，学術雑誌によっては，論文の要旨を必要としないものもある。そのような限界がある文書については，実際の学術雑誌や情報源を参照し，レビューの対象とすべきかどうかを判断する。

また，まだ出版に至っていない論文の要旨を読むことができるかもしれない。この暫定版の要旨を PDF でダウンロードし，実際の論文が PubMed で読めるようになるまでの代替物にする。

### 文書をざっと読む

論文のタイトルや要旨のいずれかが，あなたの題材に関連すると思われる場合，または二次資料や三次資料の中でその研究が言及されている場合，次の段階は，その原本の論文の全文にざっと目を通すことである。論文の全文がオンラインで見つかれば，より効率的である。論文の全文がオンラインで見つかるほど幸運でない場合もあるが，選択バイアスが生じる可能性があるため，電子的に入手できる論文に限定して検索すべきではない。

論文を入手できたら，ざっと目を通し，自分の題材と関連性があるかどうかを判断する。要旨だけでなく，著者の目的，方法，結果など，論文全体にも目を通す。論文の題材が，あなたのレビューには具体的すぎても，方法や結論が，あなたの書く文献の総括と何らかの関連性があるかもしれないという可能性を考慮する。この論文の選択過程は単なる始まりである。選択過程だけでは，文献レビューとしては不十分である。つまり，この段階では，基礎資料のコピーを保存するかどうかの決定をするだけである。

## 文書の PDF またはコピーをダウンロードする

　論文が文献レビューに関連するものであれば，この項で説明するように，PDF としてダウンロードし，基礎資料下位フォルダに保存する。

　選択した文書が多すぎる場合は，明らかに不可欠なもの，関連性があるかもしれないもの，そしてあまり興味がないものを自分で順位づけて並べる。そして，保存する空間や使える時間などの資源がなくなるまで，優先順位が上のものから下のものの順にダウンロードする。ただしこれは，あなたの都合の悪いときに，情報源に戻り，捨てられた複数の文書を再調査しなければならない可能性があることを意味する。これらの論文が入手できる場所のユニフォーム・リソース・ロケーター(URL)を，あなたのペーパー・トレイル・フォルダに必ず置いておく。または，論文に関する Word 文書のメモを PDF に変換して，代替物として基礎資料下位フォルダに必ず入れる。PDF ファイルの名前の最初の部分には現在の年を使用し，あなたが識別できる，研究についての名前を付ける。

　電子化されていない文書を含めたい場合は，図書館司書に相談し，自分が使用するためのコピーを 1 部作成する許可を得る必要がある。通常は許可される。このようなコピーを作成する際には，著作権のルールを守ることが重要となる。コピーが入手できたら，スキャンして PDF を基礎資料下位フォルダに保存することができる。

## 基礎資料下位フォルダの整理方法

　基礎資料下位フォルダ内の各基礎資料に使用できる，命名方法がある。出版年順に並べ，次に各年の中で筆頭著者の姓のアルファベット順に並べ，次に短いタイトルまたはキーワードを付けるというものである。以下はその例である。

| 年 | 筆頭著者の姓 | 学術雑誌 | 短い説明 |
|---|---|---|---|
| 2020 | Adams | JAMA | Ⅱ型糖尿病 |

　基礎資料下位フォルダに基礎資料のコピーがあるだけでは，次にその文書が必要になったときに効率よく見つけられる保証はない。基礎資料下位フォルダに秩序をもたせるために，研究論文を出版年順に整理し，次に筆頭著者の姓と他のすべての著者の姓，そして簡単な題名(ほとんどの題名は長すぎるため，通常は自分で作成する)を付ける。言い換えれば，各 PDF のファイル名は一貫して，出版年–空白–筆頭著者の姓–空白，のように始まる。このようなファイル名は単純に，出版年から常に始めよう。

　文書は Dropbox か，あなたの好きな文献管理ソフトウェアに保存する。Mendeley や Zotero は文献管理システムであり，総括を書く際の引用を管理する仕組みとしても使える。Dropbox は，デスクトップ上の基礎資料下位フォルダを一時的に保管するための効率的な保管場所となる。今 Dropbox を使っていても，後の段階でいつでも下位フォルダとその内容を別の文献管理システムに移すことができる。このような方法については，とくに YouTube で学ぶことができる。これらの方法やその他の方法について，図書館司書と相談するとよい。

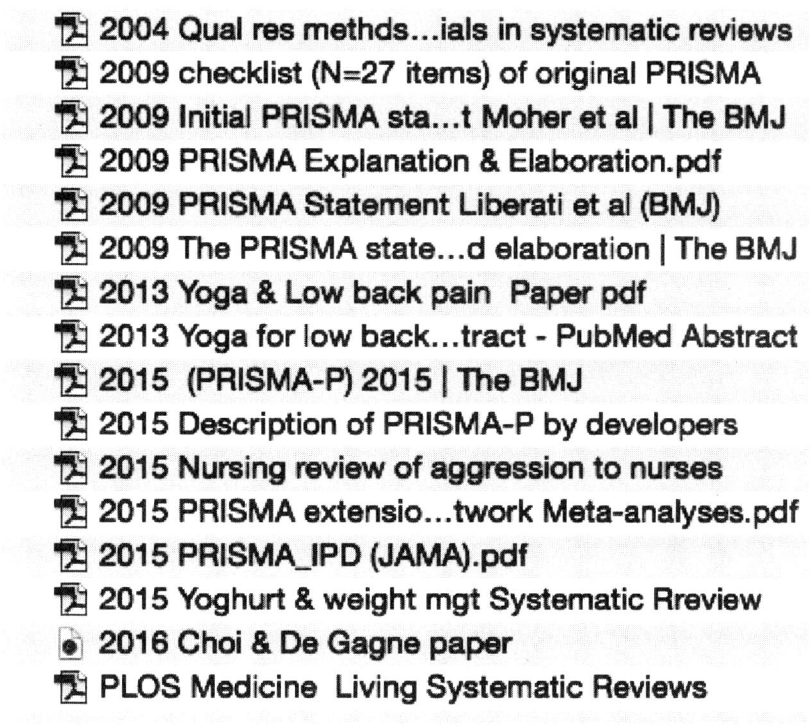

2004 Qual res methds...ials in systematic reviews
2009 checklist (N=27 items) of original PRISMA
2009 Initial PRISMA sta...t Moher et al | The BMJ
2009 PRISMA Explanation & Elaboration.pdf
2009 PRISMA Statement Liberati et al (BMJ)
2009 The PRISMA state...d elaboration | The BMJ
2013 Yoga & Low back pain  Paper pdf
2013 Yoga for low back...tract - PubMed Abstract
2015  (PRISMA-P) 2015 | The BMJ
2015 Description of PRISMA-P by developers
2015 Nursing review of aggression to nurses
2015 PRISMA extensio...twork Meta-analyses.pdf
2015 PRISMA_IPD (JAMA).pdf
2015 Yoghurt & weight mgt Systematic Rreview
2016 Choi & De Gagne paper
PLOS Medicine  Living Systematic Reviews

**図 4-1** Dropbox の私の文書フォルダに格納された基礎資料の下位フォルダ

　図 4-1 にあるように，基礎資料下位フォルダ内の各文書は PDF ファイルとしてダウンロードされたものである。これらの基礎資料をすべてレビュー・マトリックスで使うとは限らないが，書きながら検討する必要がある場合に備えて手元に置いておくと便利である。これは私にとっては有益な戦略である。

　基礎資料下位フォルダの中を時系列に並べることには，2 つの利点がある。(1)レビュー・マトリックスを構築する次の段階で使用するために，下位フォルダ内の基礎資料を整理できること，(2)この過程の後半で特定の基礎資料を効率的に検索するための迅速な索引になることである。Dropbox ではファイルは自動的に年代順に並ぶ。そして，その他のほとんどのソフトウェア・プログラムでは，数字順，アルファベット順，またはその両方で並べ替えることができる。基礎資料の題名が年，筆頭著者の姓の順である場合，どちらのプログラムも各年の中でアルファベット順に並べ替えられ，次に年ごとに並べ替えられる。並べ替えの方向は，どちらのプログラムでも，古い年から新しい年へ，または逆方向へと制御することができる。年代順の並べ替えは，各基礎資料に名前を付ける際に出版年などの時間要素が常に最初に使用される項目である場合，自動的に行われる。

　追加できる基礎資料が明らかに枯渇し，収穫がなくなってきた時点で，次の段階であるレビュー・マトリックスの作成に進む準備が整ったことになる。しかし，レビュー・マトリックスを構築している間にも，またその後，文献の総括を書くときにも，おそらく基礎資料下位フォルダに追加する基礎資料がもっと見つかるであろうことを心に留めておく。

## 文書の置き場所を覚えておく方法

　リプリントをどこに保管したかわからなくなることは，職業上の危険である。研究者，政策アナリスト，サイエンス・ライターなど，複数のテーマについて体系的かつ批判的に文献をレビューする保健科学分野の専門家は，この問題に直面する。仕事の範囲や環境に関係なく，たとえ情報が基礎資料下位フォルダに適切に保存されていたとしても，実質的に誰もが自分の基礎資料をどのように見つけるかというジレンマを経験する。何らかの追跡システムや索引システムが必要である。ここでは，出版年と題名に含まれる数個のキーワードのみに基づく，簡単な追跡システムを紹介する。あなたがレビューを始めるためにはさしあたってこれで十分だろう。

## 複数の基本フォルダ

　最終的には，あなたは複数の基本フォルダをあなたのライブラリに保存することになるだろう。その場合，それぞれの基本フォルダに異なる名前を付ける。例えば，1つは「糖尿病　基本フォルダ」，もう1つは「母子健康　基本フォルダ」で，2つの文献レビューを別々に行ったときに作成したとする。基本フォルダという用語を一貫して使えば，デスクトップ上のすべての基本フォルダを検索する際に，キーワードとして使いやすくなる。名前付けに一貫性をもたせることが実を結ぶ！

　同様に，基本フォルダを構成する4つのフォルダ，例えばそれぞれの基本フォルダの中に文書フォルダを作成する場合は，基本フォルダと同じ名前を付ける。その例は「糖尿病　文書フォルダ」や「母子保健　文書フォルダ」などである。フォルダに短い名前を付けるのが一番である。キーボード入力の手間が省ける。

　自分の保存している情報に，迅速かつ効率的にアクセスするための鍵は，追跡システムを構築することである。過去数年にわたり，文書フォルダの1つに新しい基礎資料を追加し続けたとする。その文書フォルダに何があるのかを，どうやって覚えていられるか？　あなたには，各基本フォルダとその4つの主要フォルダ(すなわち，ペーパー・トレイル・フォルダ，文書フォルダ，レビュー・マトリックス・フォルダ，総括フォルダ)の内容を一覧できるシステムが必要である。

　増え続ける基本フォルダの内容に索引を付けるためのより洗練された戦略が，本書の第8章で説明されているマトリックス索引システムである。これが最初の文献レビューなら，あなたはまだそこに到達していない。もっと簡単な方法は，先に説明した，出版年を基礎資料の名前の最初の部分として使う追跡システムである。どのシステムを使うにせよ，リストを最新に保つことによってのみ，その恩恵は得られる。

# PRISMAフローチャート下位フォルダの作成方法と使用方法

## PRISMAフローチャート下位フォルダのための基礎資料の選択方法

　PRISMAフローチャート下位フォルダは，文書フォルダ内の2つの下位フォルダのうち，2つ目のフォルダのことである。このフォルダは，文献レビューの各段階を進める中で，特定した文書の数とその使用方法を追跡する場所である。基礎資料は，実際には基礎資料下位フォルダに先に選択・保存されているため，そのデータ一式はすでに存在している。この2番目の下位フォルダに関するあなたの作業は，レビュー全体を通して文書がどのように使用されたかを忘れずに記録することである。この2番目の下位フォルダは，すべて基礎資料の数に関するものである！

## レビュー開始から完了までの基礎資料の数の追跡方法

　PRISMAフローチャート下位フォルダを作成した後，PRISMAフローチャート[1]そのもののコピーをその下位フォルダに格納する。第3章から第6章の過程に進むにつれて，あなたはPRISMAフローチャートを修正していく。図4-2は，PRISMA声明[1]に関する2009年の論文に記載されているPRISMAフローチャート[1]の原本のコピーである。
　この一般的なPRISMAフローチャート[1]には，最初にいくつかの変更が必要であ

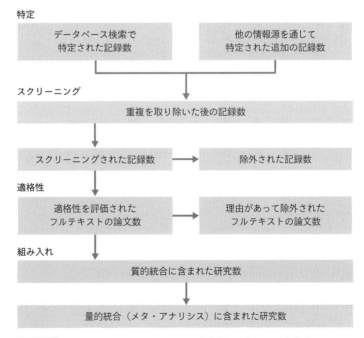

**図4-2**　PRISMAフローチャート[1]文献レビューの文書数

る。まず，このフローチャートを Moher らの論文[1]から自分でダウンロードする。*British Medical Journal*（BMJ，英国医学誌）のウェブサイトに行き，論文を検索し，フローチャートをダウンロードし，Word 文書にフローチャートを挿入し，以下の変更を加える。

1. フローチャートの題名を入力する（例：図 4-2 参照）。ここでは Moher らの論文を引用する[1]。
2. PRISMA の著者が「No」（記録数，論文数）と書いているところには，基礎資料の数を追加する。最終的な数値は総括を書き終えるまでわからないが，最初に検索された文書の総数や，検索基準を適用した後に除外された文書の総数など，わかるものは記録しておくとよい。
3. 記録が除外された理由のカテゴリを「スクリーニング」の下に追加する。また「適格性」の下に再度，各カテゴリ内の文書数を追加する。
4. 最後に，一番下の「量的統合（メタ・アナリシス）に含まれた研究数」を削除する。今の段階では，おそらくあなたはメタ・アナリシスを行っていないだろう。また，メタ・アナリシスは本書の範囲を超えている。本書の残りのマトリックス方式の章を読み進めるにつれて，文献レビューの各段階における基礎資料の数を追加することで，現在のフローチャートを修正していく。数を追加または修正するたびに，PRISMA フローチャート[1]のコピーをその時点の日付で作成することを強く推奨する。これらのコピーは，PRISMA フローチャート下位フォルダに保管する。あなたは最終的に，本書の第 6 章で説明されているように，完成した PRISMA フローチャート[1]を最終論文に含めることになる。

　本章には多くのことが書かれている。あなたは，レビューしたい基礎資料の PDF をダウンロードし，基礎資料下位フォルダ（できればウィンドウ右上のステータスバーにある Dropbox アプリに保存する）に，出版年，筆頭著者の姓，好みの簡単な題名を付けて整理した。この整理は，次の章で各研究を読み，要約を作成する際に役立つ。

　本章では，また，最終的な総括の一部となる PRISMA フローチャート[1]をダウンロードし，修正し，数を記入し始めた。PRISMA フローチャートに記入した数のコピーは，文書フォルダの PRISMA フローチャート下位フォルダに保存されている。

## キャロラインの冒険旅行　文書フォルダを組み立てて整理する

　PubMed 検索（前章で説明）で 2,198 の文献の題名にざっと目を通したキャロラインは，自分のレビューに関連すると思われる 15 本の論文を見つけた。彼女の次の仕事は，15 本の研究論文の中からどれをレビュー・マトリックスに要約するかを選ぶことだった。まず，論文を出版年順に並べ，1992 年に出版された最も古い論文から読み始めた。彼女は要旨を読み，論文全体に目を通し，後で最終的な論文一式を要約するときにまた振り返るだろう疑問点についていくつかメモをとった。この時点で

は，キャロラインは要約の作成はしていなかった。実際，彼女はどのような列トピックをもとに研究を要約するかさえ決めていなかった。しかし，論文を読みながら，レビュー・マトリックスの列トピックの候補をメモしていった。ざっと読んだ15本の論文のうち，キャロラインは9本を，喫煙する思春期の女子の特徴に関するレビュー・マトリックスに要約する候補として選んだ。

「そうですね，この段階は簡単でした。」キャロラインは毎週1回行われるゼミでディッカーソン教授にこう言った。彼女はノート・パソコンの基本フォルダを見せた。彼女のノート・パソコンでは，メモがペーパー・トレイル・フォルダに保存されており，9本の論文のコピーが文書フォルダの中の基礎資料下位フォルダに保存されていた。

「除外した6本の論文はどうしたのですか？」ディッカーソン教授がたずねた。キャロラインは，最も関連性の高いものだけを選んだと説明した。ディッカーソン教授は彼女の理由を理解したが，「たとえ使わなくても，あなたが見つけた他の6つの論文を基礎資料下位フォルダに残しておいたほうがいいかもしれません」と注意した。「その6つの論文のために，別の下位フォルダを作成してはどうでしょう。例えば，"基礎資料下位フォルダに含まれなかった論文"という名前の下位フォルダにしては？」

キャロラインのいぶかし気な表情を見て一息つくと，彼はこう付け加えた。「ある研究が，ある著者によって引用されていることを見つけて，私はその研究を削除しなければよかった，と思ったことがあります。基礎資料下位フォルダから削除してしまったら，また探しに行かなければなりません。しかし，その下位フォルダに残しておくか，別の下位フォルダを作成すれば，その要旨を読んで役に立たないと思ったことを思い出せます。せっかくたくさんの保存スペースがあるのだから，ダウンロードしたすべての論文を含めて整理する習慣を考えましょう。」

キャロラインはこの助言をメモした。

ディッカーソン教授は続けて，「キャロライン，あなたは文献レビューの中で，基礎資料について，特定した数，検討した数，最終的に使用した数，しなかった数を追跡する必要があります。これは，文献レビューの最後に行うよりも，進めながら行うほうが簡単です。また，ペーパー・トレイル・フォルダに保存した検索戦略を使って，文書の検索戦略の最終確認を行う必要があります。この最終確認で新たな研究が追加された場合は，他の研究と同様に検討しなければなりません。レビューのさまざまな段階で除外するか，そうでなければ，他の研究と同じように批判的に要約します。

その後，PRISMAフローチャート[1]のコピーに入れた数字を最終的なものと考え，フローチャートの各段階における包含基準と除外基準を明確に定義します。その最終日以降に発表された論文については，たとえその中に画期的なものがあったとしても，あなたには責任はありません。ただし，修士論文の口頭試問の際には，どれほど最新のレビューをしたかを示すために，その画期的な論文についても簡単に説明するとよいですよ。」

キャロラインはうなずいた。このことはキャロラインにも理解できた。

「さて，リプリントをファイルするのは簡単です。」ディッカーソン教授は続けた。

「しかし，あなたの仕事はまだ終わっていません。これらの論文を読みながら，さらに多くの研究がないか常に注意を払う必要があります。頻繁に引用されている著者がいたら，Science Citation Index でその著者を調べて，さらに引用されている研究がないか調べてみてください」。彼はニヤリと笑った。「スノーボール式に多くの研究を見つけ，基礎資料下位フォルダに追加し，レビューに含めましょう。この段階は，PRISMA フローチャート[1]の最終確認をするかなり前の段階であることを忘れないでください」と彼は助言した。

「もし私が正しい研究をすべて見つけられていなかったらどうしましょう？」キャロラインは心配そうに言った。「その分野の古典的な研究を見逃して，そのことに気づいていないかもしれません。マトリックス方式を使っても，文献の当たり外れは大きいように見えます。」

ディッカーソン教授はうなずいた。「私もそう思います。常に追加の研究を求めていなければなりません。今あるものを要約すれば，おそらく役立つでしょう。あなたは研究者が誰で，どのような研究疑問について研究したのかがわかるようになりたいでしょう。言い換えれば，文献を自分のものにし始める必要があるのです。」

「なるほど，基礎資料の使い方は理解できました。けれども，逆の問題が起きたらどうしたらよいでしょう？ 使いたい文献がすべて，例えばオンラインの特別報告としてすでに集められていたらどうしましょう？ 文献のレビューをするために，それぞれのコピーを取って，基礎資料下位フォルダに入れなければならないのでしょうか？」キャロラインは，それぞれの論文を探し，ダウンロードするのにかかる労力について考えていた。

「いいえ。」ディッカーソン教授は答えた。「その文書が他の場所で入手可能で，利用するのに便利であれば，コピーをダウンロードする必要はありません。基礎資料下位フォルダは，あなたにとって便利なものであり，リプリント・ファイルを管理するための体系化された方法なのです。キャロライン，率直に言って，文献レビューのためのすべての文書がすでに一箇所に集められている状況を私はあまり知りません。」

「記事そのものをどうするかも考える必要があります。原著論文のコピーをもつ利点の１つは，読みながら印をつけられることです。可能であれば，文字入力機能の"変更履歴"をオンにして，コメントを挿入します。重要な部分にハイライトを付けたり，付箋に質問を書き込んだり，別の白紙を作ってそこに質問と答えを書き込んだりすることもできます。別のデータベースにある原本をもとに作業している場合は，おそらく印をつけることはできないでしょう。」

彼はキャロラインに，レビューのために文書のコピーをダウンロードすることの長所と短所について考えさせるために，いったん黙った。そしてこう続けた。「来週のあなたの仕事は，どの列トピックをレビュー・マトリックスに使うかを決めることです。」

## 本章の学習内容の確認

あなたが知っているべきこと，またはできるようになるべきことについて知識を得

たかは，この節の指示を完了できるかどうかにある。具体的には，あなたは以下のことができるはずである。

1. 文書フォルダを整理する。基礎資料下位フォルダと PRISMA フローチャート[1]下位フォルダの2つの主要な下位フォルダを作成する。要約する可能性のある各基礎資料(最初に特定した 1,000 件すべてではないが，おそらく最終的に使用する 21 件より多い)をダウンロードし，基礎資料下位フォルダに時系列に保存する。
2. 各文書の PDF ファイルに，出版年，筆頭著者の姓，簡単な題名でファイル名を付ける。これがあなたのリプリント・ファイルとなる。
3. 次の段階では，基礎資料を除外する際にも，できればファイル名を付ける。名前に「出版年，筆頭著者の姓，除外理由と採用理由」を記入し，文書フォルダの別の下位フォルダ(すなわち，除外された論文下位フォルダ)に保存する。これにより，PRISMA フローチャート[1]の最終的な数字が完成する。
4. PRISMA フローチャート[1]をダウンロードする。指示通りに修正し，文献レビューの数字を入れ始める。この時点でこのフローチャートが完成するわけではないが，順を追って行うほうが簡単になる。

これで，次の章で説明する要約過程の準備ができた。

**参考文献**

1) Moher D, Liberati A, Tetzlaff J, Altman DG; The PRISMA Group. Preferred reporting items for systematic reviews and meta-analyses: the PRISMA Statement. The BMJ. 2009; 339: b2535. doi: http://dx.doi.org/10.1136/bmj.b2535.

# 第5章 レビュー・マトリックス・フォルダ
## ──研究文献の要約方法

### 本章の目的

　本章では，レビュー・マトリックスのみに焦点を当てる。PRISMA フローチャート[1]に関する追加情報については，次章で総括を書く際に説明する。第5章では，レビュー・マトリックスとは何かを定義し，事例を示し，レビュー・マトリックス・フォルダの利点を説明する。次に，レビュー・マトリックス・フォルダの構成方法，レビュー・マトリックスの列トピックの選択方法，レビュー・マトリックスの列トピックを使用して，（文書フォルダ内の）基礎資料下位フォルダに保存されている各基礎資料を要約する方法について説明する。

　本章の4つの主な節と，他のほとんどの章の最後にもある標準的な2つの節は，以下の通りである。

- レビュー・マトリックスとは？
- レビュー・マトリックス・フォルダの準備：3つの下位フォルダ
- レビュー・マトリックス用の列トピックの作成
- レビュー・マトリックスにおける基礎資料の読み込みと要約

キャロラインの冒険旅行：レビュー・マトリックスを構築して使用する
本章の学習内容の確認

## レビュー・マトリックスとは？

### レビュー・マトリックスの定義

　マトリックスとは，スプレッド・シートのように行と列が格子状に配置されている表のことである。レビュー・マトリックスでは，行は学術雑誌の記事などの基礎資料に使い，列はこれらの各文書を要約するためのトピックに使う。レビュー・マトリックスにおける論文の要約では，列トピックによって整理された最も基本的な情報のみを記述する。

**表 5-1** 一般的なレビュー・マトリックス

| トピック 1 | トピック 2 | トピック 3 | トピック 4 |
|---|---|---|---|
| *著者，題名，学術雑誌名* | *年* | *目的* | *方法論的デザイン* |
| 学術雑誌の記事 1 | 1995 | てんかんの薬物治療 | 実験研究 |
| 学術雑誌の記事 2 | 1997 | うつ病の薬物治療 | ケース・コントロール研究 |

**表 5-2** 「一般的な感冒の治療」の文献レビューのためのレビュー・マトリックス

| 著者，題名，学術雑誌名 | 年 | 目的 | 方法論的デザイン |
|---|---|---|---|
| Brown CJ. Cure for the common cold. Journal of Scientific Wonder（架空） | 1987 | 感冒治療薬 X とプラセボを比較する | 無作為化臨床試験 |
| White RM. A better cure for the common cold. Journal of Better Science（架空） | 1989 | より優れた感冒治療薬 Y と X を比較する | 無作為化臨床試験 |

## レビュー・マトリックスの例

　表 5-1 は，最初の 2 行が学術雑誌の記事であり，列がレビュー・マトリックスの最初の 4 つのトピックである一般的な例を示している。

　以下は，より具体的な例である。あなたが，1987 年に発表された（架空の）ブラウン教授の論文「Cure for the Common Cold（一般的な感冒の治療）」に興味をもったとする。レビュー・マトリックスでは，彼の論文を最初の行に記入し，その論文の要約に使われる列トピックの一式をマトリックスの上部に列挙する。ブラウン教授のライバルであるホワイト教授も 1989 年に同様の論文を発表しており，あなたもそれを要約する。表 5-2 は，この 2 つの論文がこの簡略化されたレビュー・マトリックスの最初の部分にどのように表示されるかを示している。

　このように，レビュー・マトリックスとは，行の左側に学術雑誌の論文や記事が常に記載され，各論文の要約に使用する予定のトピックや論点が列の見出しとなり，常に上部に記載される長方形の表である。

## レビュー・マトリックス・フォルダの利点

　マトリックス方式を使う理由は，混沌から秩序を生み出すためである。文献のレビューにおいて，あなたが対処しなければならない混沌とは，あまりにも多くの基礎資料にまたがる，覚えるには詳細すぎる情報のことである。あなたが作ろうとしている秩序とは，この情報を整理することである。情報の整理により，あなたはその情報を効率的に検討・利用できる。レビュー・マトリックス・フォルダは，マトリックス方式を構成する 4 つのフォルダのうちの 3 番目である。他の 3 つのフォルダは，ペーパー・トレイル・フォルダ，文書フォルダ，総括フォルダである。

　レビュー・マトリックスは，秩序を作り出すための基準となる構造である。レビュー・マトリックスを構築することは，家を建てることと似ている。あなたは家を

建てるだけでなく，家具もそろえる必要がある。この場合は，各記事を読み，分析し，その情報をレビュー・マトリックスの列トピックの下にある各セルに入れることが家具をそろえることに当たる。こうすることで，レビュー・マトリックスがあらゆる情報に場所を与え，あなたは情報そのものに集中できるようになることがわかる。

## レビュー・マトリックス・フォルダの準備：3つの下位フォルダ

　レビュー・マトリックスを作成する前に，レビュー・マトリックス・フォルダ内に3つの下位フォルダを作成する必要がある。このフォルダには，日々の作業で作成されるレビュー・マトリックス・ファイルの異なるバージョンが保存される。言い換えれば，レビュー・マトリックス・フォルダは3つの貯蔵容器を保持する場所になる。以下に，3つの下位フォルダを示す。

- レビュー・マトリックス下位フォルダ―現在
- レビュー・マトリックス下位フォルダ―過去
- レビュー・マトリックス下位フォルダ―最終

　次に，レビュー・マトリックス・フォルダに空の3つの下位フォルダをすべて入れる。レビュー・マトリックスの作成を始める前に，これらの下位フォルダを設定する。作業中は，マトリックスの上部にある列トピックを記入しながら，レビュー・マトリックスが記載されたWordファイルを頻繁に保存する。作業の終了時には，再度レビュー・マトリックスを保存し，「レビュー・マトリックス下位フォルダ―現在」内に残しておく。「レビュー・マトリックス下位フォルダ―現在」には，常にレビュー・マトリックスのコピーが1つだけ存在していなければならない。この方法の例については，次の項で説明する。

### レビュー・マトリックス下位フォルダ―現在

　この下位フォルダには，レビュー・マトリックスの最新版のコピーのみが保存されている。各日のコピーは，実際にはWord（またはExcel）ファイルのテーブル作成機能で作成された表であり，次のように，現在の日付を使用して名前を付ける。

02-15-2020 レビュー・マトリックス

　作業した日に，「レビュー・マトリックス下位フォルダ―現在」へ保存する。その日の作業中にも，頻繁に，このファイルを保存する。
　次回の作業の開始時に，「レビュー・マトリックス下位フォルダ―現在」を開き，「02-15-2020 レビュー・マトリックス」（前回のセッションで保存したWord文書）を開き，「名前を付けて保存」コマンド（Wordの「ファイル」の下にある）でコピーを作成する。これで，同じ内容のファイルが2つできる。そのうちの1つで前の日付を

現在の日付に変更し，「レビュー・マトリックス下位フォルダ—現在」に保存する。

02-17-2020 レビュー・マトリックス

もう1つは「02-15-2020 レビュー・マトリックス」という名前のままになる。

次に，この古いほうのコピーを「レビュー・マトリックス下位フォルダ—過去」に移動する。これにより，「レビュー・マトリックス下位フォルダ—過去」には，日々の作業で作成された過去のファイルのコピーがすべて時系列に並べられていく。

## レビュー・マトリックス下位フォルダ—過去

時間が経つにつれ，Word ファイルの異なる版がいくつも作成される。異なる版には，レビュー・マトリックスに日々追加される作業内容が含まれている。これらのファイルには日付が記載され，「レビュー・マトリックス下位フォルダ—過去」に保存される。各ファイルの名前に作業の日付を残しておくことで，最新のものや必要なものを特定することができる。

レビュー・マトリックス・ファイルのコピーは，すべてこの「過去」の下位フォルダに保存する。現在のコピーから，何らかの理由で消えてしまった情報を探すために，この「過去」の下位フォルダ内のコピーを再度確認する必要が生じるかもしれない。

## レビュー・マトリックス下位フォルダ—最終

レビュー・マトリックスを完成させたら（おそらく，総括の執筆が完了した時点で），通常通り，「レビュー・マトリックス下位フォルダ—現在」に最新のコピーを保存する。ただし，レビュー・マトリックスはまだ完成していないかもしれない。総括を執筆している間に（第6章で説明するが）追加で含める必要がある基礎資料が出てくるかもしれない。そのため，「レビュー・マトリックス—最終」フォルダにこの最新のコピーを入れるのは，総括の執筆が完了してからにする。最終のレビュー・マトリックスが完成したら，コピー（Word の「ファイル」メニューから「名前を付けて保存」コマンドを使用）を作成し，「レビュー・マトリックス下位フォルダ—最終」に最新のレビュー・マトリックスを入れる。以下はその例である。

04-19-2020 レビュー・マトリックス

「レビュー・マトリックス下位フォルダ—最終」には，レビュー・マトリックスのコピーが1つだけしか存在しない。これは最終版であり，同じ Word ファイル（表形式）は「レビュー・マトリックス下位フォルダ—現在」にも存在しなければならない。

これらの3つの下位フォルダを作成して使用することで，常に(1)最新のレビュー・マトリックスを見つける場所（レビュー・マトリックス下位フォルダ—現在）がわかり，(2)最新のコピーが破損した場合に備えて，最新のレビュー・マトリック

スを作成する際に使用したコピー（レビュー・マトリックス下位フォルダ—過去）を見つけるための保険をかけることができ，(3)後日，レビュー・マトリックスの最終版（レビュー・マトリックス下位フォルダ—最終）を見つけることができる。私は，この方法を編み出す前の，レビュー・マトリックスを1つか2つ紛失した経験から話している。

## レビュー・マトリックス用の列トピックの作成

文献レビューでは，次の4つの体系的判断が最も重要となる。(1)文献レビューの目的を明確にする，(2)電子書誌データベースやその他の情報源から文献を選択するための検索戦略を定義する，(3)列トピックを選ぶ，(4)レビュー・マトリックスにどの基礎資料を含めるかを決定する。この節では，列トピックの選択について説明する。

### 列トピックとは？

レビュー・マトリックスにおける列トピックとは，各学術雑誌の記事やその他の基礎資料を要約するために使用される問題や概念のことである。例えば，「サンプル抽出デザイン」という題材の場合，レビュー・マトリックスを完成させる際には，各研究で研究対象を選択するために使用されたデザインの種類を特定することが求められる。著者がサンプル抽出デザインについて記述していない場合は，「NA（Not Available：該当なし）」と記録するか，最善の推測を記入する（例：「NA-おそらく志願者である参加者」）。

### 列トピックのカテゴリ

列トピックのカテゴリは，互いに共通点があるトピックからなる。レビュー・マトリックスでは，同じカテゴリの列トピックを互いに近い位置に配置する。例えば，レビュー・マトリックスに「研究対象」というカテゴリのトピックを作成する場合，次の4つのトピックをそのカテゴリに含めることを検討する。

**トピックのカテゴリ**

列トピック：研究対象
カテゴリの中の下位トピック

|  | 研究対象数 | 性別 | 人種 | 年齢範囲 |
|---|---|---|---|---|
| 各セル内のデータ | 120 | 56％女性 | 14％白人 | 22〜56歳 |

科学文献をレビューする際に，あなたが選ぶべき列トピックについては，(1)研究の方法論に関する特性，(2)理論的・概念的モデル，結果の種類，政策への影響や臨

床実践への影響などの研究内容に関する特性，(3)研究の結果または成果，の３つの大まかなカテゴリから考える。

　保健科学および行動科学分野の科学雑誌に掲載された研究論文のほとんどは，標準的な書式に従っている（第２章の「原資料とは」「科学論文の解剖図」を参照）。この書式には，研究がどのように設計され分析されたかを説明する一般的な方法論的特徴が含まれている（第２章「メソッド・マップ」で説明した。図2-5を参照）。列トピックを選ぶ際には，これらの方法論的特徴のいくつかを考慮する。図2-5〜図2-7に例が示されている。

　これらの方法論的トピックだけでは研究内容を十分に説明できないため，研究内容に関するトピックも必ず含めるようにする。文献レビューの目的に基づいてトピックを選択する。

## 最初の３つの列トピックの標準化

　レビュー・マトリックスの各基礎資料の最初の３列は常に同じにしよう。これらの３列を使って，要約した各基礎資料の基本情報を記録する。

- 1列目：著者，題名，学術雑誌の名称
- 2列目：出版年
- 3列目：論文つまり基礎資料の目的

　最初の列には，論文や書籍の複数の著者の名前をすべて記録する。最初の３人の名前と「et al.（他）」だけで終わらせないようにする。すべての著者を記載することで，この種の研究に関与したすべての研究者を追跡しやすくなる。後で他の論文の著者として同じ研究者がいるかどうかを確認できる。たとえ一緒に出版していなくてもかまわない。

　２番目の列は常に出版年用に空けておく。出版年は重要である。なぜなら，基礎資料下位フォルダとレビュー・マトリックスの両方で，すべての基礎資料とリプリントを分類し，索引を作成する際の基盤となるからである。出版年は，記事のコピーを迅速かつ効率的に見つけるための鍵となる。

　３番目の列には，基礎資料の目的を記述する。なぜその研究が行われたのか，あるいはその研究における研究疑問は何だったのか？　あなた自身の言葉で目的を述べる。研究論文の場合は，研究目的を研究疑問として記述するようにする。あなた（または論文の著者）が意図した目的を質問の形で記述できない場合，その質問に対する答えが得られたかどうかを，あなた（または著者）はどうやって知ることができるだろうか？　基本的な研究疑問を記述することが，ときに難しい場合がある。論文の導入部で目的を明確に述べない著者もおり，論文全体を読まなければ，著者が何を意図していたのか判断できない場合もある。

　その他のトピックの選択はあなた次第である。トピックは，文献レビューの目的とトピックに関する知識に基づいた判断の結果である。トピックのリストを作成したり，トピックを選択したりする上でのルールはない。しかし，以下はトピックを作

成・選択する過程で役に立つ提案である。

## 残りの列トピックの選択：4つの段階

　最初の3つ以外に，何のトピックを選ぶべきかわからない場合にはどうすればよい
か？　たとえ，よく知らない分野における最新の研究について調べるための文献レ
ビューであっても，あなたはその題材について何かしら知っているはずである。レ
ビュー・マトリックスの列トピックを選ぶ段階になると，その題材に関する参考書を
調べ，電子書誌データベースや学術雑誌に掲載された多数の要旨を読み，基礎資料下
位フォルダ内の論文に目を通しているはずである。どの列トピックを使用するかを決
定するための4つの段階を次にまとめる。

### 第一段階：基礎資料下位フォルダ内の論文のサンプルを読む

　基礎資料下位フォルダ内の論文のすべての出版期間を含む，基礎資料のサンプルを
選択する。例えば，基礎資料下位フォルダ内に100件の基礎資料がある場合，時系列
になった一覧から無作為に20%を選択する。選択したサンプル内の20件の論文を時
系列に読み，調査範囲を把握する。

　この過程により，研究の論点や方法論が時代とともにどのように変化してきたかが
理解できるようになる。2回目にこのサンプルの記事を一読する，その目的は，列ト
ピックを選ぶために十分な視点を得ることである。一部の資料は電子形式ではない場
合がある。例えば，書籍や政府報告書からの章を基礎資料としている場合がある。可
能であれば，報告書のPDFファイルを作成する。これらの電子媒体ではない資料の
出典を記載した文書を「基礎資料下位フォルダ」に作成し，必要に応じて印刷した
PDFを参照する。

### 第二段階：重要な論点を列挙する

　この基礎資料のサンプルを読みながら，方法論的および内容的に最も重要な論点を
列挙する。例えば，初期のいくつかの研究では観察研究が用いられ，後期の研究では
実験研究が用いられていた場合，研究デザインの種類は重要なトピックとなる可能性
がある。あるいは，レビューする分野がメディケア受給者に限定されている場合は，
研究対象の列の選択基準にその旨を記入する。しかし，すべての研究で，同じ内容を
記入することになるようなトピックに，列を作成する必要はない。

### 第三段階：列トピックを選ぶ

　基礎資料のサンプルを読みながら，その分野における論点と文献レビューの目的と
いう2つの立場から，最も重要と思われるトピックの一覧を作成する。例えば，あな
たがHIVの世界的な疫学に関する文献レビューを行っており，とくに他の地域と比
較して，南米諸国の感染率に興味があるとする。内容に関しては，各研究における
HIV感染状態の評価方法に関する列を用意するとよいだろう。レビューの目的上，
研究対象が居住していた国名を記載する列を追加してもよいだろう。さらによい方法
は，南米の研究に関する基礎資料には「1」，その他の国々には「2」といったように

数値コードを付けることである。数値コードの列は，Word文書では表ツールで，Excelのスプレッド・シートでは並べ替え機能で，並べ替えが可能である。

### 第四段階：必要に応じて列トピックを追加する

　最初の数点の基礎資料を要約し始めた後，他の列トピックを追加する必要性に気づくかもしれない。電子ファイルで作業している場合は，いつでも(ある程度まで)列トピックを追加できる。すべての文書を要約するまで，トピックの全範囲が確定しない場合もある(そのような場合は，レビュー・マトリックスの理念が機能している。要約作業により，作業を開始した時点では見えていなかった重要なトピックを特定できたということである)。不足しているトピックを追加し，そのトピックについてのみ，すべての論文を再度要約する。

## 徹底することの重要性

　この時点で，あなたは，これほどまでに詳細かつ多大な労力を要する作業に，自分自身がそこまでコミットする必要があるのかと考えているかもしれない。同級生が検索エンジンを使ってGoogle Scholarのいくつかの研究を見つけ，それらをまとめるだけで，文献レビューの時間を10分の1にしている場合，とくにそう考えるかもしれない。

　作業を続行するかどうかは，基本的にあなただけが判断することである。文献レビューを行う理由と，文献レビューを徹底して行わない場合の結果を考えてみよう。特定のテーマについて既知の事実を理解しようとしている場合や，研究論文に欠けている点を特定したい場合には，第1章で述べたように，文献を入手する必要がある。重要な論文を見落としている可能性はないだろうか？　他の研究者がすでにその質問について研究しているかどうかを知らずに，自分は研究計画を立てていないだろうか？　どこまで徹底すれば十分なのか？

　また，これは次のような疑問も生じさせる。(a)何件の論文や基礎資料があれば十分なのか？　(b)目指すべき具体的な数字があるのか？　これらの疑問に対する答えは，(a)私にはわからないが，あなたにはわかるだろう，(b)いいえ，具体的な数字はない，である。基礎資料を読み始めながら，自分自身にこれらの質問を投げかけてみてほしい。

- このレビューの期間はどのくらいになるか？　過去5年または10年間の研究を調べるべきか？　ヒトゲノムの解読など，この研究に明確な転換点となった画期的な出来事があったか？　それをこの期間のはじめとするべきか？　この出来事より10年前までさかのぼることができるため，選択する論文の数を増やすことはできるが，レビューの目的を考えると，それは論理的ではないかもしれない。
- このレビューの研究対象をどのように具体的に定義すべきか？　例えば，レビューの焦点が人工膝関節全置換術の結果にある場合，特定の種類の置換部品に興味があるのか？　もしそうであれば，それはあなたが設定する定義の一部となる。おそらく，この置換部品に関する論文は7件しか発表されていないかもしれない。その場

合は，定義を広げることを検討したほうがよいかもしれないし，7件がレビューの対象とする論文の総数であり，その数で十分である可能性もある。

十分な作業ができたかどうかを示す徹底性の指標はない。徹底性を判断する唯一の基準は，その文献を十分に理解していると感じられるかどうかという，あなた自身の感覚だけである。マトリックス方式は，そのような感覚に近づくための1つの方法であるが，徹底性を保証するものではない。作業を継続すると決めたら，次の段階はレビュー・マトリックスに記入する基礎資料の選択である。各基礎資料を十分に読み，列トピックに基づいて要約する。すべての基礎資料を精査するまで，順次，基礎資料を読み，要約する。

## レビュー・マトリックスにおける基礎資料の読み込みと要約

### 基礎資料を読み込み要約する方法

　論文記事を要約する際，実際には何をどうするか？　最も単純なレベルでいえば，レビュー・マトリックス内の行と列が交差するセルにトピックの概要を記入する。ここまでで，あなたは各論文記事を最大2回読み，基礎資料下位フォルダにダウンロードするかどうかを決め，それからこれらの文書のサンプルに基づいてどの列トピックを使用するかを決めている。そして，最も集中的な3回目の読み込みを行い，基礎資料を批判的に分析する。まず各文書を読み，列トピックに基づいて要約する。その過程で，その論文記事に関するレビュー・マトリックスのセルに記入していく。

　次に説明するのは，作業内容についての操作的定義である。基礎資料下位フォルダ（文書フォルダ内）に時系列で保存されている記事のPDFと，（レビュー・マトリックス下位フォルダ―現在にある）現在の日付のWordファイル形式のレビュー・マトリックスのコピーを使用する。これらを画面上に並べて開く。最初の（最も古い）文書のPDFを開いて読む。レビュー・マトリックスのその文書の列トピックの見出しの下にあるセルに記入する。その記事を読み終えてから次のPDFに進む。

### 年代順に並べる：行のルール

　基礎資料を読む順番は重要である。最も古い学術論文から読み始め，古いものから新しいものへと読み進めていく。各論文の要約を列トピックに基づいて作成する。これは，私が「行のルール」と呼ぶ方法である。各基礎資料を時系列で読み進めていこう。最初にあるトピックの列を埋め，次に，別のトピックの列を埋めるというように，この論文，あの論文と飛び回って読むようなことはしない。もし，基礎資料の作業途中で中断せざるを得ない場合，この作業に戻った際には，中断したところから再開し，最も新しく出版された基礎資料に到達するまで時系列で作業を進める。「行のルール」とは，常に最も古い文献から最も新しい文献へと進み，次の基礎資料を読み

始める前に，今読んだものを要約するというものである。

　時系列で読む理由は，後続の研究論文は先行研究の結果に基づいて行われるからである。ある論文の知見が，将来の研究のための新たな仮説の提案につながったり，新たな分析手法が利用可能になったり，あるいは古い研究が再分析されたりする場合がある。もちろん，時間の経過に伴う進歩は，レビューのために選択した論文の範囲によって異なる。また，見落とした論文や分析しないことにした論文のために，科学の進歩にギャップが生じたように見える可能性もある。このような場合，不足している論文を再度検索する必要がある。

　実証研究の論文を読む際には，電卓を用意しよう。各論文の数字やパーセントを確認する。結果の表に記載されている研究対象数は，研究者が研究開始時に登録した人数と一致しているか？　これらすべてを確認することで，著者が研究で何を行ったか（あるいは行わなかったか）を理解することができる。研究論文を批判的に読む際に手元に用意しておきたい重要なツールがあと2つある。それは，論文の重要な箇所に印を付けるためのワープロソフトやスプレッド・シートのマーカー・ツールと，論文自体にメモや質問を書き込むためのソフトウェアの付箋やコメント・ツールである。

## 頭の中での研究の再現

　自分の頭の中で研究を再構築せずに，レビュー・マトリックスに情報を記録することは，文献の批判的レビューにならない。科学論文を徹底的に読み込むには，基本的に著者の手順を追って研究を再現する必要がある。まずは，次のような質問を自分に投げかけてみよう。彼らの目的は何か？　研究はどのように進められたか？　結果は何か？　研究結果の解釈の論理は何か？　著者が何を行ったかを理解する過程で，彼らの目的，方法，結果，解釈に科学的に同意できるかどうかを見極める。これが文献を批判的にレビューする上で最も重要な部分である。

　ある意味で，各科学論文は物語，つまり真実の物語である。論文を完全に理解するためには，その物語を自分の言葉で正確に再現する必要がある。論文を読みながら，余白に電子メモを残そう。この目的には，ワープロソフトの「変更履歴」機能を使用すると便利である。理解できない単語や著者が定義していない用語にマーカーで印をつけ，調べる。論文の重要な部分，例えば目的や主な結果にマーカーで印をつけ，時間的な関係を図にしてみる。例えば，プレテストはいつ実施されたのか？　介入はどのくらい後に行われたのか？　介入はどのくらいの期間行われ，その後どのくらい経ってからポストテストが行われたのか？　著者は結果をどの程度うまく読者に伝えられたのか？　ここでは，第2章のメソッド・マップを使って各研究を図表化することができる。

## 列トピックごとの各セルへのメモの記入

　レビュー・マトリックスを作成する際，あなたの仕事は各論文または基礎資料を取り上げ，列トピックに基づいてメモを記入することにある。レビュー・マトリックスのセルに記入するメモの内容は簡潔で非常に短いものでなければならない。その目的

は，研究の詳細を追跡できるようにすることであり，記事全体を要約することではない。

　ときには，他の研究のレビュー論文や理論に関する論文を含めることになる。この場合，列トピックは無視して，その行のレビュー・マトリックスにその論文の重要度や要約の善し悪しについてメモを残すとよいだろう。

> 💡 **ヒント** 実用的なヒント：Word 文書で表機能を使用する場合は，その行を選択し，「レイアウト」タブに移動して「セルの結合」を選択し，その行のすべてのセルに，その研究に関するメモを入力する。

　複数のレビュー論文（総説論文）がある場合は，レビュー論文専用の下位フォルダをレビュー・マトリックス内に作成するとよいだろう。これにより，オリジナルの実証研究を報告する研究に焦点を絞ることができ，分析がより明確になる可能性がある。レビュー論文は別途，専用の列トピック一式で分析することができる。

　レビュー・マトリックス内のすべての文書を再度検索しなくても記憶しておきたい重要点や引用が含まれている文書があった場合には，そのような詳細なメモは別の書類に書き留めたり，パソコンの付箋に書き込んだりし，さらに詳しい情報が記録された場所を，マトリックス内の該当箇所にメモする。

　レビュー・マトリックスで要約を作成するために，研究論文を読む過程の一例を**資料5-1**に示す。

## ◗ のちほど参照する情報

　その間，各基礎資料を読みながら，必要に応じて，文献リストに追加を行う。また，必要に応じて，追加の記事をダウンロードし，基礎資料下位フォルダに加える。列トピックの1つに，すべてがぴったりと収まるわけではない。スプレッド・シートやワープロソフトの表機能を使ってレビュー・マトリックスを作成する場合は，これらの注釈を含めるために新しい列を挿入する。レビュー・マトリックスの列数が増えることを想定しておこう。

### 資料5-1　研究論文の要約方法

**緒言**

　論文の導入部分から始める。著者の目的を自分の言葉で言い換える。研究上の疑問という形にする。たまにあるが，著者が目的を記載していない場合は，あなたが考える著者の目的を記述し，著者が目的を記載していないことを明記する。

**方法**

　論文の「方法」の節をくまなく繰り返し読み，著者が何を行ったのかが明確に理解できるまで読み返す。著者が（あるいは編集者が）重要な情報を省略している場合がある。もし省略しているとあなたが考える場合は，何を省略しているかを記述する。しかし，これはあくまであなたの意見であることを明記する。研究を本当に理解するためには，著者が研究を実施する際に何を行ったのかを再現する必要がある。言い換えれば，彼らが使用した手順をあなた自身で説明する。

　次に，研究対象に関する下位項目の数字と，その研究対象がどのように選択されたかを見る。ま

ず研究対象の数だが，調査の開始時にはサンプルとして何人がいたのか，調査が進むにつれて何人が脱落したのか，追跡調査は可能だろうか？　研究対象が脱落する理由はさまざまである。死亡した，転居した，単に回答しなかった，などである。ここで電卓の出番である。実際の回答率を割り出そう。著者の計算結果に頼ってはいけない。

　この回答率が重要な理由は，研究を完了した研究対象のサンプルと，研究を開始した研究対象のサンプルに違いがあると，研究者はサンプリング・バイアスに陥る危険性があるからである。例えば，著者は，質問紙調査の回答率が87％だったと報告する（つまり，質問紙に記入するように依頼された人のうち，実際に記入した人の割合は87％だった）。あるいは，介入の完了率が45％だったと報告する。100％未満の場合，サンプリング・バイアスが生じる可能性が高まるが，回答率だけではサンプリング・バイアスを示すことはできない。著者は回答した人と回答しなかった人を比較し，統計的にどのような違いがあったかを論文で説明しなければならない。多くの著者はその情報を記載していない。記載していない場合は，その研究における潜在的な弱点として指摘する。

　さらに，データ収集方法について書かれた部分についても，同じ批判的方法で読み進める。質問紙や調査票は使用されたのか？　もし使用されたのであれば，どのような質問や項目が含まれていたのか？　この研究で使用する前に，質問紙自体の調査は完了していたのか？　例えば，質問紙の妥当性と信頼性について，著者はどのように報告しているのか？　全国規模の調査のデータを使用していた場合，読者がデータ収集方法についての情報を入手できるように，著者は参考文献を提示したか？　研究対象が全国規模で抽出された，あるいは非常に大規模なプロジェクトの一部であったという理由だけで，その研究が正しく行われたと自動的に考えるべきではない。批判的に読もう。論文の「方法」の各部分をこのように批判的に読み進める。

### 結果

　論文の目的を再読し，著者が最初に掲げた研究上の疑問や仮説に答えているかどうか，結果の節を確認する。主要な疑問に取り組む過程で，新たな疑問が提示され，それに対する答えが提示されたか？　答えが出ていない新たな研究上の疑問はあるか？

### 考察

　論文を読みながら，その研究の長所と短所について検討し，著者が同じ利点や問題について述べているかどうかを確認する。とくに，どのような追加の研究課題が取り上げられていなかったかに注目する。また，その結果がどのような意味をもつのか，あるいはこれらの発見の意義は何なのかを自問する。

### 参考文献

　各論文の最後にある参考文献に関するメモを残しておくと便利である。具体的には，各論文の参考文献の節を読み，追跡が必要な参考文献のPDFをあなたの文献リスト（第4章参照）に追加する。これは，あなたが文献レビューで見逃した論文を特定する方法の1つである。

### 謝辞

　この列トピックは，資金源などの論点が関連している場合はレビューに含めることがある。例えば，研究プロジェクトの資金源が潜在的利益相反を引き起こすかどうかを検討する場合がある。タバコ業界から資金提供を受けた10代の喫煙率に関する研究などの場合である。

### レビューをする者に固有のトピック

　レビュー・マトリックスは，文献レビューの目的に合わせて作成する必要がある。ここで説明されているすべての列トピックを含むほど包括的なレビューはめったにない。実際には，先に説明したトピックのうちのいくつかだけを選んで，それよりも独自の非常に具体的なトピックだけを選ぶだろう。例えば，あなたの文献レビューが実験研究に限定されている場合，すべての研究が何らかの実験デザインを使用しているため，実験デザインに関する列トピックは余計なものになる可能性がある。一方，この文献を理解する上で，どのような実験デザインを使用した研究であるかを把握することが重要だと考えるのであれば，そのような列トピックを設ける必要がある。このようなレビューする者固有の列トピックが，他の多くのトピックを排除して，文献レビューの大部分を占める可能性がある。

### 一般的な助言

　論文の緒言から考察まで，最初から最後まで順を追って読むことはほとんどない。最初はそうし

てもよいかもしれないが，論文を読み進めるうちに，戻っていくつかの詳細を確認する必要が出てくるだろう。例えば，方法の途中で，結果に飛ぶかもしれないし（「最初の研究対象は，本当に最後まで全員脱落しなかったのだろうか？」），結果を読んでいる途中で，緒言に戻るかもしれない（「著者は研究の目的を何と言っていたか？」）。論文を読みながら，常に自分自身と対話を続けよう。研究者が何をしようとしていたのか，実際に何をしたのか，何を報告したのか，そして実際に何を発見したのか。このダブルチェックは重要である。何も決めつけず，研究論文の著者に，証拠がないことに対して好意的な判断をしないようにしよう。文献をレビューする際，最善の姿勢は，方法論的に疑いをもち，常に疑問をもつことである。

## 要約過程に付随する利益

レビュー・マトリックスを作成する理由は，文献を分析し，ナラティヴ形式の総括的レビューを書くための構造化された基盤を作ることにある。レビュー・マトリックスの作成は労力と時間がかかるが，そのテーマに関する最も関連性の高い研究論文を徹底的に収集していれば，要約過程自体に利点がある。

まず，レビューする論文の社会学について学ぶことができる。次に，同じ一式の列トピックを使用して，研究を1つずつ分解し要約することで，自分自身の疑問を明確にすることができる。最後に，何が欠落していて，どこに新たな研究が必要なのかをより明確に把握できるようになる。

## 基礎資料の社会学

年代順に，基礎資料を注意深く読み，要約していくと，とくに特定の分野の研究論文であれば，意識しなくても，私が「基礎資料の社会学」と呼ぶものについて知ることになる。やがて，次で挙げる質問のいくつかに対する答え，あるいはすべてに対する答えに気づくようになる。

### 著者とその共同研究者は誰か？

レビュー・マトリックスの列トピックに基づいて基礎資料を要約すると，意識しなくてもこの研究の題材の社会学について学ぶことができる。これは暗記作業ではなく，無意識のうちに脳に蓄積される背景となる知識の積み重ねである。関連研究を見つけたい場合，筆頭著者または最終著者の名前を知っていると便利である。MEDLINE，Web of Science，その他の電子書誌データベースに，その著者の名前を入力して著者検索ができるからである。

Science Citation Index は，現在よく知っているグループに含まれていない著者の追加研究を見つけるために役立つ情報源である。新しい研究分野について学ぶ際には，誰が誰と共同研究を行っているかを把握することが重要である。したがって，共著者の名前をすべて最初の列に記入する。長い時間をかけて，多数の異なる研究者が同時並行的に行っているように見える研究は，よく調べてみると，たまたまさまざまな大学や非学術的環境にいる共同研究者の同じグループまたは下位グループの成果である可能性がある。例えば，ある大学の1人または2人の教授が，現在は他の大学，研究所，または臨床現場に在籍している元学生と時間をかけて共同研究を行っている

可能性がある。このような取り組みに問題はない。実際，インターネットの普及により，このような取り組みはさらに現実的になった。このような情報は，そのグループ内の誰かに連絡を取りたい場合，そのうちの1人があなたの大学またはその近辺の大学にいることがわかった場合に役立つだろう。

## 研究はどこで行われているか？

要約過程で，著者が地理的にどこにいるのかがわかってくる。研究は，特定の大学や機関で行われることもあれば，前述のように，国中に分散して行われることもある。例えば，根拠に基づく医療の初期研究の大半はカナダのオンタリオ州にあるマクマスター大学で行われたが，カナダや米国の他の大学にも協力者がいた。もし，あなたがその題材についてより深く追求したい場合は，マクマスター大学を訪れたり，そこにいる人に連絡を取ったりするのが，まず最初にするべきことだろう。研究グループのウェブサイトを確認して，現在または今後出版予定のリストを確認することも有用である。

## これらの研究で共通して使用されているデータ・セットは何か？

関連分野の研究者（異なる学術雑誌に論文を発表）は，しばしば同じデータ・セットを使用する。そのようなデータ・セットとしては，米国全国健康インタビュー調査（National Health Interview Surveys）[2-4]や米国全国健康・栄養調査（NHANES, National Health and Nutrition Examination Survey）などが挙げられる。データ収集方法と，これらのデータ・セットの利点と限界について理解していれば，それを使用した研究を評価する上で有利である。これらの大規模な全国を代表したデータベースに基づく研究を見つけるには，PubMedでデータベース名（NHANESなど）をキーワード検索するか，https://www.cdc.gov/nchs/nhanes にアクセスするとよい。

どのデータ・セットが使用されたかを把握することは，そのデータの一部を自身の研究に使用するかどうかの判断をする際に役立つかもしれない。あるいは，自身の研究テーマにより適した別のデータ・セットを選択することもできる。

## 資金源は何だったか？

2つ以上の研究が同じ資金源から資金提供を受けている場合，その資金源を調べることによって，同じ分野の研究プロジェクトを見つけることができるかもしれない。例えば，ある研究が米国立老化研究所（National Institute on Aging）の研究助成金によって資金提供を受けている場合，http://www.nih.gov にある米国国立衛生研究所（National Institutes of Health, NIH）のデータベースを検索し，他の研究や臨床試験に資金提供が行われているかどうかを確認することができる。

最近資金提供を受けた研究の中には，まだ実施中のものもあり，その結果はまだ公表されていない可能性がある。また，現在資金提供を受けているプロジェクトの中には，あなたが論文を読んだ研究者の研究ではないものもある。そして，その研究は，現在公表されているものとは異なる側面を研究している可能性もある。この場合，実施中の研究の研究責任者に連絡し，その研究について何か情報を入手することを検討する。

第5章　レビュー・マトリックス・フォルダ─研究文献の要約方法

この追加の段階を踏むかどうかは，文献レビューを行う目的によって異なる。多くの民間財団は，過去に資金提供した研究プロジェクトや現在資金提供している研究プロジェクトも列挙している。インターネット上で検索してみるとよい。

### どの参考文献が繰り返し引用されているか？

保健科学学術雑誌に掲載されたほとんどの研究論文の参考文献の節を確認すると，あなたが要約している論文の著者により繰り返し引用されている研究論文があることに気づくかもしれない。もしあなたがこれらの論文を自分のレビューに含めていない場合は，要約する論文のリストへの追加を検討する。

### 何が欠けているか？

文献レビューで各研究を要約すると，研究の論点に関するあなた独自の疑問をより明確にできる。これらの疑問に対する答えを見つけることで，全体像が見えてくる。

ある題材に関する研究に，抜け落ちている部分を見つけることは，総括や助成金申請書を作成している人にとって大きな利点となる。レビュー・マトリックスにおける要約過程により，明らかにまだ取り上げられていない問題だけでなく，多くの方法論上の欠陥も明らかにすることができる。何が欠けているかを明らかにすることは，文献を完全に自分のものにすることの一部である。レビュー・マトリックスを作成することで，それが可能になる。

## キャロラインの冒険旅行　レビュー・マトリックスを構築して使用する

キャロラインが文書フォルダ内の基礎資料下位フォルダに論文のリプリントを年代順に並べ終えると，レビュー・マトリックスの列トピックを選ぶ準備が整った。彼女はこれらの研究論文を無作為に選び，ざっと読み，どの論点やトピックが最も重要と思われるかについて追加のメモを取った。また，ディッカーソン教授が彼女に与えた方法論的トピックのリストも確認した。彼女は，方法論的トピックのすべてを必ずしも必要としないが，そのうちのいくつかは役に立つだろうと考えていた。

キャロラインは，マトリックス方式を用いて作成された，すべてのレビュー・マトリックスに共通する最初の3つのトピック，(1)著者，題名，学術雑誌，(2)出版年，(3)目的，を列挙することから始めた。次に，彼女は列トピックのいくつかの方法論的特徴に焦点を当てることにした。そのため，アウトカム変数を選び，レビュー・マトリックスでは「従属変数」として記録した。彼女は，研究によって喫煙の定義が異なることを知っていた。各研究の目的によって，タバコの喫煙のみに焦点を当てる著者もいれば，噛みタバコも含める著者もいた。

次に彼女が書いた列トピックの内容は「独立変数」だった。これは，著者が喫煙行動の変化を調べるために使用した特徴を整理するために役立つ列トピックだった。キャロラインは，何人が研究に参加したか，研究が女性のみに限定されていたか，男女両方が含まれていたかなど，列トピックを追加し続けた。

キャロラインは17トピックを選び，まだ何も記入されていないレビュー・マト

リックスの一番上の行に列挙した。そのうちの 11 のトピックを**表 5-3** に示す。表には，方法論的なトピックのみが記載されており，各研究の長所と短所についてのメモを残すために「コメント」と書かれた列も設けられている。

　彼女は，研究を要約する際にトピックを追加できるように，いくつかの列を空白のままにしておいた（もし彼女が Microsoft Word の表機能や Excel ファイルを使用していた場合，空白の列を残す必要はない。挿入コマンドを選択するだけで，新しい列を追加することができる）。彼女は，選択した研究を要約する準備ができた。

　キャロラインは，レビュー・マトリックスをいったん脇に置いておき，要約の過程に着手した。電卓を取り出して，ワープロソフトの黄色いマーカーを選択し，基礎資料下位フォルダの最初の論文を開いた。この論文を読むのは 3 回目だったが，最も集中して読んだ。キャロラインは論文の目的の節にある文章にマーカーで印をつけ，従属変数と独立変数についてメモを取った。彼女は電卓を使って，途中で研究を脱落した研究対象や質問紙に回答しなかった研究対象の割合を追跡した。また，第 1 章で説明した，より優れた研究を設計するための CONSORT ガイドラインに記載されているように，研究対象の募集から研究完了までの流れ図が示されているかどうかについても確認した（CONSORT フローチャートのウェブサイトを参照：http://www.consort-statement.org/consort-statement/flow-diagram）（訳者注：現在機能していない）。彼女がこのフローチャートを再現する必要はないが，「研究対象のフローチャート」（はい，または，いいえ）と名付けた列を作ることはできる（この CONSORT の文書は研究対象のフローチャートであり，原資料ではないことに注意する）。これは研究中の研究対象を追跡する優れた方法でもある。キャロラインは，研究の目的が何であったか，著者がどのように研究を実施し，何を発見したかを明確に理解するまで，論文を徹底的に読み直した。

　それからキャロラインはレビュー・マトリックスに目を向け，その研究について，各列のトピックの下にあるセルを埋め始めた。論文の末尾にある参考文献リストを調べた後，彼女は要約が終わったら PubMed で調べるために，基礎資料下位フォルダにある自分のリストにいくつかの参考文献を追加した。

　キャロラインは各論文を読んだ後，すぐに要約を作成した。彼女が要約した 3 つの論文，Wang らの研究[5]，Altman らの論文[6]，French と Perry の論文[7]の例を**表 5-3** に示す。French と Perry の論文は実際の研究ではない。しかし，思春期女子の喫煙の有病率と病因に関する文献の徹底的なレビューであり，追加の情報源となる 35 件の参考文献が含まれている点で重要だった。キャロラインはこの論文を含め，レビュー・マトリックスのコメントのセルに，著者が 10 代女子の喫煙率を報告していることを記載した。

　キャロラインはレビュー・マトリックスのすべての論文を要約し終えると，それを「レビュー・マトリックス下位フォルダ―現在」に保存した。次に，要約中に集めて加えた文献のリストを取り出し，それぞれを PubMed で調べた。そして，これらの論文をレビューに含めるかどうかを検討する同じ過程を繰り返し，1993 年に発表された論文を追加した。キャロラインはこの研究をレビュー・マトリックスの 1993 年の論文の最後に挿入し，他の論文と同じように要約した（彼女はまた，この論文のPDF を文書フォルダの基礎資料下位フォルダに追加した。第 4 章を参照）。

**表 5-3** キャロラインのレビュー・マトリックス　思春期の少女の喫煙に関する研究文献

| | 変数 | | | | | 研究対象 | | | データ | | |
|---|---|---|---|---|---|---|---|---|---|---|---|
| 著者, 題名, 学術雑誌名 | 出版年 | 目的 | 従属変数 | 独立変数 | 研究対象数 | 研究対象の特性 | サンプル抽出デザイン | 情報源または尺度 | データ収集年 | コメント |
| Wang, Fitzhugh, Eddy. Family and peer influences on smoking behavior among American adolescents: an age trend. J Adolesc Health | 1995 | 思春期の喫煙に対する家族や友人からの影響にはどのようなものがあるか？ | 紙巻タバコの喫煙のみ | 友人-性別 家族-兄弟姉妹, 父親, 母親 | 6,900 | 男女 14-18歳 | 全国無作為（回答率82%） | 全国健康インタビュー調査 | 1988-1989 | ・無回答/研究対象の無回答分析無 ・データ収集道具の情報無 ・人種に関する情報無 |
| Altman, Levine, Coeytaux, Slade, Jaffe. Tobacco promotion and susceptibility to tobacco use among adolescents aged 12 through 17 years in a nationally representative sample. Am J Public Health. | 1996 | 若者の喫煙傾向と販売促進キャンペーンへの参加にはどのような関係があるか？ | タバコの使用 タバコの非使用者 喫煙傾向 現在のタバコの使用 紙巻タバコと咬みタバコの使用 | 年齢, 性別, 家庭でのタバコの使用. タバコの販売促進への気づき. 友人が販売促進グッズをもっていること. 販売促進に参加. タバコ無料サンプルのメール | 1,047 | 男女 12-17歳 | 全国無作為（回答率62%） | 著者が全米でRDD法（random dial digit sampling）を実施 | 1993 | ・無回答/無回答分析無 ・データ収集道具の情報無 ・人種に関する情報無 |
| French and Perry. Smoking among adolescent girls: prevalence and etiology. J Am Med Womans Assoc. | 1996 | 思春期女性による喫煙の有病率と病因に関する文献をレビューする | 紙巻タバコの喫煙 | 女性 人種 | 研究により異なる | 女性 17-18歳 | 複数研究にわたる | 多様 | 多様 | ・実証研究ではない, 文献の要約のみ ・人種に関する情報有/発生率に注意 |

それが終わると，キャロラインは各論文記事のメモをレビュー・マトリックスに記入した。黄色い付箋にメモが追加され，さらにいくつかの列トピックが追加されたため，マトリックスは散らかって見えた。次に，彼女は PRISMA のフローチャート[1]を更新し，それから総括を書き始める必要があった。

## 本章の学習内容の確認

レビュー・マトリックスを作成し使用するための指示に従うことができたかどうかを確認するのが一番である。

1. 作成したレビュー・マトリックスには，各基礎資料を要約するために使用する列があるか？
2. 列トピックの名前を作成する際には，論文のサンプルを読んで決めたか？
3. レビュー・マトリックス内の基礎資料を，古いものから順に時系列に並べたか？
4. 行のルールを使用して，基礎資料を要約し，レビュー・マトリックスを完成させたか？
5. レビュー・マトリックスに新しく要約するための文献を追加した場合，レビュー・マトリックスの別の行だけでなく，文書フォルダの基礎資料下位フォルダにも新しい論文記事の PDF を保存したか？

これら5つのことができたなら，あなたは本章の学習内容を理解している，あるいは実行できるはずである。

**参考文献**

1) Moher D, Liberati A, Tetzlaff J, Altman DG; The PRISMA Group. Preferred reporting items for systematic reviews and meta-analyses: the PRISMA Statement. BMJ. 2009; 339: b2535. doi:http://dx.doi.org/10.1136/bmj.b2535.
2) National Center for Health Statistics. *Health Interview Survey Procedures*, 1957-1974. Hyattsville, MD: U.S. Department of Health, Education, and Welfare, Public Health Service, Health Resources Administration; 1975.
3) Kovar MG, Poe GS. *The National Health Interview Survey Design*, 1975-83. Hyattsville, MD: U.S. Department of Health and Human Services, Public Health Service, National Center for Health Statistics; 1985.
4) Masey JT, Moore TF, Parsons VL, Tadros W. *Design and Estimation for the National Health Interview Survey, 1985-94*. Hyattsville, MD: U.S. Department of Health and Human Services, Public Health Service, Centers for Disease Control, National Center for Health Statistics; 1989.
5) Wang MQ, Fitzhugh EC, Westerfield RC, Eddy JM. Family and peer influences on smoking behavior among American adolescents: an age trend. *J Adolesc Health*. 1995; 16: 200-203.
6) Altman DG, Levine DW, Coeytaux R, Slade J, Jaffe R. Tobacco promotion and susceptibility to tobacco use among adolescents aged 12 through 17 years in a nationally representative sample. *Am J Public Health*. 1996; 86: 1590-1593.
7) French SA, Perry CL. Smoking among adolescent girls: prevalence and etiology. *J Am Med Womens Assoc*. 1996; 51: 25-28.

# 第6章 総括フォルダ─総括の執筆方法

## 本章の目的

本章では，レビュー・マトリックスと PRISMA フローチャート[1]に基づいたナラティヴ形式の総括の書き方を説明する。

文献レビューの目的は，ナラティヴ形式の総括として，特定の題材に関する研究文献の批判的な分析を要約することである。ナラティヴ形式とは，結果を数字や単なる統計形式ではなく，言葉で記述することを意味する。

本章には，以下の5つの節と，標準的な2つの節が含まれる。

- 総括とは？
- 総括フォルダの作成：3つの下位フォルダ
- 基礎資料の横断的分析
- 基礎資料の横断的統合
- 執筆の方法：自分自身の経験と他者の経験

キャロラインの冒険旅行：総括を執筆する
本章の学習内容の確認

## 総括とは？

 総括の定義

総括とは，特定の題材に関する科学文献の批判的検討と分析である。総括はナラティヴ形式とメタ・アナリシス形式の2つの主要な形式のいずれかを取る。本章では，あなたのレビュー・マトリックスの最終版に記入された研究の批判的分析と統合に基づく，ナラティヴ形式の総括の書き方を説明する。メタ・アナリシスに基づく総括は，本書の範囲外である。ナラティヴ形式の総括とは，レビュー・マトリックスにある研究を論理的に統合したものである。

マトリックス方式では，総括はレビュー・マトリックスに含まれた査読付き科学論文や基礎資料に基づいて記述される。あなたが，論説，米国医学研究所（Institute of Medicine, IOM）のような著名な科学者集団による要約，会議の要旨，灰色文献の論文など，他の種類の文書を文献レビューに含めると判断したとする。そのような場合

は，総括の冒頭でそのような選択をしたと明記しなければならない。

　総括では，研究の目的，内容，方法論，結果における類似点や相違点など，レビューの対象となった研究や，長年にわたる研究を通じて発展してきた研究のテーマを説明する。また，基礎資料に何が欠けているのか，つまり内容や研究手法のどこに穴があるのかを検証する。総括の目的は，研究の内容，方法論，結果を批判的に分析し，バラバラな部分を論理的で首尾一貫したナラティヴにまとめ，この文献レビューの冒頭で述べた問いに答えることである。

## 総括でないもの

　研究論文を単に要約したものは，年代順であっても，マトリックスに整理してあっても，総括ではない。ましてや，文献レビューですらない。総括では，論文の内容に対するあなたの批判的思考と，複数の基礎資料の結果を統合する能力が示されていなければならない。統合とは，この文脈では，類似点と相違点を関連付けながら統一された総体としてまとめることを意味する。例えば，すべての著者が同じ解説や解釈をしていたか？　より新しい論文にのみ，同様の解釈が見られたか？　時間の経過とともに，同じ解釈が見られる傾向があるか？

## 総括フォルダの利点

　体系的な文献レビューを書き上げるまでは，研究調査についての解釈や意見はまとめられていないと，ほとんどの人が思う。優れた文献レビューには，2つの主要な作業が必要である。それは，文献を批判的に分析することと，総括を記述することである。ここで重要なのは「記述」という言葉である。総括を文章にまとめる前に作業を中断してしまうと，文献レビューの半分しか終わっていないことになる。

# 総括フォルダの作成：3つの下位フォルダ

　総括フォルダには，以下の3つの下位フォルダが含まれる。

- 総括下位フォルダ—現在
- 総括下位フォルダ—過去
- 総括下位フォルダ—最終

　文献レビューの要約を書き始める前に，これらの3つの下位フォルダを設定する。これらはあなたの3つの保管庫である。総括の最初の草案を作成してから，作業中はWord文書を「総括下位フォルダ—現在」に頻繁に保存する。1日の作業の終了時には，再度保存し，「総括下位フォルダ—現在」に保存する。「総括下位フォルダ—現在」には，常に1本だけ，あなたの総括の原稿がある。

　現在，過去，最終の下位フォルダを使用するこの過程に見覚えがあったら，そのと

おりである。第5章で説明したように，レビュー・マトリックス下位フォルダでコピーを保存する際にも，同じ過程を使用した。レビュー・マトリックス・フォルダと総括フォルダは，マトリックス方式を使用する際に作成する，最も重要な下位フォルダになる。なくさないようにしよう。

## 総括下位フォルダ―現在

　作業の開始時に，常にそこを開けばよい下位フォルダがほしい。その下位フォルダには，最新の総括の草稿が保存されている。この下位フォルダはそのためのものである。Word 文書の最初の草稿に，「現在の日付 総括」という名前を付けるとよい。例えば，「06-10-2020 総括」である。

　この文書を「総括下位フォルダ―現在」に保存する。ファイルを頻繁に保存し，作業の終了時には再度保存する。

　次に執筆作業を行う際には，「総括下位フォルダ―現在」内の最新版の Word 文書を選択し，Word の「名前を付けて保存」機能を使用してコピーを作成し，そのファイルの保存日を現在の日付に変更する。例えば，「06-11-2020 総括」のように名前を付ける。

　最も新しい日付のファイルを「総括下位フォルダ―現在」に残し，例えば「06-10-2020 総括」のような古いファイルを2番目のフォルダである「総括下位フォルダ―過去」に移動させる。そして，現在の版の「06-11-2020 総括」に総括を書き始める。

　「総括下位フォルダ―現在」には，常に1つの総括の草稿のみが存在する。整理整頓を心がけよう！

## 総括下位フォルダ―過去

　この文献レビューを書き終えるまで，「総括下位フォルダ―過去」に，日付により作成したすべてのコピーを保存する。現在の版のファイルを破損したり，重要な部分を誤って削除したりして，以前の版に戻らなければならない場合がある。例えば，「総括下位フォルダ―過去」に保存されている中で最新のものは，「06-10-2020 総括」である。この版が非常に役立つことがあるかもしれない。

## 総括下位フォルダ―最終

　総括の最終版を置く場所もほしい。「総括下位フォルダ―最終」はそのための下位フォルダである。この「総括下位フォルダ―最終」は，あなたが総括を書き終えるまで空のままにしておく。その後，「総括下位フォルダ―現在」にある最新の草稿，例えば「08-07-2020 総括」のコピーを作成する。そのコピーを最終の下位フォルダに置く。何週間も，何か月も前に文献の総括を完成させたとしても，総括の最終版をこの「総括下位フォルダ―最終」に置くことで，常にどこを探せばよいかがわかる。

# 基礎資料の横断的分析

## 必要なツール：レビュー・マトリックス，基礎資料，PRISMA フローチャート[1]

レビュー・マトリックスですべての基礎資料を要約し，最新のコピーを「レビュー・マトリックス下位フォルダ―現在」（第5章の終わり参照）に保存したら，総括の草稿を書き始める準備ができている。

レビュー・マトリックスの完成した内容だけでなく，基礎資料下位フォルダにある査読付き論文のPDFも使用する（第4章参照）。総括を書く際には，これら両方の資料をデスクトップに置いておく。この過程の後半では，PRISMAフローチャート[1]（第4章参照）の最新版を総括の方法の節に挿入することになる。

## 基礎資料をどう分析するか：列のルール

総括を書くときは，基礎資料の要約をするときとは異なるレビュー・マトリックスの使い方をする。レビュー・マトリックスを構築するには，「行のルール」に従う必要があった。列トピックに基づいて一度に1つの研究を分析し，マトリックスの各行に記入していった。あなたも覚えているように，基礎資料の出版年は，昇順（すなわち，出版日が古いものから新しいものへの順番［例えば，最初の1976年から最後の現在の日付まで］）であった。

しかし，文献の総括を作成する際には，レビュー・マトリックスの列を上から下に，研究を比較しながら情報を統合していく。これを私は「**列のルール**」と呼んでいる。つまり，レビュー・マトリックスを作成する際には「行のルール」を用いて各論文を要約するが，総括を作成する際には「列のルール」を用いる。マトリックス方式を使用する際には，この2つのルールを覚えておくことが重要である。

もちろん，総括を書き始める際には研究内容を把握しておく必要があるが，今，あなたは，これらの基礎資料を異なる視点から見ている。例えば，各列を上から下へ読み進めながら，特定の理論の使用方法について，時間とともに研究がどのように変化したかを考えることができる。あるいは，あなたが男性と女性の両方を対象とした研究のみを特定したい場合もあるだろう。レビュー・マトリックスの特定の列にざっと目を通すだけで，あなたはそのような研究を簡単に特定することができる。

>  レビュー・マトリックス内の研究を，1つの列の情報に基づいて一時的に並べ替えると便利かもしれない。この並べ替え作業は，Word文書の表機能またはExcelファイルを使ってレビュー・マトリックスを作成していると，とくに簡単に行える。

また，65歳以上の高齢者，少数民族，女性の研究対象に関する論文がほとんどないなど，各研究で欠けているものがないか確認してもよいだろう。このような研究対

象のグループのいずれかが文献にほとんど登場していない場合は，弱点につながる。その弱点により，臨床医などの読者は，研究結果をそのグループの母集団には一般化できない。

レビュー・マトリックスにこれらの研究対象のカテゴリに関する情報を記載しておけば，このような一般化の可能性を検討することができる。しかし，列トピックを設定したり，各基礎資料を分析したりし始める前に，あらかじめ計画を立てておく必要がある。さまざまな基礎資料を批判的に評価するときは，それらの基礎資料に潜在している要素を検討する。それらの要素は，経年的に，あるいは画期的な論文の前後で，変化したり，欠如したりする。

## なぜこのレビューをするのか？

文献レビューを始める前に，なぜ文献レビューをするのかを自分自身で明確にしておく必要がある。最も一般的な理由は，授業で提出する論文やレポートのために過去の学術研究を要約する，発表や出版物のために背景となる資料を収集する，大学院課程で必要とされる論文や学位論文を準備する，助成金や契約資金の申請書を書く，場合によっては，あなた自身や他の人の研究に基づいて，科学論文の原稿を作成する，などである。

最終論文における文献レビューの挿入部位とその焦点は，目的によって異なる。修士論文や博士論文では，先行研究の章に文献レビューの大部分が含まれる。一方，標準的な助成金や契約資金のための申請書では，背景と意義の節に文献レビューの大部分が含まれるのが一般的である。

修士論文や博士論文，研究計画書では，文献レビューは，例えば低所得層の子どもたちの栄養不良の影響に関するこれまでの研究といった主要な題材に焦点を当てるだけではない。その題材を調査するために，その分野の研究者が過去に用いた研究手法の種類など，方法論的なレビューにも焦点を当てる場合がある。

保健科学分野の査読付き学術雑誌では，文献レビューは緒言の節で最も明白に記述される。したがって，レビューの目的によって，焦点と最終論文での配置場所が決まる。

# 基礎資料の横断的統合

## 総括の主な節

総括を整理するためにどのような見出しを使用するか考えてみよう。1つの可能性として，今日ではほとんどの科学論文の基本となっている，緒言(Introduction)，方法(Methods)，結果(Results)，考察(Discussion)という(IMRaD)構造が挙げられる。IMRaDは1940年代に初めて確立され，それ以来，とくに医学および臨床分野の文献で用いられてきた[3]。文献の徹底的な総括には，以下の各項目についての考察が含

まれる。

1. 緒言：この研究の総体を動機づけた主な理由や問題点を説明する。理論的モデル
   または概念的モデル，仮説または研究疑問を含む。
2. 方法：問題点を調査するために使用した研究方法を要約する。これには，列ト
   ピック，方法論的デザイン，データ収集道具および手順，研究対象，データ分析
   などが含まれる（第2章のメソッド・マップの項に戻って確認しよう）。実証研究
   の大半の著者は，最終的な PRISMA フローチャート[1]を，ナラティヴ形式の総括
   の「方法」の節に掲載している（第6章の最後に掲載されている査読付き学術雑誌
   の論文の例を参照）。
3. 結果：あなたの文献レビューにおける主な発見事項，またはあなたがこの論文で
   設定した各疑問に対する結果や回答を列挙する。各研究疑問を改めて述べ，その
   後に研究結果を示すとよい。
4. 考察と結論：欠落している，または不十分な題材を含める。欠落している（すなわ
   ち，まったく調査されていない，または取り扱われ方が不十分である）と，あなた
   が特定した題材や問題について説明する。次に，これらの各項目それぞれに対す
   る批判的な分析を要約する。

　文献（すなわち，問題，方法，結果，考察）についての記述と批判的分析を区別する
ことが重要である。レビューの中で，どちらがどちらであるかを明確にしておくとよ
い。あなたの総括において IMRaD 構造の4つの項目はすべて必要であるが，この一
連の研究に対する批判的分析が最も重要である。この文脈における「批判的」は「否
定的な」という意味ではない。批判的分析とは，検討した研究が適切かつ妥当で，か
つ徹底したものであるかどうかについて，すべての証拠を吟味し，十分な知識に基づ
いて判断を下すことである。

　文献の総括は，さまざまな方法で構成することができる。1つの方法は，最初の4
つの節（問題，方法，結果，考察）をそれぞれ書き，各節の最後に批判的分析を加える
方法である。もう1つの方法は，最初の4つの題材をまとめて要約し，最後に批判的
分析を加える方法である。多くの場合，文献レビューの構成方法は，最初の草稿を書
き上げた後に決定される。実際，構成を決めるのは，要約を何度も修正した後になる
かもしれない。

　あるいは，文献レビューを行う目的によって，あなたの論文の構成や形式が決まる
場合もある。例えば，博士論文のために書かれた論文と，査読付き学術雑誌に投稿す
る研究論文では，構成が大きく異なる。このような決定を行う際には，あなたの授業
や論文の指導教員の助言がとくに役立つだろう。

## レビューの目的

　ここで，文献レビューの目的を明確に定義しよう。この作業は，すでに「ペー
パー・トレイル・フォルダ」の作成を始めた段階（第3章）で完了しているはずだが，
基礎資料を読み返しているうちに目的が変わった可能性もある。おそらく，目的の範

囲がより明確になったか，あるいはより多くの問題を取り扱うように拡大されただろう。いずれにせよ，あなたの総括の最初の文章は次のようになるはずだ。

「この文献レビューの目的は……である。」

## 基礎資料の検索戦略の説明

次に，文献レビューに含まれた文書を選び見直すために使用した最終的な検索戦略を記述する。最終的な検索戦略を使用した日付を必ず記載する。この説明では，レビューの対象期間，使用した情報源（電子書誌データベースや学術雑誌を含む），論文の種類（実証的論文や学術集会の抄録など），レビューの各段階における基礎資料を選択するための包含基準・除外基準など，検索と選択過程に関する基本的な情報を提供する。PRISMA フローチャート[1]の文書数に基づいてこのような情報を伝える，架空の事例を以下に示す。

文献レビューは，2006 年から 2016 年の 10 年間を対象とした。PRISMA フローチャート[1]に記載されているように，検索戦略を使用した最終日は 2016 年 1 月 5 日であった。検索には，MEDLINE, PsycINFO, International Pharmaceutical Abstracts の 3 つの電子書誌データベースを使用し，この分野を牽引する臨床学術雑誌（*Journal of X, Journal of Y, Journal of Z*）にとくに注意を払った。レビューの対象となったのは実証研究のみであり，論説，政策声明，プログラムの説明は除外された。合計 115 本の論文が評価され，そのうち 21 本が選択基準を満たした。

あなたはマトリックス方式を使用しているため，本書を参照し，文書を要約するために使用した列トピックを記述する必要がある。レビューの記述例を以下に示す。

マトリックス方式[2]を用いて，21 本の論文を 12 の列トピックからなるレビュー・マトリックスにより，出版年が古いものから順に評価した。12 の列トピックは，出版年を含む学術雑誌の情報，目的，独立変数と従属変数の定義，共変数，方法論的デザイン，サンプル抽出デザイン，研究対象数，回答者・非回答者の分析，データ源，データ収集の妥当性と信頼性，結果，および意義であった。

検索と要約の過程は，目的によって説明が異なるだろう。例えば，研究論文のための文献レビューであれば，より詳細な説明が必要になるだろう。レビューの目的にかかわらず，検索と要約の過程を記述することで，読者は文献レビューの徹底度を把握することができる。

## 基礎資料の PRISMA フローチャート[1]の仕上げ

総括を記述するにあたり，方法の節の一部として，最初の検索から最終的な選択に至るまでに特定した文書の数を記載する。最初の段階で 1,000 以上の文書から始めたとしても，レビュー・マトリックスの基礎資料を批判的に分析する段階になると，25

の基礎資料しか残っていない。これらの数を追跡するために，「PRISMA Flowchart for Documents Through Different Phases of the Review」を使用する。必ず，あなたの総括に PRISMA フローチャート[1]の出典を示す(本章の「参考文献」の一番最初の出典を参照し，それをコピーするとよい)。

　文献レビューにおいて，論文数を追跡することは重要な作業である。論文数を生み出した検索設定に関する説明と併せて，作成した PRISMA フローチャート[1]を報告し，あなたが行った検証と再現可能性に対する責任を読み手に伝えることができる。この記述を行う際には，最終の検索実行日を必ず記載する。これは，あなたが，その最終日以降に発表された論文に対する責任を負わないことを示すものとなる。

## 基礎資料間の統合方法：列のルール

　ナラティヴ形式の総括の目的と構造を念頭に置き，レビュー・マトリックスを使って情報を統合し，総括を執筆するにはどうすればよいだろうか？　この項では，時系列の古い順(つまり，最も古い日付から最も新しい日付)に整理されたレビュー・マトリックスから始める。この作業では，列のルールも引き続き使用する。

　マトリックスの列を上から下へと読み，各列のトピックについて，研究と時間の経過の中で何が起こったかを特定する。例えば，研究のテーマを要約する場合，レビュー・マトリックスの「目的」の列に注目する。特定の問題が，何年にもわたって現れたり消えたりを繰り返しているだろうか？

　さらに詳しい情報を収集する必要がある場合は，基礎資料下位フォルダに時系列に整理してある論文を再度読み直す。すべての論文を要約すると，各著者が他の研究をどの程度綿密にレビューしているかが，引用された論文の掲載状況から読み取れるはずである。これらの著者は他の研究を参照しているか？　他の著者は，自身のアイデアをより発展させるために利用できたかもしれない先行研究を参照することなく，独自に研究を進めているように見えるだろうか？　研究全体としてとらえると，この収集された論文は，あなたが調査した期間に多くの異なるテーマが扱われたことを示唆しているのか，それとも，1つの中心的テーマを焦点に当て，研究が互いに積み重ねられているのか？

　論文は，同じ問題についてますます具体的な詳細に焦点化しているように見えるか？　新しい研究分野を探求しているものはほとんどないか？　これは，そのテーマに関する主流の研究から逸脱した，適切で創造的な，あるいは必要なものだろうか？　もしあなたが自身の研究，例えば論文や研究計画書の形でアイデアを練っているのであれば，この研究で焦点を当てるべき「穴」は何か？　文献レビューで抜けているものを見つけたら，その題材を PubMed のキーワードとして入力し，その「穴」に焦点を当てた研究を見落としている可能性がないか，念のため確認しよう。もし何かが抜けていると主張するのであれば，その文献に本当に抜けているのか，それともこのレビューのために集めた基礎資料の一式に抜けているだけなのか，十分に注意する必要がある。

　同じ考え方を，研究上の疑問点を検証するための方法論的デザインにも適用できる。レビュー・マトリックスを，実験的デザイン，準実験的デザイン，前実験的デザ

イン，観察的デザインに基づいて一時的に分類する。そして，あなたの記述のために，それぞれのデザインを用いた研究についてメモを取るのも一案である。しかし，著者が研究で2つ以上の研究疑問を挙げ，それぞれに異なる方法論的デザインを用いている場合は，この方法が問題となる可能性がある。文献レビューに対して最も理にかなった方法を採用しよう。

また，その研究は単なる記述にとどまっているのか，それともその後の研究で問題の解決に向けた革新的なアプローチが説明されているのか，自問してみる必要があるだろう。例えば，高齢女性における転倒に関する研究文献で，初期の論文には，女性がしばしば介護施設に入所したり，死亡したりしてしまうほどの転倒の高い発生率が報告されていた。その後発表された論文では，転倒と抗不安薬の使用に統計的な関連性が報告され，高齢者に抗不安薬が過剰に使用されているという結論が導き出された。さらに，その後の研究では，抗不安薬の一部の種類だけが平衡感覚の喪失と関連しており，転倒の可能性が高まっていることが判明した。次に，とくに高齢者に対して，これらの薬の処方を変更するよう開業医に働きかけるさまざまな方法の効果について説明した一連の研究が行われた。全体として，この一連の研究は，問題の初期の説明からリスク要因との関連，そして介入へと進んだ。これらの研究で用いられた方法論的デザインは，記述的手法から準実験的手法，そして実験的手法へと，同様の進展をたどった。

## 執筆方法：自分自身の経験と他者の経験

どのツールが必要で，どのようにレビュー・マトリックスを使って総括を構成するのかがわかっても，また，総括に含めるべき項目を列挙しても，まだ最初の草稿を書く必要がある。構成に関するすべての作業を終えたが，現時点では最初の草稿は書いていない。これから草稿を書くことになるが，ここでは，その方法を説明する。

ほとんどの著者は，最初の草稿を書くのが，どんなものを書く場合でも，最も難しい部分だと言う。本書にもそのような節を含めるよう，多くの要望があったが，私はいつも抵抗してきた。なぜなら，すでにそれを成し遂げた才能ある人がたくさんいるからだ(本章の最後に一覧を掲載している)。しかし，私が執筆を始めたときの経験を語ることは，あなたにも役に立つかもしれない。

背景として，私は査読付き学術雑誌に100本以上の科学論文を発表しており(この過程で私を導いてくれた多くの忍耐強い編集者の助けを借りて)，そして今，本書の第6版では，Jones & Bartlett Learning QBLの多くの編集者も長年にわたり私を助けてくれた。おそらく私の経験は有用かもしれないが，この節の最後に記載されている著者の助言を読み，学部や大学のライティング・センター(訳者注：学術的文章の作成を支援するための施設)を活用するとよい。以下は，私が最初に草稿を書き，そこから先に進む方法である。

執筆方法：自分自身の経験と他者の経験 | 149

## レビューの目的の（再度の）説明

確かに最初の草稿は書くのが最も難しい。だから私は「簡単な」部分，つまり論文や要約の目的から始めることにしている。あなたの他のメモからコピーするのではなく，ページの一番上に目的をもう一度書き出そう。具体的には，以下の内容を書き写す。

「文献レビューの目的は…」

そして「…」の部分の文章を完成させる。あとは放っておく。まだ始まったばかりである。次に，総括に含めたい内容の非常に大まかなアウトラインを書く。これを「キーワード」と名付ける。キーワードだけを，順番は関係なく書き出す。このキーワードのリストは次の段階の準備をするためのものだ。

## ブレイン・ダンプ法：私の用語，私の定義

さあ，ブレイン・ダンプ（訳者注：頭の中を吐き出すこと）をしてみよう。これはどういうことかと言うと，キーボードに手を置いて，このレビューについて頭に浮かんだことをすべて入力することである。

- この最初の段階では，内容を整理しない。
- 途中で編集しない。
- 作業中に言葉の間違いを訂正しない。
- 作業したものの書式を整えない。
- 上記のことはすべて，この最初の段階でやりたくなってもやらない。

パソコンのワープロソフトで行うと便利である。そうすれば，自分の書いた字が読めないことに悩まされることがない。思いついたことは何でも，順番は気にせずに書き出そう。参考文献の節も，必要なら付け加えていいが，書式にこだわる必要はない。とにかく書き出す。2人目，3人目の共著者のことは気にせず，とにかく書き出す。これを1日中やり続ける。

書き終わったら，日付を入れて，安全な場所に保存する（2部コピーを作成し，それぞれ別の場所に保存するなど）。そして，眠りにつく。眠っている間に，脳が作業を行う。翌朝，前日にコピーしたファイルから始め，前のコピーを下位フォルダに保存し，再びブレイン・ダンプ法を実行する。これを1週間毎日繰り返す。ただし，覚えておいてほしい。最初の草稿は，決して最後の草稿や最終草稿ではない。それはあくまで最初の草稿にすぎない。

## 創造形態と実行形態

このブレイン・ダンプの過程において，(1)編集しながら作業しない，(2)言葉の間違いを訂正しない，(3)書式を整えない，という私の助言に従わなければ，せっかくの努力が水の泡になってしまう。この3つのことは，あなたの脳に実行形態を呼び起

こす。あなたはまだそれを望んでいないはずだ。あなたが望むのは創造形態である。

　ブレイン・ダンプとは，直感的な作業である。脳の活動領域よりも指のほうが何をすべきかについてよくわかっている。レビュー・マトリックスで基礎資料を要約する際に無意識に培った理解をすべて活用したいところだが，今，総括を書き始める際には，指に任せてそれを表現する必要がある。この時点で，あなたは最も創造的になる。覚えておいてほしい。編集，用語の確認，書式化を行うと，創造形態から実行形態に移行する。これは，脳内のナラティヴの流れを中断し，この段階ではよい影響よりも悪い影響をもたらす。

### 私がそれを成し遂げた方法：湖畔の小屋

　20年前，私は本書の初版を書き始めた。その時点では，私の家族は夫と犬1匹，そして10代の子ども2人だった。私は人間たちに，この期間中は邪魔をしないでほしいと伝えた。私は犬を連れて行き，私と犬の1週間分の食料を車に積み込み，スーツケースと予備の毛布も追加し，ミネアポリスから車で北にある湖畔の小屋（ミネソタには湖がたくさんある）に向かい，1週間を1人きりで過ごした。

　毎朝，私は早起きして犬の散歩をし，そして，前述のとおりに，ブレイン・ダンプを行った。前日の下書きから1日を始め，その続きをその日1日中書き続ける。こまめに保存する。ノート・パソコンにすべてを書き出した1週間後，ようやく私は最新の草稿を修正し始めた。内容を編集し，単語の綴りを訂正し，書式を整理し，先に述べた節に草稿を整理した。そして，それを何度も繰り返した。自分が書いたものを常に編集することが，優れた文章を生み出すのだ。

　以上の段階をすべて完了し，かなりよい原稿ができたと思ったら，大学内のライティング・センターに文章の添削を依頼しよう。ライティング・センターがどこにあるかわからない場合は，学生相談室に電話して場所を聞いてみよう。ライティングのクラスで役立つものがないか確認してみよう。総括の編集を手伝ってくれる人を探してくれるよう頼んでみよう。このようなサービスは，おそらく在学生であれば無料で利用できる。

　今思えば，湖畔の小屋を借りる必要も，犬を連れていく必要もなかったが，最初の草稿を作成し，それを1週間かけて推敲するには，コンピュータとワープロソフトが必要だった。図書館に行って，設備や資料を利用すれば十分だった。そして，完成した原稿の編集には，誰かの助けが必要だった。

## ▶○ 書き方について専門家が語ること

　文章の書き方については，ブレンダ・ウェランド（Brenda Ueland）による古典的名著『If You Want to Write』（訳者注：浅井雅志訳．本当の自分を見つける文章術．アトリエHB．2020．）をはじめ，優れた書籍が数多く出版されている[4]。そのほか，ピューリッツァー賞受賞作家 Richard Rhodes（リチャード・ローズ）による『How to Write: Advice and Reflections』（訳者注：日本語版　未出版）[5]や，受賞歴のある作家 Natalie Goldberg（ナタリー・ゴールドバーグ）による『Writing Down the Bones』（訳者注：小谷啓子訳．書けるひとになる！　魂の文章術．扶桑社．2019．）[6]なども参考になる。

　あなたには優れた文法の書籍が必要である。古典的なものとしては，Strunk（スト

ランク）と White（ホワイト）による『The Elements of Style』（訳者注：荒竹三郎訳. 英語文章ルールブック. 荒竹出版. 1985.）[7]が挙げられる。ウィットに富んだ現代的なものとしては，Patricia O'Conner（パトリシア・オコナー）による『Woe Is I』（訳者注：副島隆彦訳. ネイティヴ・スピーカーが教えるシンプル英文法. ディーエイチシー. 2002.）[8]や Mary Norris（メアリー・ノリス）による『Between You & Me: Confessions of a Comma Queen』（訳者注：有好宏文訳. カンマの女王「ニューヨーカー」校正係のここだけの話. 柏書房. 2020.）[9]がある。私にとって，O'Conner と Norris による文法書はダーク・チョコレートを食べるようなもので，常に楽しみを与えてくれる。これらの書き方および文法の書籍は，文献の総括を記述するにしても，その他の種類の文書を作成するにしても，優れた資源となる。

## 科学論文におけるマトリックス方式と PRISMA フローチャート[1]

査読付き学術論文で，マトリックス方式と PRISMA フローチャート[1]を用いた総括の事例を見ることはときに役に立つ。しかし，これらの論文は完成品であり，最初の草稿版でも，おそらく30回目の草稿版でもないことを覚えておいてほしい。あなたは PubMed にアクセスし，これらの論文の PDF を入手する必要がある。次に，私がマトリックス方式[2]と PRISMA フローチャート[1]の使用方法にのみ焦点を当てるので，私と一緒に読み進めてみよう。私が取り上げる論文は以下のとおりである。

1. Guo Q, Jacelon CS. An integrative review of dignity in end-of-life care. *Palliat Med*. 2014;28(7):931-940.[10]
2. Nielsen AH, Angel S. How diaries written for critically ill influence the relatives: a systematic review of the literature. *Nurs Crit Care*. 2016;21(2); 88-96. doi:10.1111/nicc.12158.[11]
3. Choi M, De Gagne JC. Autonomy of nurse practitioners in primary care: an integrative review. *J Am Assoc Nurse Pract*. 2016;28:170-174. doi:10.1002/2327-6924.12288.[12]

これらの論文は，基礎資料を分析するためにマトリックス方式を使用するという点では似ている。しかし，レビュー・マトリックスを論文に掲載していたのは1つ[11]のみであった。もう1つの論文[12]はレビュー・マトリックスを出版社のウェブサイト上で公開していた。残りの1つ[10]はレビュー・マトリックスの列トピックと，著者が事前に設定した概念的分類に基づく基礎資料の細分化について述べていたが，レビュー・マトリックスを公開していなかった。論文でレビュー・マトリックスを扱うこの3つの方法はすべて適切である。

修士論文や博士論文では，レビュー・マトリックスを研究方法の章に含め，文献レビューのさまざまな段階における基礎資料の PRISMA フローチャート[1]と一緒に掲載するかもしれない。

先の3つの論文には，以下の共通点があった。

- 研究の目的は，論文の要旨と緒言の両方の節で明確に定義されていた。
- 各論文には，文献の統合的レビュー[10,12]またはシステマティック・レビュー[11]のいずれであるかが，導入部で明確に述べられていた。
- 論文の目的を裏付けるために，簡潔な文献レビューが緒言または背景の節に含まれていた。
- 基礎資料を収集するために使用した電子データベース(PubMed，CINAHL，PsycINFO など)が具体的に記述されていた。
- 量的研究および質的研究の基礎資料の使用が，3 つの論文すべてにおいて明確に説明されていた。
- PRISMA フローチャート[1]およびマトリックス方式[2]は，方法すなわち分析方法として説明されていた。すべての論文で，レビューの異なる段階におけるフローチャート内の基礎資料の数が記載されていた。

　論文は，レビューの内容，掲載された査読付き学術雑誌，著者の所属大学によって異なっていた。
　保健科学分野の査読付き文献には，マトリックス方式の使用について記述した論文がほかにもある。しかし，これら 3 つの論文は，量的研究および質的研究の実証的基礎資料と文献の総括を含むという文脈において，マトリックス方式[2]と PRISMA フローチャート[1]を併用したナラティヴ形式の総括の優れた例を示している。

## キャロラインの冒険旅行　総括を執筆する

　キャロラインはディッカーソン教授と会い，レビュー・マトリックスを確認し，次の段階について話し合った。
　「なぜこの総括を書いているのか，その目的を忘れないでください」とディッカーソン教授は彼女に警告した。そして，「レビューの書き方，長さ，取り上げる内容は，総括が学期末レポート，論文，助成金申請書のいずれのために書かれているかによって異なります。今回は論文の緒言であることはわかっていますが，将来は目的が変わるかもしれません」と述べた。
　キャロラインは教授の指摘を理解したが，今やるべきことについて疑問があった。
　「総括自体の構成について相談させてください。最初に何を議論して，次に何を議論して，というように，どのような順番で書いていったらよいのでしょうか？」
　ディッカーソン教授はうなずき，「言いたいことはわかります」と言った。そして，次のように続けた。「まず覚えておくべきことは，論文を 1 つずつ単に要約してはいけないということです。それは文献レビューではありません。むしろ，記述したい事柄について考えるのです。確かに，各研究に関する情報も提供しますが，焦点は，研究が述べている主要な側面についての批判的分析であるべきです。まず，レビューの目的とあなたが選んだ範囲，つまり，13 歳から 18 歳の思春期の少女に焦点を当てるなど，を説明することから総括を始めることができます。また，検索戦略そのもの，検索対象とした年，検索したデータベース，レビューの各段階で取り上げた論文

数についても，2〜3文で説明できるでしょう。PRISMAフローチャート[1]を使用して，これらの論文数を図式化しましょう。しかし，これらはすべて，実際に総括を執筆する前の準備段階であり，1ページ以内に収めるべきです。総括の残りの部分では，研究に対する批判的分析に焦点を当てましょう。」

「例えば」と彼はさらに続けた。「著者が研究で問いかけたさまざまな種類の研究疑問について考えてみましょう。何か大きなテーマがあったでしょうか？　もしあれば，簡単に説明しましょう。主な発見を要約し，研究によって発見にどのような違いがあったかを論じましょう。一般的に，次のような方法を考えるといいでしょう。問題を要約し，研究間の違いを説明し，研究の長所と短所を論じ，それが何を意味するのかについて自分の解釈を述べましょう。」

キャロラインは持参した資料に目をやった。「レビュー・マトリックスを総括の執筆にどのように活用すればいいのでしょうか？　それとも，レビュー・マトリックスを準備するということは，各論文を規律正しく読むように仕向けるためだけのものなのでしょうか？」と彼女はたずねた。

「いい質問ですね」とディッカーソン教授は笑いながら言った。「その通りです。レビュー・マトリックスに記入することで，各研究をじっくり読み，同じトピックについてメモを取るようになります。しかし，レビュー・マトリックスは，実際の論文の執筆において，他にも2つの点で非常に役立ちます。マトリックスは，総括で取り上げる題材を考えるのに役立ちます。あなたが書く総括の構成は，レビュー・マトリックスの上部に並べられた列トピックと完全に一致するわけではありませんが，これらの列トピックはどの事柄を含めるかを考える上で参考になります。」

ディッカーソン教授は，キャロラインのノート・パソコン上のレビュー・マトリックスを指差した。「しかし，レビュー・マトリックスを活用する2つ目の最も実用的な方法は，各列を読みながら，研究の相違点や類似点について考えることです。例えば，研究ごとの研究対象数の違いに注目してください。」

キャロラインは，自分が作成したレビュー・マトリックスを再確認した。すると，ディッカーソン教授が言及していた相違点が見えてきた。「研究にこれほど違いがあるとは思いませんでした」と彼女は言った。「最初はどれも似たような内容に見えました。実は，文献レビューを始めた当初は，研究すべきことはもう何もないのではないかと感じていました。研究疑問はすべて取り上げられ，答えも出ているように思えたのです。」

ディッカーソン教授は微笑みながら答えた。「はい，それは，特定の題材に関する科学文献を読み始めたときに，ほとんどの人が抱く感覚です。しかし，レビュー・マトリックスを作成することで，どこに抜けがあるかが明確になります。レビュー・マトリックスは，どの分野が抜けているように見えるか，どの題材が十分に調べられているかを理解するのに役立ちます。」

「しかし，重要なのは」と彼は注意した。「不足していると思われる分野や側面を見つけたら，その不足している題材が研究されている他の研究を探すことです。言い換えれば，その分野について誰も研究していないから不足しているのか，それとも，すべての研究を十分に探し出せていないから不足しているのか，ということです。このレビュー過程の段階で，さらにいくつかの基礎資料を追加することになるでしょう。

もし基礎資料を追加する場合は，行のルールを使用して，その研究のセルを記入してください。」

「わかりました」とキャロラインは教授を見て，毅然とした口調で続けた。「でも，今日の午後には，修士論文のために総括の初稿を書かなければなりません。何から始めればよいのでしょうか？　次に何を書けばよいのでしょうか？　この総括をどのように構成すればよいのでしょうか？」

ディッカーソン教授は，白い紙を取り出し，話しながらメモを取った。「目的によって構成が異なることを覚えておいてください。しかし，先ほどお話したように，あなたが使えるかもしれない構成は次のようになります。文献レビューの目的を記述する。検索過程の特徴を簡単に要約する。あなたが自分用に作成した PRISMA フローチャート[1]をここに含める。次の節では，マトリックス方式[2]を参照し，この総括が書かれている構成，つまりあなたが要約を述べる題材について説明する。各題材について，研究間の類似点と相違点を議論し，最後に，それが何を意味するのかについての解釈を記述する。解釈では，レビュー・マトリックスにおける文献の論理的かつ批判的分析に基づいて，意見を述べます。この時点ではレビュー・マトリックスのコピーを添付してください。この研究に基づいて明らかになっていること，十分に研究されていないこと，欠けていることについて，あなたの考えを要約してください。これらの不十分なことに対処する方法について提案がある場合は，それを説明してください。解釈の節を書く際には，これらの意見は論文の著者の意見ではなく，あなたの意見であることが明確にわかるようにしましょう。」

キャロラインは資料をまとめ，帰ろうとした。「この文献を本当に理解できた気がします」と彼女は言った。「まあ，とりあえず，この一連の論文が何を扱っているかはだいたい理解できたと思います。レビュー・マトリックスは，各論文を読む際に，同じトピックについて集中的に分析するときに，最も役立ちました」と彼女は付け加えた。

ディッカーソン教授はうなずき，「列のルールを使用すれば，執筆過程においてもレビュー・マトリックスが非常に役立つことがわかるでしょう。総括の最初の草稿がどうなるか，楽しみにしています」と答えた。

## 本章の学習内容の確認

本章の終わりまでに，本書を初めて読む人に対して，以下の概念を説明できるようになる必要がある。

1. 文献の総括とは何か？
2. 文献の総括ではないものは何か？
3. 文献を批判的に評価するにはレビュー・マトリックスをどのように使えばよいか？
4. 行と列のルールとは何か？　また，それぞれのルールはどのようにレビュー・マトリックスに適用されるか？

5. 文献の要約にはどのような項目を含めるべきか？

6. レビューの最初から最後まで，文献数をどのように追跡したかを示すために，PRISMA フローチャート[1]を作成する方法をいくつか説明しなさい。

7. 査読付き学術雑誌に最終的なレビューを投稿する場合，レビュー・マトリックス（すべての行と列を含む）を添付する必要があるか？

8. あなたがマトリックス方式の上記の 7 つの項目について指導しているとして，実際に何を行ったかを例示するために，あなたの総括のコピーを添付しなさい。

**参考文献**

1）Moher D, Liberati A, Tetzlaff J, Altman DG; PRISMA Group. Preferred reporting items for systematic reviews and meta-analyses: the PRISMA Statement. *BMJ*. 2009; 339: b2535. doi:http:// dx.doi.org/10.1136/bmj.b2535.

2）Garrard J. *Health Sciences literature Review Made Easy: The Matrix Method. 6th ed.* Burlington, MA: Jones &: Bartlett Leaming Publishers; 2020.

3）Heseltine E. Why authors have to use a rigid format for their journal articles. *Ann R Coll Surg Engl*. 2015; 97: 249-251.

4）Ueland B. *If You Want to Write: A Book about Art, Independence and Spirit*. Reprint of 1938 in 2012 as an eBook edition. New York, NY: Start Publishing; 2012.

5）Rhodes R. *How to Write: Advice and Reflections*. New York, NY: William Morrow and Company; 1996.

6）Goldberg N. *Writing Down the Bones: Freeing the Writer Within*. 30th ed. New York, NY: Shambhala Library; 2016.

7）Strunk W, White EB. *The Elements of Style*. 4th ed. New York, NY: Longman Publisher; 1999.

8）O'Conner PT. Woe ls I: The *Grammarphobe's Guide to Better English in Plain English*. 3rd ed. New York, NY: Riverhead Books; 2009.

9）Norris M. *Between You &Me: Confessions of a Comma Queen*. New York, NY: Norton &: Co; 2016.

10）Guo Q, Jacelon CS. An integrative review of dignity in end-of-life care. *Palliat Med*. 2014; 28（7）: 931-940.

11）Nielsen AH, Angel S. How diaries written for critically ill influence the relatives: a systematic review of the literature. *Nurs Crit Care*. 2016; 21（2）: 88-96. doi:10.1111/nicc.12158.

12）Choi M, De Gagne JC. Autonomy of nurse practitioners in primary care: an integrative review. *J Am Assoc Nurse Pract*. 2016; 28: 170-174. doi:10.1002/2327-6924.12288.

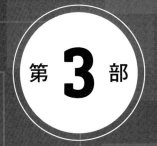

# 第 3 部

# マトリックス方式の活用

　第3部は，最初のレビュー・マトリックスを作成し，最初のナラティヴ形式の総括を記述した後の，マトリックス方式のさまざまな使用方法についてである。第3部では，複数の基本フォルダ（第7章）の使用方法，より洗練されたマトリックス索引システム（第8章）の導入方法，保健科学分野におけるさまざまなマトリックス方式の活用方法（第9章）について学ぶ。「キャロラインの冒険旅行」では，保健科学以外の分野におけるマトリックス方式の活用方法についても学ぶことができる。

　付録 A には，文献レビューに役立つ情報源のリストが掲載されている。付録 B は，マトリックス方式でフォルダや下位フォルダを設定する際にとくに役立つ。

　それでは楽しく始めよう！

# 第7章 基本フォルダのライブラリ

## 本章の目的

　本章の目的は，基本フォルダのライブラリとは何か，そしてなぜそれを開発し維持する価値があるのかを説明することである。基本フォルダのライブラリを作成して維持する利点は，効率性が高まること，将来的に時間の節約につながることである。マトリックス方式は文献レビューの進め方を伝えてくれるが，本章では，総括を書き終えた後に何をすべきかを伝える。

　本章には4つの主要な節に続いて，キャロラインの冒険旅行がある。

- 基本フォルダのライブラリとは？
- 基本フォルダのライブラリの準備
- 基本フォルダのライブラリの活用
- マトリックス方式の最大限の活用：よくある質問

キャロラインの冒険旅行：自分自身の，基本フォルダのライブラリを作成する

## 基本フォルダのライブラリとは？

　過去数年間で，異なるテーマに関する文献レビューを1つではなく5つ完了したと仮定しよう。その後あなたは，これらの異なる文献レビューを整理する方法が必要だと気づいた。とくに，以前の文献をいくつか見つけ，使う必要があるからだ。まずは，基本フォルダとは何か，そしてなぜそれぞれのレビュー用にフォルダを作成したのかを確認することから始めよう。

### 基本フォルダの定義

　本書の前半で説明したように，基本フォルダはマトリックス方式の4つのフォルダで構成される。すなわち，ペーパー・トレイル・フォルダ，文書フォルダ，レビュー・マトリックス・フォルダ，および総括フォルダである。あなたのデスクトップ上には，今，4つのコンピュータ・フォルダからなる基本フォルダのライブラリが作成されている。基本フォルダが1つでもライブラリにはなる。

　しかし，基本フォルダを保存するだけでは不十分である。この情報源は，次の2つの条件を満たす場合にのみ有効である。

- 基本フォルダが定期的に更新されている。
- 索引システムが作成され，使用されており，何が利用可能かを把握することができる。

## 基本フォルダのライブラリの利点

基本フォルダを「ライブラリ」として整理すると，次のような利点がある。

- 学生，研究者，プロのライターなど誰であれ，貴重な資源である時間と労力を節約できる。
- 記事や基礎資料のコピーを探し，ダウンロードする手間を省くことができるという実用的な利点がある。
- 基本フォルダのライブラリに恒久的な保存場所を確保できる。

# 基本フォルダのライブラリの準備

文献レビューは通常，投稿論文，助成金申請書，博士論文，最終報告書など，その成果物が何であれ，総括を執筆し，成果物を完成させることに集中して，慌ただしく行われる。その後，これらの作業の副産物である，ペーパー・トレイル・フォルダ内のメモ，文書フォルダ内の基礎資料下位フォルダにあるダウンロードした論文，レビュー・マトリックス・フォルダ内のレビュー・マトリックス，総括フォルダ内の最終文書は，再び必要となるまで基本フォルダに蓄積される。通常，基本フォルダに戻るきっかけとなるのは，以前行った，最初のレビューの一部である特定の基礎資料を探すときである。その作業はすでに完了しており，基礎資料を現在の文献とともに更新することができる。

基本フォルダにアクセスする必要が生じるのは，それほど先の話ではないかもしれない。修士論文や博士論文の研究計画書の一部として，あなたは最近，基本フォルダを作成したかもしれない。いずれの研究計画書も提出されるまでに数週間から数か月が経過しているが，研究計画書が承認されたら，その情報を最新のものにし，研究を開始する必要がある。

## 名前付けルールの採用

将来にわたって効率的に作業を行うための秘訣は，基本フォルダの場所を把握し，常に最新の状態に保つことである。まず，各基本フォルダに名前を付ける。例えば，文献レビューの題材に基づいて名前を作成する。「てんかん 基本フォルダ」や「HIV/AIDS 基本フォルダ」などである。次に，名前を付けた基本フォルダをすべて，基本フォルダのためのフォルダにまとめて保存する。このフォルダを「基本フォルダのライブラリ」と呼ぶ。

フォルダに名前を付ける際には，基本フォルダを構成する4つのフォルダに同じ名

前を使用することで，さらに一歩踏み込んだ管理が可能になる。例えば，「てんかん 基本フォルダ」には，「てんかん ペーパー・トレイル・フォルダ」「てんかん文書フォルダ」「てんかん レビュー・マトリックス・フォルダ」「てんかん 総括フォルダ」を作成しよう。同じ名前を使用することで，名前だけで文書を検索し，すべてのファイルを見つけることができる。

## 基本フォルダの最新状態の維持

基本フォルダを最新の状態に保つことも，時間と自己管理を必要とする作業である。新しい研究を見つけたら，該当する基本フォルダの文書フォルダ内の基礎資料下位フォルダに論文の PDF をダウンロードする。あるいは，新しい論文を安全な場所にいったん集約しておき，後で該当する基本フォルダの基礎資料下位フォルダに保存する方法もある。

基本フォルダを更新する理由は，文書フォルダを拡張することだけではない。ペーパー・トレイル・フォルダに追加する内容としては，新しい題材に関するウェブサイトや，その後に参加した授業科目や会議の講義ノートなどが考えられる。

総括の執筆後に参加した学術集会のメモを保管する場所として，ペーパー・トレイル・フォルダの一部を確保することを検討しよう。将来，これらの追加資料をどのように使用するかを正確に把握する必要はないが，必要なときに資料を見つけ出せるよう，信頼できる保管システムを用意する必要がある。基本フォルダのライブラリは，そのようなシステムとなる。

# 基本フォルダのライブラリの活用

更新された基本フォルダのライブラリは，学術的または職業的なキャリアを積んでいく上で非常に役立つ。単に物を見つけること自体が根本的な問題であり，手元にあるとわかっているのに見つけられないものを探そうとするのは，苛立たしい問題だ。

## 恒久的な保存場所としての基本フォルダ

基本フォルダのライブラリは，教育課程や年度を越えて使用できる恒久的な保存システムである。このライブラリをコンピュータ上の恒久的な場所に置こう。また，基本フォルダのライブラリのコピーを，コンピュータに接続したハード・ディスクや，机上のガラス瓶に入れた USB メモリなどに保存することも検討する（日常的に目にするものは，めったに紛失することがない）。

## 題材をまたぐ情報の統合

大学院生，研究者，政策分析者，ライターなど，どのような立場の人であっても，複数回の文献レビューは避けられない。文献レビューが単一の題材を対象としている

場合でも，複数の異なるテーマを掘り下げ，それぞれのレビューとの統合を行う必要
があるかもしれない。

## １つの基本フォルダの複数の活用

　例えば，小児の耳の感染症の治療法として，ペニシリンの効果に関する研究を行う
とする。ペニシリンの臨床効果に関する文献をレビューし，その後，耳の感染症の疫
学に関する別のレビューを行い，さらにその後，耳の感染症の臨床治療における患者
の転帰を研究するために使用された研究方法に関する３回目のレビューを行う必要が
あるかもしれない。これらの題材ごとに個別の基本フォルダを作成するとよいだろ
う。とくに，ペーパー・トレイルが複雑だったり，基礎資料の数が多かったりする場
合はそのほうがよい。したがって，耳の感染症の治療に関する研究をレビューする場
合，３つの基本フォルダを作成することになる。１つ目は「小児耳感染症(ペニシリ
ン)」と名付けられ，２つ目は「小児耳感染症(疫学)」と名付けられ，３つ目は「小児
耳感染症(研究方法)」と名付けられる。

　ペニシリン治療に関する総括を完成させた後，研究方法に関する基本フォルダを，
研究方法論に関連した研究論文やメモの保存用ファイルとして活用できる。つまり，
あるレビューのために作成した基本フォルダは，他の多くのレビューでも役立つ可能
性がある。

## １人から大勢での使用

　常に最新の状態に保たれている基本フォルダのライブラリは，研究チームやプロ
ジェクトの共同作業者など，あるグループにとって貴重な情報源となる。ライブラリ
は中心的なアーカイブとして機能し，チームメンバーが共通して使用する資料を保
存・検索しやすくなる。

　基本フォルダのライブラリには，知識を共有する機会を増やすという利点もある。
ライブラリを最新の状態に保つためのルールは簡潔にする。誰でも，ライブラリ内の
適切な基本フォルダに記事や基礎資料を追加できるが，同じ人が他のチームメンバー
に新しい追加について伝える責任も負わなければならない。例えば，サーバー上の索
引システムにメモを提示したり，文書フォルダ内の基礎資料下位フォルダを更新した
りする方法がある。

## マトリックス方式の最大限の活用：よくある質問

　ここまでであなたは，マトリックス方式の基本的な使用方法をおそらく理解しただ
ろう。しかし，文献レビューをうまく完了させるには，必ずしも本書の指示を正確に
守らなければならないわけではない。**資料 7-1** では，経験豊富なマトリックス方式
の使用者に役立つ概念や応用方法の一部を説明している。これらは，マトリックス方
式を最大限に活用する方法に関するよくある質問(FAQ)の形で示されている。

## 資料 7-1　マトリックス方式を最大限に活用するための FAQ

**なぜ同じ記事を何度も読むのか？**

　あなたはさまざまな目的で記事を読む。マトリックス方式では，論文記事や基礎資料を 3 回は読む。以下では，各読み方の概要と，それぞれの目的を説明する。

■ **1 回目の読み方：基礎資料を選ぶ。**基礎資料（学術雑誌掲載論文や記事など）を初めて読む際には，それが自分の研究の題材と関連があるかどうかを見極めることが重要である。この最初の読み方は，要旨を読むだけ，あるいは論文にざっと目を通すだけでよい。例えば，書誌データベース（PubMed など）で題名と要旨を読み，自分の研究の題材との関連性を確認する。この段階で，候補となる論文を選択したり除外したりしてもよいが，題材の選択はできるだけ広範囲にする。

　この最初の読み方は，出版日による時系列である必要はない。この段階での最終的な成果物は，基礎資料下位フォルダにダウンロードされた記事または PDF ファイルの一式になる。レビュー用の文書を選択する方法については，第 4 章を参照。

■ **2 回目の読み方：列トピックを特定する。**この読み方では，レビュー・マトリックスに使う列トピックを決定することを目的としている。この段階までに，あなたは学術雑誌の記事（またはその他の基礎資料）のサンプルを選択しているはずである。それらを古いものから新しいものへと時系列に整理し，最も古い論文から読み始める。要旨と論文全体を読み直し，読み進める中で列トピックとなりそうなものを挙げていく。この段階での最終成果物は，列トピックが一番上に列挙された空のレビュー・マトリックスである（さらに追加できる空欄もある）。レビュー・マトリックス用の列トピックの選び方については，第 5 章を参照。

■ **3 回目の読み方：批判的レビューを行う。**この段階では，各論文を徹底的に読み，列トピックに基づいて要約する。この読み込みには，文献レビューのために選択したすべての基礎資料が含まれる。一度または二度読んだ論文でも，すべて読み込む。これは論文に対する最初の批判的レビューである。電卓と，電子付箋または論文自体にメモを取る方法を使って取り組む。記事を一節ずつ読み，レビュー・マトリックスのセルにメモを取る（同時に，記事自体に考えたことをメモする。付箋を使用する）。最終成果物は，記入されたレビュー・マトリックスであり，一番上に列トピックが，その下に時系列（古い順から新しい順）で記事のリストが掲載されたものである。各研究における文書の分析方法とレビュー・マトリックスのセルへの記入方法（行のルール）については，第 5 章を参照。

■ **その後の読み方：比較する。**検討している文献に対する理解を深めるために，4 回，5 回，6 回と文献を読む必要があるかもしれない。他の文献と比較するために，再び文献を読む必要があるかもしれない。これらの比較は，研究の目的，治療を完了した研究対象数，または著者の研究結果の意義の解釈について行うことがあるだろう。これらの比較を行うことにより，総括の最初の草稿を作成することになる。レビュー・マトリックスを使用して分析し，次に「列のルール」に従って，レビュー・マトリックスの基礎資料を列の下方に向かって総括する方法については，第 6 章を参照。これは総括を書くための作業の一部である。

**論文はいくつあれば十分なのか？**

　これはよくある質問である。私の答えはいつも同じで「状況による」である。その文献を自分のものにしていると感じられるだけの論文を要約する必要がある。あなたの題材について発表された論文がわずかしかない場合は，題材を広げる必要があるという印かもしれない。もしあまりにも文献が多い場合（例えば 100 以上）は，焦点を絞り，より厳格な方法論（例えば，実験デザインのみ，または研究対象の群に 25 人以上の研究対象が含まれるもののみ）を用いた研究のみを選択するとよい。特定の薬物治療の研究を調べていて，出版された論文があまりにも少ない場合は，その薬物がより広範な薬物の分類に属するものであるかどうかを検討する。そのより広範な分類の治療効果に関するより多くの論文を含めることで，この薬物についてより客観的な見方ができる可能性がある。

**どの程度過去にさかのぼるべきか，いつ古い論文を使用すべきか？**

　論文の選定過程において要旨を確認する際（1 回目の読み方），その論文がどの論文を引用しているかに注意を払う。題材に関する研究論文に詳しくなればなるほど，同じ著者の論文が他の論文で繰り返し引用されていることに気づく可能性が高い。書誌データベース（PubMed など）で著者検索を

行い，各著者の論文のうちどの論文があなたの題材に関連しているかを特定し，それらの出版物の日付を確認する。もしその日付が，これまでに選択した文献の日付よりも古い場合は，それらを含めて最も古いものをあなたの最も古い論文とする。

　要約の作成を始める前に，頻繁に引用される著者を特定できる場合がある。その場合は，レビュー・マトリックスを作成する前に，それらの著者に関する論文の検索を開始できる。これは望ましい戦略であり，論理的な要約の作成につながる。これが不可能な場合は，頻繁に引用される著者に注意を払い，要約の作成過程のどの段階でもそのような著者を見つけたら，基礎資料下位フォルダに含める。

　関連した問題として，査読付き文献の中に，すでに選択した論文に比べてかなり古い論文を見つける場合がある。その非常に古い論文があなたの題材と密接に関連している場合は，最も古い日付と他の論文の日付の間に，まだ見つけていない論文がある可能性を考慮する。検索をやり直してそれらを探そう。おそらく，これは各著者の名前で検索できる Science Citation Index を使用するべき場合である。もしその2つの日付の間に論文が見つからなかった場合，おそらく論文は存在しないということになる。しかし，その最も古い論文はとりあえず含めておく。

### 質的研究についてはどうだろうか？

　質的研究とは，統計分析を含まない調査と考えることができる。統計分析を含まない主な理由は，結果が量的な手順に適していないからである。質的研究の結果は，他の方法では収集できないデータの解釈に多大な影響を与える可能性がある。例えば，ある研究者が，新しい連邦政府の政策が老人ホーム入居者の生活の質に与える影響を調査しているとする。入居者に老人ホームでの生活の肯定的側面と否定的側面をたずねることは1つの調査方法である。この調査は，政策の導入前と導入後に実施する。両方の時期の回答を比較すると，非常に有益な情報を得られる可能性がある。別の例として，新しい医療機器の治療効果に関する質的研究のインタビュー・データの内容分析が挙げられる。内容分析は，インタビュー・データの多様性を体系的に調査するための厳密な非定量的方法である。参考文献の節では，私と同僚がC型肝炎の管理に対する組織変革について行った研究での内容分析の使用例を見つけることができる[1]。

　ある論文が質的研究である一方で，別の論文が量的研究である場合，それらを同じレビュー・マトリックスに含めるべきか？　量的研究と質的研究が混在している状況から，どのように結論を導き出すべきか？　これについては明確なルールはない。私は，量的研究と質的研究を分けて，可能であれば同じ列トピックを使用し，質的研究については新しい列トピックを追加することが多い。両方に共通する列トピックとしては，「研究対象数」「データ収集道具」「データ収集道具の妥当性および信頼性」「サンプル抽出方法」「方法論的デザイン」などが考えられる。質的研究用に新たに追加する列トピックは，データの収集方法（フォーカス・グループ，電話インタビューなど）や分析方法の詳細である。

　総括を作成する際，2つのレビュー・マトリックス（量的研究と質的研究）の結果を個別に検討する。1つがもう1つを補完したり，より充実させたりしていることがわかるかもしれない。あるいは，量的研究または質的研究に関係なく，すべての研究を時系列に並べた1つのレビュー・マトリックスを作成し，これらの結果を要約してもよい。

　一般的に，研究手法は時代とともに洗練されてきており，多くの科学者は両方の研究方法を使用している。研究を量的研究，または質的研究のみに分類することは非常に難しくなってきている。

### 縦断研究のレビューと要約はどのように行うのか？

　縦断研究では，長期間にわたり複数の時点で研究対象からデータを収集する。研究者は「長期間」を，数週間，数か月，数年など，さまざまな方法で定義することができる。

　縦断研究に関する論文には，さまざまな違いがある。例えば，筆頭著者が異なる，研究施設が異なる，主要な題材を中心に研究疑問が異なる，論文の目的が異なる（例えば，新しい方法論の開発を説明するものもあれば，臨床的転帰に焦点を当てたものもある）などである。後続する論文の出版年は，それまでの論文より後になるが，これらの科学論文の内容は，おそらく時間とともに変化していく。これらの研究のすべてが，主要な研究目的をもち，核となる研究チームが存在したことを明確に示している場合は，研究を要約するために次の方法を試してみてほしい。レビュー・マトリックスに，縦断研究の学術雑誌の記事の部分を設けて，時系列（古い順から新しい順）に要約する。そ

の際には，レビュー・マトリックス内の他の部分と同じ列トピックを使用する。この方法により，その研究の一部分を，たまたま共通点がある個別の研究としてではなく，全体として考察する機会が得られる。複数の縦断研究が存在する場合，それらは異なる大学や異なる国に拠点を置く研究者たちの研究である可能性がある。縦断研究の部分を設ければ，あなたはこれらの研究活動を一連のものとして記述しやすくなる。そして，あなたの題材に関して，文献が何を述べているかを理解する上で，より有利な立場に立つことができるだろう。

## マトリックスをどのように組み合わせるのか，また，なぜ組み合わせるのか？

　マトリックス方式は，特定の題材に関する文献を1人でレビューするときのものとして説明されてきたが，2人以上で2つ以上の題材を扱う場合にも適用できる。以下に例を示す。

　ある大手医療保険組織の臨床成果研究チームが，10年前から販売されるようになった医療機器に関する文献を調査する必要があったとする。このチームの目標は，患者が使用するこの医療機器の臨床的有効性について研究が何を述べているかを理解することだった。大手医療保険組織の臨床委員会は，組織と提携して医療を提供する臨床医に，この医療機器を推奨することを検討していた。研究チームは，医師，看護師，生物統計学者，疫学者，消費者の代表者で構成されていた。この研究チームは，マトリックス方式，組織で使用している文献管理ソフトウェア，MEDLINEやCINAHLなどのさまざまな電子書誌データベースを駆使して，文献研究を行った。研究チームのメンバーの1人が文献レビューを行い，その結果を他のメンバーに報告すべきだろうか？　もし全員が文献レビューを行った場合，どのような利点があるだろうか？　全員がレビューに参加した場合，どのように作業を分担するのだろうか？

　このチームでは，各メンバーがすべての文献をレビューすることにした。なぜなら，メンバー全員がその医療機器の研究について，同じ程度の理解をする必要があると判断したからである。レビューの目的について議論した後，各メンバーは個別にマトリックス方式を使用し，4段階において進捗状況を比較することにした。その4段階とは，

1. 論文の選択
2. 列トピックの作成
3. レビュー・マトリックスの完成
4. 総括の草稿作成

であった。

　彼らは，各メンバーが異なる焦点をもつことで合意した。医師は，医療機器の使用に関連する医学的要因と臨床結果に重点を置き，看護師は，医療機器の使用が成功したかまたは失敗したかに関係する患者の特性に重点を置き，生物統計学者は，研究方法全般および統計的手法の評価とメンバーへの統計的結果の説明を担当した。また，疫学者は，とくに異なる環境（家庭，地域社会，老人ホーム）での医療機器の使用，異なる立地での医療機器の使用，およびその他の条件での医療機器の使用に関する母集団の結果に重点を置くこととなり，消費者の代表者は，日常生活における使いやすさに関する患者の反応と評価に重点を置いた。チームメンバーはそれぞれ，論文の特定と列トピックの作成という作業に取り掛かった。

　レビュー・マトリックスの開発において，チームメンバーが4段階で結果を比較したのは，レビューを標準化するためであった。最終的にレビューする論文は，チームメンバー全員で収集した論文から選ばれた。彼らは，論文の一部は自分の焦点と関連性がないかもしれないことを認識していた。しかし，チームメンバー全員が，論文の目的，方法，医療機器の臨床的有効性との関連性について，各論文を批判的に分析する必要があった。つまり，あるチームメンバーが研究について説明した場合，他のメンバーもその内容に精通しているということである。列トピックに関する議論も，全員の意見が反映された。彼らは，目的，方法，データ収集道具の説明，方法論的デザイン，統計的手法といった一般的な列トピックについては全員一致で決定するというルールを採用した。

　そして，各メンバーは，自分の担当分野に特化した節を担当した。全員が，研究に対する感想を記録できる最後の列をもっていた。各メンバーは，個別にレビュー・マトリックスを完成させた。考察の節でこれらのレビュー・マトリックスの結果を検討し，総括の概要と内容について合意した。各メンバーは，自分の担当分野について総括の草稿を作成した。その結果，彼らの時間と労力，専門知識，そして焦点を反映した文書ができ，彼らは取締役会への提言について合意した。

　別の例では，あるクラスの学生が5人1組のチームに分かれて同じように文献レビューを行った。

学生はマトリックス方式を使って同じ題材のレビューを行ったが，各自が準備したレビュー・マトリックスに基づき総括の執筆のために集まるまで別々に作業を行った。

**盗用とは何だろうか？**

　盗用とは，他人の作品を自分の作品とすることである。この問題については，書籍，論文記事，ウェブサイトなどで長い間議論されてきた。ここでは，マトリックス方式の観点から，それを回避する方法を説明する。基礎資料から直接コピーした文章には，必ずカギカッコをつけ，引用文の最後に出典を明記する。文献レビューの総括を作成する際は，引用した文章を自分の言葉で説明する。（自分の言葉で説明した）その考えがどこから来たのかを示す必要は依然としてある（つまり，常に出典を明記する）。

## 自分自身の，基本フォルダのライブラリを作成する

　修士論文に加え，キャロラインは他の科目のレポートもいくつか執筆しなければならなかった。発達心理学の科目では，思春期の男女における自尊心の違いに関して文献をレビューした。レビューに引用した研究論文の中には，修士論文でも引用したものがあった。

　キャロラインは，大学院に在学中および大学院を修了後も管理できる電子版リプリント・ファイルを作成したいと考えていた。各基本フォルダの中の文書フォルダ内には，基礎資料下位フォルダがある。ディッカーソン教授は，基本フォルダのライブラリを中心に，リプリントのファイリング・システムを構築することを提案した。キャロラインは複数の基本フォルダを作る予定だったので，各基本フォルダ内の4つのフォルダそれぞれに同じ名前をつけた。例えば，「自尊心 基本フォルダ」には，「自尊心 ペーパー・トレイル・フォルダ」「自尊心 文書フォルダ」「自尊心 レビュー・マトリックス・フォルダ」「自尊心 総括フォルダ」が含まれていた。修士論文の文献レビューのために，彼女は「思春期の喫煙 基本フォルダ」を作成した。このフォルダには，「思春期の喫煙 ペーパー・トレイル・フォルダ」「思春期の喫煙 文書フォルダ」「思春期の喫煙 レビュー・マトリックス・フォルダ」「思春期の喫煙 総括フォルダ」という4つのフォルダが含まれていた。

　キャロラインは，思春期の発達心理学に関する科目で書いたレポートと修士論文の両方で，自尊心と喫煙の記事を使用した。「自尊心 文書フォルダ」は修士論文のレビューを始める前に作成されていたため，論文記事は，「自尊心 文書フォルダ」に一度だけ保存されていた。マトリックス索引システムを使用することで，キャロラインは論文記事のコピーがあるかどうか，またそれぞれの論文記事がどこに保存されているかを把握することができた。また，「思春期の喫煙 文書フォルダ」から論文記事をコピーし，そのコピーを「自尊心 文書フォルダ」に保存することもできた。選択は彼女次第だった。

　大学院での2年間で，キャロラインは6つの基本フォルダを作成した。そのうち1つは研究方法に関するもので，もう1つは公衆衛生の介入に関するものだった。各基本フォルダがどのテーマを扱っているかによって，彼女は全国会議や政府報告書か

らのメモを付け加えた。これらの追加事項の中には，文献レビューが完了した後に加えられたものもあった。基本フォルダは，基本フォルダのライブラリに保管されていた。このライブラリは，彼女が仕事から得た新しい記事や文書を追加するたびに，年々充実していった。そのライブラリを維持する上で重要なのは，彼女が所有する資料と保管場所を常に最新の状態に保つことである。したがって，基本フォルダのライブラリを作成して活用する上で欠かせないのは，マトリックス索引システムとの連結である。

**参考文献**

1) Garrard J, Choudary V, Groom H, et al. Organizational change in management of hepatitis C: evaluation of a CME program. *J Contin Educ Health Prof.* 2006; 26(2): 145-160.

# マトリックス索引システム

## 本章の目的

　本章の目的は，マトリックス索引システムについて説明することである。マトリックス索引システムでは，電子書誌データベース，文献管理ソフトウェア，文書フォルダ内の基礎資料下位フォルダの3つの異なる情報源の情報を連結する。そして，あなたが作成した場所ラベルを追加する。

　標準的な内容であるキャロラインの冒険旅行と合わせて，本章で取り上げる題材を以下に示す。

- マトリックス索引システムとは？
- マトリックス索引システムの作成
- 基礎資料下位フォルダの拡張
- 効率的に総括を更新する方法

キャロラインの冒険旅行：マトリックス索引システムを使用する

## マトリックス索引システムとは？

### マトリックス索引システムの定義

　新しい基礎資料を追加し，同僚や仲間と共有しながら，時間を経ても複数の文献レビューの資料が整理できるシステムを構築するにはどうすればよいだろうか？　まさにこの目的のために開発されたマトリックス索引システムは，文献や文書を整理し，継続的に情報を管理するための計画である。この索引システムは，学生として使い始める場合でも，キャリアの後半でこのようなシステムを使い始める場合でも，職業人生を通じて役立つ。

### マトリックス索引システムの利点

　マトリックス方式により，最初の文献レビューを始めれば，マトリックス索引システムも始めていることになる。ただし，マトリックス方式とマトリックス索引システムには違いがある。

マトリックス方式とは，科学文献を入手，分析，要約し，科学文献のレビューを執筆するための戦略である。マトリックス索引システムは，文献レビューで使用する，または作成するすべての情報や文書を管理する方法である。言い換えれば，マトリックス索引システムは，文献レビューの後に管理しやすいシステムを作成する方法である。本章では，マトリックス索引システムの作成方法と使用方法について説明する。

## マトリックス索引システムの作成

マトリックス索引システムを作成するには，4つのツールが必要である。それらのツールとは，

1. MEDLINE などの電子書誌データベース
2. Zotero などの文献管理ソフトウェア
3. 基礎資料下位フォルダ（文書フォルダ内）
4. あなたが作成した場所ラベル

である。

### 電子書誌データベース

あなたは，コンピュータから MEDLINE，CINAHL，Web of Science などの電子書誌データベースの1つ以上にアクセスする必要がある。保健科学の専門家を対象とした多くの電子書誌データベースが存在している。MEDLINE は，これらのデータベースの中で最も古く，最も大きい。学術図書館の司書に，最近オンライン化された新しいデータベースについて確認しよう。この文脈では，索引という用語はデータベースと同義語として使用されている。

マトリックス索引システムにおける電子書誌データベースの役割を説明するにあたり，MEDLINE を例に挙げる。しかし，マトリックス索引システムは他の多くのデータベースにも適用できる。また，おそらくまだ利用可能になっていないデータベースにも適用できるだろう。

### Zotero などの文献管理ソフトウェア

#### コンピュータにインストールするソフトウェア

Zotero などの文献管理ソフトウェアをあなたのコンピュータにインストールする必要がある。所属機関がウェブベースの製品を契約している場合，あなたはその製品を使用できる。所属機関がウェブベースの製品を契約しているかについて詳しくは，図書館司書に相談しよう。現在，ほとんどのソフトウェアは，電子書誌データベースからユーザーのコンピュータに情報をダウンロードする機能を備えている。

Zotero に関する追加情報は，Macintosh の場合は https://www.zotero.org，Windows の場合は https://www.zotero.org/download/ で入手できる。これらの文献管理ソフトウェアのうち，いずれか 1 つだけを用意すればよい。いずれかを選択する際は，長期間にわたって使用できるか，とくに大学を卒業した後も無料で使用できるかどうかを確認しよう。例えば，大学の図書館がサイトライセンスを取得している場合，学生はインターネット経由で無料で文献管理ソフトウェアを利用できる。ような理由で，あなたはそのソフトウェアを選ぶかもしれない。しかし，卒業後も，あるいは大学に所属しなくなった後も，そのソフトウェアを使い続けるための規定がどのようなものか，あなたは図書館司書に確認する必要がある。継続利用には月額料金がかかるかもしれないが，その価値はあるだろう。

研究論文やレポート内の出典情報を一定の書式に整えるために設計されている，これらのソフトウェアは，約 15〜20 年前から存在している。そして，Mac，Windows，UNIX など，さまざまなコンピュータのプラットフォームで使用できる。このような文献管理ソフトウェアは，書誌管理ソフトウェアまたは引用管理ソフトウェアとしても知られている。

### 2つの主な機能：引用と出典情報

文献管理ソフトウェアには，2 つの主な機能がある。1 つは，あなたの総括の本文中に引用された文献を年代順またはアルファベット順で整理できる機能，もう 1 つは，出典情報の節（論文の末尾）を好みの書式に従って配置できる機能である。ほとんどの文献管理ソフトウェアは，総括の本文で文献を引用する際の書式として，米国心理学会（APA）や米国医師会（AMA）を含む多数の書式を装備している。これは，『A Manual for Writers of Term Papers, Theses, and Dissertations』（訳者注：日本語訳未出版）[1]に記載されている。

### 出典情報の書式を切り替える：AMA，APA

学術雑誌への投稿論文やレポート，論文を作成する際，医学分野の『*Journal of the American Medical Association*（JAMA）』で使用されている AMA スタイルのような書式から，『*American Psychologist*』で使用されている APA スタイルのような別の書式に切り替えることができると，時間と労力の大幅な節約につながる。この機能だけでも，文献管理ソフトウェアをコンピュータに導入する十分な理由となる。なお，この APA スタイルと AMA スタイルの切り替えは，総括執筆のどの段階でも行うことができる。そして，これらのソフトウェアには，時間の経過とともに新たな機能が装備され，現在ではマトリックス索引システムで使用されている。

## 文書フォルダ内の基礎資料下位フォルダ

### 電子書誌データベースと基礎資料下位フォルダの連結

文献管理ソフトウェアは，生物医学図書館やインターネット上にある電子書誌データベースと，コンピュータ上のリファレンス・ライブラリ（すなわち，基礎資料下位

フォルダ)を連結させる機能も備えている。

> **ヒント** 文献管理ソフトウェアでは，リファレンス・ライブラリ（参考文献の書庫）という用語を使用している。マトリックス方式では，これは文書フォルダ内の基礎資料下位フォルダと同じである。

　文献管理ソフトウェアを使用すれば，学術雑誌の記事の要旨とともに，参考文献の出典情報を MEDLINE や CINAHL などの電子データベースから直接コンピュータにダウンロードできる。そのため，あなたは，その情報を打ち直したり切り貼り（コピペ）する必要がなくなる。ソフトウェアがあなたのために行ってくれる。

　図書館から出典情報や要旨をダウンロードすることが難しい場合は，図書館司書に助けてもらおう。大学付属の図書館では，文献管理ソフトウェアの使用方法に関する講習会を開催していることが多い。自分の図書館でそのような講習会が開催されているかどうか確認しよう。

##  文献管理ソフトウェアの検索機能

　ほとんどの文献管理ソフトウェアには検索機能も備わっている。この機能は，保存した論文記事を任意のキーワードで見つけるために役立つ。例えば，無作為化臨床試験という語句を含む，自分の基礎資料下位フォルダ内のすべての論文記事を見つけることができる。

　基礎資料下位フォルダ内のどの部分を検索するかについても柔軟性がある。例えば，文書の題名，要旨，論文記事について書いたメモも，検索対象とすることができる。要旨を検索対象にすることで基礎資料を見つけられる可能性が高まるため，この検索機能は非常に有益である。また，この検索機能があるため，著者の名前，論文タイトル，学術雑誌の号数だけに限らず，要旨も電子書誌データベースから必ずダウンロードするとよい。要旨をダウンロードする方法については，ソフトウェアのマニュアルに説明されている。

> **ヒント** ソフトウェアのマニュアルは，オンラインで入手できることが多い。使用している文献管理ソフトウェアのマニュアルがどこにあるか，図書館司書に確認しよう。

　電子書誌データベースから情報をダウンロードし自分の基礎資料下位フォルダに保存する。その情報の中から，各参考文献を検索するだけではない。独自のキーワードやラベルを作成し，参考文献ファイルの特定の部分に保存すれば，その名前をキーワードとして検索することもできる。一部のプログラムには，この目的のための機能が装備されている。例えば，ほとんどの文献管理ソフトウェアに用意されている「ラベル」「キーワード」「メモ」の3つの機能がそれにあたる。各論文の場所ラベルをどの機能に保存するかは，自分で決める必要がある。キーワードを特定の部分に保存する機能と検索する機能の2つは，とくに，基礎資料の場所ラベルの標準的リストを使って基礎資料の場所を追跡する際に役立つ。

マトリックス索引システムの作成 **171**

## あなたが作成する場所ラベル

### 場所ラベルの定義

　場所ラベル(location label)は，リプリント・ファイルまたはその他の基礎資料をどこに保管しているかを示すものである。場所ラベルが，文献管理ソフトウェアにある出典情報と，1つ以上の基本フォルダ内の基礎資料下位フォルダにあるリプリント・ファイルとを連結する。

### 場所ラベルのリストの標準化

　場所ラベルの標準的リストを作成するための最も効率的な戦略は，文献レビューを行う前，あるいは基礎資料下位フォルダにリプリント・ファイルを集める前に，このリストを作成することである。つまり，最初から文献管理ソフトウェアを使用する必要があるということである。例えば，文献レビューの初期段階では，電子書誌データベースで学術雑誌に出版された関連論文を検索する際に，あなたが興味をもった文献の出典情報と要旨を基礎資料下位フォルダにダウンロードすることができる。文献レビューが完了する頃には，基礎資料下位フォルダには膨大な数の出典情報が保存されているだろうが，対応するリプリント・ファイルは，そのうちのいくつかしか保存されていないだろう。

### 基礎資料下位フォルダ内の各論文記事のタグ付け

　基礎資料下位フォルダ内の各論文にタグを付け，場所ラベルのリストを作成する。各基本フォルダの名前には，標準的なラベルを使用する。例えば，抗うつ薬，うつ病，精神医学における研究方法といった3つの関連内容をもつ基本フォルダがあるとする。ダウンロードした学術雑誌の記事のコピーには，それぞれ場所ラベルを使用する。最初の基本フォルダの場所ラベルは「精神-抗うつ薬」，2つ目は「精神-うつ病」，3つ目は「精神-研究方法」とする。このようなラベルを，「メモ」や「ラベル」などの出典情報の特定の部分に常に追記しておく。そうすれば，「メモ」や「ラベル」などで特定のキーワードを検索し，基本フォルダに保存した複製をどこに保存したかを確認することができる。メモでもラベルでも，使用中のコンピュータで利用できるものであれば何でもかまわないが，出典情報にタグ付けする例を**資料8-1**に示す。

### 基礎資料下位フォルダにない資料の場所ラベル

　あなたは，レビュー・マトリックスで要約したすべての文書のコピーをダウンロードしていないかもしれない。一部の文書はあなたが所蔵している書籍や書籍の章，報告書といった形式のものだろう。また，他の基礎資料は別の場所，例えば学部の図書館や地域の図書館にあるかもしれない。これらの資料は，文献レビューには有用であるが，コピーするには長すぎるだろう。例えば，標準的な統計学の教科書の章が，重要な分析手法を説明するために不可欠な参考文献であるかもしれない。

　場所ラベルは，これらの参考文献が何であるか，そして基礎資料が下位フォルダ内のどこにあるかを覚えておくのに役立つ。「精神-基本フォルダ」のラベルに似たラベ

172 | 第8章 マトリックス索引システム

---

**資料8-1** 精神-うつ病 基本フォルダ内の基礎資料下位フォルダにある架空の論文の標準的ラベルの例

---

**著者**

スミス，ハリエット

**年**

1997

**タイトル**

うつ病治療における心理療法と三環系抗うつ薬の違い

**雑誌**

治療ジャーナル

**巻**

67

**号**

15

**ページ**

1203-1208

**ラベル**

精神-うつ病

**キーワード**

うつ病，抗うつ薬，心理療法

**要約（独自の要約）**

これは，心理療法と三環系抗うつ薬の無作為化臨床試験である。特定の医療保険組織に所属する100人の女性外来患者を対象に，心理療法と三環系抗うつ薬の効果を比較する試験が毎週実施された。試験期間は1年間であり，試験終了時に評価が行われた。

**メモ**

21歳から64歳までの研究対象を十分な数集めた優れた方法論的デザイン。結果は以下の通りである…。

---

ルー式を作成して，これらの参考文献を追跡しよう。

　例えば，ラベルに基本フォルダの名前を使う代わりに，「リプリント書棚」や「リプリント生物医学図書館」など，別の標準的な語句を選ぶこともできる。このように，自室の書棚にある統計学の本のラベルを「リプリント書棚」とすれば，分析手法の章を探すために使える標準的なラベルとなる。「リプリント」という単語は，その単語だけですべての文献を分類し，文書を迅速かつ効率的に検索できる，便利な共通タグである。

## 🔍 互いの要素の関連の仕方

　文献管理ソフトウェアとともに，場所ラベルは，文献レビューで蓄積されたPDFファイル，印刷文書，その他の資料に関する膨大な量の詳細情報を管理するための鍵となる。このような場所ラベルのリストは，ペーパー・トレイル・フォルダの特定の部分に保存しておくとよい。あるいは，場所ラベルのリストをコピーしてあなたの研究室のドアの裏に貼っておいてもよい。重要なのは，あなたが集め，集中的に使い，後日すぐに探す必要が生じたときには忘れ去っている資料を管理するために，マト

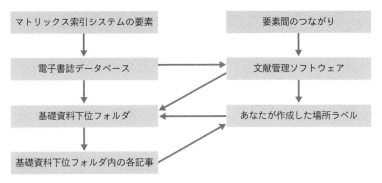

**図 8-1** マトリックス索引システムの要素の関連性

リックス索引システムの一部として場所ラベルを作成し，使用することである。

図 8-1 に，文献管理ソフトウェアと場所ラベルによって，異なる要素やマトリックス索引システムがどのように連結されるかを明示している。具体的には，学術雑誌の記事やその他の資料のような，文献の出典情報や要旨は，MEDLINE などの電子書誌データベースから，文献管理ソフトウェアを使用してコンピュータ上の基礎資料下位フォルダにダウンロードされる。同じ文献管理ソフトウェアを使用して，場所ラベルの標準的リストを作成し，基礎資料下位フォルダ内の各論文にその場所をタグ付けする（例：糖尿病基礎資料下位フォルダ）。すべてのリプリントを基礎資料下位フォルダに時系列で保存し，あなたのリファレンス・ライブラリ内の文献を場所ラベルで追跡管理することの利点は，必要なときにこれらの資料をあなたが見つけられるようになるということである。このように，何を集めたのか思い出せない，必要な資料がどこにあるのか探せないために見つけられない，無秩序に収集された論文のかたまりではなく，リプリントの体系化された保管・整理のシステムを構築することができる。

## 基礎資料下位フォルダの拡張

ダウンロードするリプリントの数が増えるにつれ，情報過多という問題に直面するかもしれない。この問題を解決する方法の 1 つは，別のタイトルで新しい基本フォルダを作成することである。例えば，最初の文献レビューが C 型肝炎に関するもので，C 型肝炎基礎資料下位フォルダにこの題材に関する PDF を 100 件ダウンロードしたとする。その後，数年が経ち，あなたの関心はより細分化され，今ではこの病気の特定の治療法の結果に関する文献をレビューすることに興味をもつようになった。新しい基本フォルダ（「C 型肝炎治療 基本フォルダ」と名付ける）を作成し，この題材に関する PDF を C 型肝炎治療基礎資料下位フォルダにダウンロードし始めることができる。

これらの基本フォルダを作成して使用する際は，残りのフォルダについては，例えば「C 肝結果 基本フォルダ」と「C 肝結果 ペーパー・トレイル・フォルダ」，「C 肝

結果 文書フォルダ」(C 肝結果基礎資料下位フォルダを含む)など，部分的に省略することで，管理しやすい名前に変更するとよい。

デスクトップ上の情報を素早く確実に検索できるように，フォルダの標準的な名称を登録しておくと便利である。例えば，「基本フォルダ」という検索語句を入力すると，文献レビュー用に作成したすべての基本フォルダが検索結果として出力される。

## 効率的に総括を更新する方法

ある題材に関する文献を一度レビューし，その後二度とその基礎資料を見たり，その題材に戻ったりすることがない場合は，この節は読み飛ばしてかまわない。しかし，新しい情報を評価したり，同じ題材について最初のレビューより後に追加された基礎資料を考慮したりする必要がある場合は，文献レビューを更新するための方法が必要となる。最も簡単な方法の1つは，前回のレビュー以降に追加した基礎資料を要約し，レビュー・マトリックスと要約を最新の状態にすることである。

経験豊富な科学者の典型的なシナリオは次のようなものである。助成金申請書の一部として文献の広範なレビューが行われ，助成金申請書の審査中，基本フォルダはそのままにされていた。助成金が交付された後，研究が開始された。新しい文献が特定され，入手可能になった時点で基礎資料下位フォルダに新しい基礎資料として追加された。その後，研究結果に関する学術論文を準備するにあたり，助成金の申請時よりもさらに焦点を絞った，文献の徹底的な再レビューが必要となった。同じ基本フォルダをさまざまな目的で再使用することができる。それらの目的は，助成金申請のための最初の文献レビューの実施，経時的に研究論文のリプリントを保存し追加するための基礎資料下位フォルダの作成と使用，レビュー・マトリックスの更新，総括下位フォルダの中の新しい記事の執筆準備である。助成金申請から研究成果の発表までの同じ期間，この基本フォルダは経験豊富な科学者の歩みに寄り添ってきた。

一般的に，文献レビューの更新は，資料を整理しながら随時更新していくほうが，より効率的かつ徹底的であり，時間も短縮できる。研究チームの全員がアクセスできるサーバーに保存されているリファレンス・ライブラリ（基礎資料下位フォルダ）や，同じチームの中央拠点に保管されるかもしれない基本フォルダなどの資料は，研究を前進させる上で非常に貴重な情報源となる。

## キャロラインの冒険旅行 マトリックス索引システムを使用する

文献レビューにおいて，キャロラインは10代の少女による喫煙とうつ病の関連性を探ることに興味をもった。最初の段階として，彼女はうつ病に関するレビュー論文を探した。彼女がたどった過程は，マトリックス索引システムのよい例である。（1）電子書誌データベースで論文を特定し，（2）文献管理ソフトウェアで要旨をダウンロードし，（3）文書フォルダ内の基礎資料下位フォルダに論文のコピーがあることのメモを残し，（4）論文の所在場所に関するメモを作成するために文献管理ソフトウェ

アで使用する場所ラベルを用意した。

　キャロラインはまず，大学の図書館から自分のコンピュータで PubMed にログインした。彼女は，以前特定していた Leon らによるレビュー論文を探した[2]。彼女は，その論文と要旨を自分のコンピュータにダウンロードした。自分のコンピュータにインストールしていた文献管理ソフトウェアを使い，その論文と要旨を「10 代と喫煙基礎資料下位フォルダ」というタイトルの基礎資料下位フォルダに取り込んだ。また，文献管理ソフトウェアの機能にある，標準的な要約の欄に，論文のリプリントが基本フォルダ・ライブラリの「うつ病」フォルダ内の「うつ病 基礎資料下位フォルダ」に保存してあるというメモも書き加えた。

　数日後，キャロラインはディッカーソン教授と会い，進捗状況について話し合った。その頃には，彼女は大量の論文のコピーを所有しており，すべてを管理するのが大変になっていた。彼女は「論文のコピーが増えすぎてしまった場合はどうしますか？　基礎資料下位フォルダをどんどん増やしていくわけにはいきません」とたずねた。

　「そうですね。出版年代ごとに整理することを考えてみてはどうですか」とディッカーソン教授は彼女に言った。そして，自分のコンピュータの画面を指差した。「例えば，私が持っているうつ病に関する 109 件のリプリントは，『うつ病 基本フォルダ』内の 3 つの基礎資料下位フォルダに保存されています。1980 年から 1989 年，1990 年から 1994 年，そして 1995 年から現在までの 3 つになります。それぞれ『うつ病（1980-89）』，『うつ病（1990-94）』，『うつ病（1995-現在）』という名前を付けています。発行年ごとに索引化されているため，学生も私も特定のリプリントを見つけるのに苦労することはありません。」

　キャロラインは，ディッカーソン教授が数多くのリプリントを処理するために使った戦略をメモし，次にマトリックス索引システムの使用について話した。「このシステムは，あらゆる種類の文献レビューに使用できると思います。科学文献のレビューであるかどうかにかかわらず」と彼女は振り返った。

　ディッカーソン教授は，ガーデニングに関する一連の書籍の著者である同僚が，自分のメモや，ガーデニング・カタログ，ガーデニングのヒントに関する人気雑誌のリプリントを管理するためにマトリックス索引システムを使用していたことを説明した（これは実話である！）。「大量の資料を整理するには，本当に理にかなった方法ですね」とディッカーソン教授も同意した。

**参考文献**

1) Turabian KL. A Manual for Writers of Term Papers, Theses, and Dissertations. 6th ed. Chicago, IL: University of Chicago Press; 1996.

2) Leon AC, Klerman GL, Wickramaratne P. Continuing female predominance in depressive illness. *Am J Public Health*. 1993; 83: 7S4-7S7.

# 第9章 保健科学分野の専門家によるマトリックス・アプリケーション

## 本章の目的

　本章では，保健科学分野におけるより高度な研究や開発活動において，マトリックス方式とマトリックス索引システムがどのように活用できるかを，いくつかの例を挙げて説明する。

　第9章では，本書の他の箇所で説明された定義が再度説明されていることに気づくかもしれない。この繰り返しは，意図的に行われている。なぜなら，本書を初めから終わりまで直線的に（第1章，第2章，第3章などと順に）読まない人もいるからである。好奇心旺盛な読者は，他の箇所で定義を探すことに煩わされるよりも，今すぐに定義を知りたいだろう。

　本章の5つの節と，いつものキャロラインの冒険旅行は以下の通りである。

- マトリックス・アプリケーションとは？
- 助成金申請書におけるマトリックス・アプリケーション
- メタ・アナリシスにおけるマトリックス・アプリケーション
- 実践ガイドラインにおけるマトリックス・アプリケーション
- 根拠に基づく医療におけるマトリックス・アプリケーション

キャロラインの冒険旅行：非学術的な状況においてマトリックス・アプリケーションを適用する

## マトリックス・アプリケーションとは？

### マトリックス・アプリケーションの定義

　マトリックス・アプリケーションとは，マトリックス方式，マトリックス索引システム，またはその両方の概念と手順を使用することである。マトリックス方式とは，文献レビューにおいて資料を収集し，情報を体系的に分析・要約し，総括を執筆するとともに，資料，メモ，その他の資料を4つのフォルダ（ペーパー・トレイル・フォルダ，文書フォルダ，レビュー・マトリックス・フォルダ，総括フォルダ）のいずれかに分類・整理するという計画である。これらの4つのフォルダは，文献レビュー中およびレビュー後に基本フォルダに保存される。

マトリックス索引システムは，4つの情報源からの情報を関連付けるための一連の手続きである。それらの4つの情報源とは，(1)MEDLINE や CINAHL などの1つ以上の電子書誌データベース，(2)Mendeley や Zotero などの文献管理ソフトウェアパッケージの1つ(それぞれのウェブサイトは，https://www.mendeley.com/download-desktop-new/ および https://www.zotero.org/download/)，(3)基礎資料下位フォルダ(基本フォルダ内の文書フォルダにある)に保存されている科学論文やその他の資料のコピー，(4)マトリックス索引システムの一部として作成し，名前を付けた場所ラベル，である。

## マトリックス・アプリケーションの利点

マトリックス方式とマトリックス索引システムは，それぞれ単独で使用しても，併用しても，保健科学分野の専門家がさまざまな場面でキャリアを積む際に活用できる効率的な戦略となる。

- 学術界
- 研究および評価コンサルティング・センター
- 病院，個人開業医，保健医療施設，医療保険会社などの臨床現場
- 市区町村，郡，州の保健・公衆衛生局
- 政策分析や医療関連法規の策定を担当する政府機関や保健政策機関
- 製薬会社や医療機器メーカーなど，民間企業や医療関連産業の研究開発部門
- 消費者向け健康情報機関(医療保険会社や病院向けの科学雑誌やニュースレター，患者向け情報パンフレット，日刊新聞の保健科学欄などを発行する機関など)

マトリックス・アプリケーションは，チーム内で双方向的に使用することができる。例えば，チームで使用するためのマトリックス索引システムを設定する場合，Mendeley などの文献管理ソフトウェアで作成された基礎資料下位フォルダを，チームのメンバー全員がアクセスできるサーバーまたはクラウド上(中央拠点)に保存することができる。

基礎資料下位フォルダに時系列で保存されている研究論文やその他の科学論文のリプリントを，同じ中央拠点に保管することができる。チームメンバー間で，新しい基礎資料を追加し，それにアクセスするためのシステムとすることができる。

マトリックス方式とマトリックス索引システムは，個人で使用する場合でも，チームで使用する場合でも，さまざまな状況下で文献レビューを行い，電子版のリプリント・ファイルを管理するための汎用性が高く便利な戦略である。これは，多忙な保健科学の専門家にとって費用対効果が高く，時間効率のよい戦略である。この戦略をさまざまな活動で活用する方法の例について，本章の残りの部分で説明する。

本章の最後に挙げた『キャロラインの冒険旅行』の例は，従来の科学的な設定とは異なっている。一般読者向けの背景となる情報を準備するためにマトリックス・アプリケーションをどのように応用し，使用するかについて説明している。あなたの意図が，他の科学者に研究結果を伝えることなのか，あるいは臨床科学における最新の進

歩を日刊紙の読者向けに説明することなのかにかかわらず，マトリックス・アプリケーションは，あなたのリプリント，メモ，考えを整理するために使用できる。

## 助成金申請書におけるマトリックス・アプリケーション

### 助成金申請書の定義

　典型的な研究プロジェクトには，アイデアの着想から最終結果の発表まで，いくつかの段階がある。これらの段階は，研究者，プロジェクト実施の理由，研究目的によって異なるだろう。学術的な環境では，保健科学の研究プロジェクトには通常，以下の3つの段階がある。

1. 研究の仮説と実施方法を説明する申請書の作成（通常，これは助成金を獲得するための研究の提案書であり，仮説，方法，期待される成果の説明と，研究資金の要請が記載される）。
2. 承認または資金提供を受けた後のプロジェクトの実施。助成金申請書の提出から資金提供の承認（または不承認）までには通常3～12か月かかる。助成金申請書に記載されたプロジェクト自体は通常12～60か月である。大学が基盤となる予備調査のための助成金，地方自治体や州保健局のような地域の助成金，地元または全国を基盤とする民間財団の助成金があり，資金源は地域によっても異なる。そのほかには，米国国立衛生研究所（NIH）や医療政策研究局の専門機関，国立科学財団などの助成金もある。
3. 国レベルの学術会議での発表や査読付き学術雑誌への掲載を目的とした，プロジェクトの終了時の研究報告書や研究論文の提出。

　マトリックス方式とマトリックス索引システムは，研究過程の各段階で，文献，リプリント，レビューの総括の，入手，分析，要約，管理に使用できる。マトリックス方式とマトリックス索引システムの適用は，各段階で収集された情報やファイルが前の段階で収集されたものの上に構築されるため，累積的な利点もある。

### 助成金申請書の作成におけるマトリックス・アプリケーションの活用

　ここでは，研究プロジェクトの最初の段階である助成金申請書の作成を例に挙げる。助成金申請書の作成が，アイデアの創出から，文献レビュー，研究方法の計画，申請書の作成まで，直線的に段階を踏むことはほとんどない。実際には，これらの活動はおおむね同時に進行する。これらのどの作業過程も，研究者の時間や注意を要するが，分析手法を計画している最中に文献を再確認する必要が生じたり，提案された分析計画が確定する過程で研究疑問を再考する必要が生じたりすることもよくある。

経験豊富な研究者のほとんどは，助成金申請書を作成する前に，数か月，あるいは数年もの間，新しい研究の代替案を検討しながら，研究文献に関する知識を常に更新している。こうした代替案が芽生えると，研究に関する新たな可能性が学術雑誌論文，学術集会での発表，同僚との議論の中で提案されることがある。新たに出版された学術雑誌の記事など，追加の出版物は，基本フォルダ内の基礎資料下位フォルダに保存できる。時系列になったリプリントの一式は，科学者のコンピュータ上の基礎資料下位フォルダに保存することができる。

研究調査のアイデアが具体化し始めると，とくに研究アイデアと関連のある題材や，適用可能な方法論的手法について，文献を体系的にレビューする，より集中的な取り組みが行われることがある。この時点で，レビュー・マトリックスを設定し，列トピックを選択し，研究文献を要約することができる。

最後に，助成金申請書やその他の研究文書が作成されると，より熱心に特定の文献を追跡したり，知識ベースにギャップがあると思われる分野の研究を探したりすることになる。この時点で，レビュー・マトリックスで要約された文献に基づいて，総括が作成される。

熟考期間からレビュー・マトリックス完成まで，マトリックス索引システムを開発・維持する。このことにより，研究者は要約したり，簡潔な総括を書いたりするために必要な資料を蓄積することができる。助成金申請書のページ数には厳しい制限が設けられていることがよくある。申請書の一部分である文献レビューは，正確で，徹底的，かつ簡潔でなければならない。例えば，米国国立衛生研究所の助成金申請書のほとんどはページ数の制限が厳しく，その中の文献レビューは非常に小さな部分である。そのため，題材に関する予備知識は精選され，完全に正確なものでなければならない。レビュー・マトリックスは，この精選過程において有用なツールである。総括を書くことは，さらに洗練されたツールになる。

研究プロジェクトに資金が提供された（または提供されなかった）後，研究者は引き続き科学文献を読み，新しい出版物を基礎資料下位フォルダにダウンロードし，文献管理ソフトウェアを使用して，関連する研究の最新のリプリントを管理する。その後，研究プロジェクトに資金が提供され，研究が学術論文や報告書の作成段階まで進んだ場合，基本フォルダに最新の状態に保たれた基礎資料下位フォルダをもつ保健科学分野の科学者は，以前に要約した論文のレビュー・マトリックスを更新し，最新の研究論文を含むより最新の総括を書く上で優位に立つ。

# メタ・アナリシスにおけるマトリックス・アプリケーション

## メタ・アナリシスの定義

メタ・アナリシスとは，特定の題材に関する複数の研究調査または臨床試験の統計的評価を指す。メタ・アナリシスの手順では，研究プロトコルを明確に特定することが求められる。まず，研究の目的，方法，および研究の選択基準を記述する。次に，

分析対象の研究を選択し，レビューする。最後に，分析に含まれる研究一式に対して，結果を要約するための統計的手法を適用する。

## メタ・アナリシスにおけるマトリックス・アプリケーションの使用

　マトリックス方式は，メタ・アナリシスの最初の2つの段階を実行するための枠組みとなる。例えば，収集する研究の種類に関する基準や，文献の検索方法の詳細な記録は，基本フォルダ内のペーパー・トレイル・フォルダに文書化することができる。これは，著者がPRISMA フローチャート[1]を使用した最初の草稿となり，文書フォルダ内のPRISMA フローチャート下位フォルダに保存される。メタ・アナリシスの対象となる研究論文が選定されたら，それらを基礎資料下位フォルダに時系列で整理することができる。次に，目的と研究方法に関する重要な要素をレビュー・マトリックスに要約する。統計分析に必要な情報も，レビュー・マトリックスの列トピックとして含めることができる。

　マトリックス方式の利点は，メタ・アナリシスを2人以上のチームで行う場合にとくに顕著になる。多くの場合，どの研究が基準を満たすか，最終的な判断を下す前に，多数の科学論文を確認する必要がある。この作業は，同じ列トピックをもつレビュー・マトリックスを使用する複数の担当者と分担することができる。そして，メタ・アナリシスに組み込む研究を最終的に選択する際は，各担当者がレビュー・マトリックスに要約した情報に基づいて行うことができる。

　メタ・アナリシスでは，実証研究の統計的要約とそれらの結果の解釈に重点が置かれる。しかし，分析対象となる研究，つまり基礎資料の選び方とレビューの進め方によっては，これらの最終結果が損なわれる可能性がある。マトリックス方式とマトリックス索引システムにより，メタ・アナリシスの基本的な作業を厳密に遂行する上での整理と効率のレベルが上がる。

　本書は，大学院生が学術的な環境で使用するために作成されている。しかしながら，マトリックス方式とマトリックス索引システムは他の分野の研究にも適用できる。次の2つの節では，実践ガイドラインの開発と根拠に基づく医療の研究を行うためのマトリックス・アプリケーションの使用方法の概要を説明する。

# 実践ガイドラインにおけるマトリックス・アプリケーション

## 実践ガイドラインの定義

　実践ガイドラインは，医師，看護師，その他の医療従事者に対し，科学文献に基づく最良の医療のための最善の方法を示す。実践ガイドラインは，当初は米国医療研究・品質局（Agency for Healthcare Research and Quality, AHRQ）などの後援のもと，医療従事者の全国チームによって作成されていた。しかし，そのレベルの試みに対する連邦政府からの資金援助は2018年に終了した。それ以前から，開発は臨床の

専門分野や，医療機関内の臨床医，保険会社，小規模な診療チームで構成される，より局所的または地域的なチームへと移行し始めていた。マトリックス・アプリケーションは，これらの実践ガイドラインを維持またはさらに発展させる上で，今でも非常に有用である。

例えば，小児診療看護師，小児科医，電話トリアージ担当看護師または受付担当看護師で構成され，協力して幼児の中耳炎に関する実践ガイドラインを作成する，診療所の臨床チームを考えてみよう。病態の定義とガイドラインの基準について合意した後，マトリックス方式の過程と構造に基づいて文献レビューの作業を分担する。受付担当看護師は，病態の症状に関する文献をレビューする。小児科医は治療と臨床管理に関する最新の研究に重点を置き，小児診療看護師は個人レベルと地域レベルでの中耳炎の予防に関する研究に重点を置く。

1つの基本フォルダを使用して作業を調整することで，個々で作業するよりも短い時間で作業を完了させることができる。例えば，彼らは，検索の基準について合意し，使用した戦略や，参照した電子データベースやその他の情報源の記録を管理し，キーワードのリストを継続的に作成しなければならない。この情報は，全員がアクセスできる中央拠点に保存されているペーパー・トレイル・フォルダに記録される（クラウドなど）。彼らが収集した研究論文のPDF，他のチームが作成したガイドラインの例，コクラン・ライブラリなどの二次・三次情報源からの論文など，文書は基礎資料下位フォルダに保存される。その後，レビュー・マトリックスの列トピックについて，共同で決定する。

レビュー・マトリックス内の文書を要約する際，3人のメンバーがすべての文書を読み，各メンバーが列トピックの一部を要約するという戦略をこのチームは取った。例えば，医師は治療と管理に関する列トピックについてすべての文書を要約し，看護師は症状の認識について同じ一連の論文を要約した。ガイドラインの執筆準備が整った時点では，チームのメンバー全員が科学文献に精通していた。

この例では，列トピックに方法論的な問題も含まれる可能性があるが，焦点はガイドラインの主要な項目，すなわち症状の認識，診断，治療，管理，予防に重点が置かれている。レビュー・マトリックスにおける列トピックの選択は，ガイドラインの目的によって決まる。

マトリックス索引システムは，ガイドラインの作成において文献がレビューされる際にも，その後ガイドラインが更新される際にも役立つ。例えば，年に一度，当初のチームメンバーが，MEDLINE や CINAHL などの同じ電子書誌データベースを使用して，同じ題材に関する新しい研究を特定するために，同じ検索戦略を使用する。同じ期間に，チームメンバーや診療所の他の医療従事者は，診療所のサーバーにある「中耳炎 基本フォルダ」内の基礎資料下位フォルダに，科学論文やその他の資料を追加する。臨床医が関心をもつさまざまな臨床の題材に関するすべての基本フォルダの調整を，診療所の1人が担当する。

マトリックス・アプリケーションは，実践ガイドラインの開発に必要なすべての作業をこなしてくれるわけではない。しかし，作業をこなすための効率的な過程と明確な枠組を提供する。また，特定の症状をもつ患者のケアに関するガイドラインという形で単一の成果物を生み出すために，医療従事者チームが力を合わせて取り組む必

要がある場合，マトリックス・アプリケーションはとくに有用となるだろう。

## 根拠に基づく医療におけるマトリックス・アプリケーション

### 根拠に基づく医療の定義

　　根拠に基づく医療(EBM)は，臨床上の意思決定の根拠として，最新の研究結果を使用する重要性についての哲学である。根拠に基づく医療は，文献を精読する方法や解釈する方法を理解するための，明確に定義された一連のユーザーズ・ガイドでもある。

　　米国医学会誌(JAMA)には33のユーザーズ・ガイドが掲載されており，今後もさらに追加される予定である[2-34]。マトリックス方式とマトリックス索引システムの原則は，根拠に基づく医療の原則と一致しており，このアプローチを実施するための枠組みと過程を提供する。

### 根拠に基づく医療におけるマトリックス・アプリケーションの活用

　　例えば，糖尿病の診療所で働く診療看護師が，高齢患者の生活の質(quality of life, QOL)の向上を重視した食事と運動に関する外来プログラムを開発したいと考えたとする。彼女はまず，1997年のJAMAに掲載された，健康関連のQOLに関する論文の利用方法に関するユーザーズ・ガイドを読むことから始める[18]。そのユーザーズ・ガイドに説明されているこの種の研究の基本原則を理解した後，彼女は最新の文献の調査を開始する。また，ユーザーズ・ガイドのコピーを文書フォルダ内の基礎資料下位フォルダに保存し，いつでも参照できるようにする。

　　マトリックス方式の原則に従い，彼女はMEDLINEでユーザーズ・ガイドを調べ，QOL(生活の質)，QALY(質調整生存年)，患者ケア計画などを含む統制語(medical subject headings)を記録する。統制語は，第3章で説明されているように，彼女がキーワード下位フォルダに作成したリストに入力される。その後，彼女は糖尿病，食事，運動など，病状を説明するキーワードと組み合わせ，MEDLINEでこの種の論文を検索する。また，健康関連QOLに関するユーザーズ・ガイドの末尾にある出典情報リストを精査し，自分の題材に関連する研究を特定する。

　　彼女の研究対象は高齢者の生活の質であるが，この分野の研究は比較的新しく，65歳以上の高齢者は対象に含まれていない可能性があることを認識している。そのため，MEDLINE検索では対象者の年齢による制限を設けていない。彼女は，使用したキーワード，手順，検索戦略をペーパー・トレイル・フォルダにメモする。

　　彼女はオンラインで研究の出典情報と要旨を確認した後，Zoteroを使用してMEDLINEとCINAHLからリプリントを自分のコンピュータ上の基礎資料下位フォルダにダウンロードする。次に，彼女はMEDLINEを使用して特定の論文を検索し，自分の題材に最も関連性の高い論文をダウンロードする。レビュー・マトリックスの

設定に使用する列トピックを決定する際，診療看護師は再び健康関連 QOL のユーザーズ・ガイドを参照する。彼女は，その論文で取り上げられた問題の一部を列トピックとして取り上げる。それらは，例えば，研究調査は患者自身が重要と考える患者の生活の側面を測定していたかどうか，データ収集道具の特性はどのようなものか，とくにアンケートの妥当性はどのようなものか，などである。一般的に，ユーザーズ・ガイドは，診療看護師が文献レビューで考慮すべき問題の種類を考えるのに役立つ。

　診療看護師は，レビュー・マトリックスで研究論文を要約した後，文献の総括を執筆する。総括は臨床現場で健康関連 QOL を測定する際にどの測定道具を使用するかを決定するための基礎資料となる。MEDLINE および CINAHL から研究論文を特定する過程で，彼女は健康関連 QOL に関する基礎資料下位フォルダを作成した。そして，QOL 基本フォルダ内の基礎資料下位フォルダ内の各参考文献に場所ラベルを付けた。

　キーワードの特定，基礎資料の検索，レビュー・マトリックスの作成，関連する基礎資料の要約という一連の過程において，診療看護師はレビューの各段階における文献数を記録し，検索内容を記録するために PRISMA フローチャート[1]を作成する。完成した PRISMA フローチャートは，彼女が執筆する総括の一部となり，さらに文献のナラティヴ形式のレビューの一部となる。

## キャロラインの冒険旅行　非学術的な状況においてマトリックス・アプリケーションを適用する

　キャロラインの修士課程の修了要件の１つには，地域社会での３か月間のインターンシップが含まれていた。キャロラインは，公衆衛生学の科目で学んだことを応用し，地域の人々が最新の研究結果を理解し，自身の健康改善に役立てる手助けをしたいと考えていた。そこで，地元の地方紙のサイエンス・ライターのもとでインターンシップを行うことにした。キャロラインの最初の仕事は，保育施設に通う幼児の事故を防ぐ方法について，新聞に３部構成で連載する記事の背景を調べることだった。

　一連の記事の最終的な執筆を担当した新聞社の保健担当記者は，キャロラインのインターンシップの指導者でもあった。２人は協力して，キャロラインが記事執筆に必要とする情報を収集するためのアウトラインを作成した。３つの記事で取り上げる題材は，(1)保育施設で子どもたちに起きる事故の種類と原因，(2)そのような事故の予防方法，(3)保育施設が子どもの事故予防に十分な注意を払っているかどうかを判断する際に保護者が使うチェックリスト，の３つであった。

　キャロラインは，この課題で必要となる情報を整理し，活用するための枠組みとしてマトリックス方式を採用した。まず，1985 年から現在までの MEDLINE，1994 年から現在までの Current Contents，1982 年から現在までの CINAHL など，主な電子書誌データベースを検索した。これらの情報源から３件の調査研究を発見した[34-36]。彼女はこれらの論文の PDF をすべて基礎資料下位フォルダにダウンロードした。

　次にキャロラインは州保健局に電話し，保育施設の認可を担当する部署の責任者

第 9 章　保健科学分野の専門家によるマトリックス・アプリケーション

> **資料 9-1**　キャロラインのインタビュー用紙

日付＿＿＿＿＿＿＿＿＿＿＿＿　時間＿＿＿＿＿＿＿＿＿＿＿＿＿＿＿＿＿＿＿

インタビュー対象者＿＿＿＿＿＿＿＿＿＿＿＿＿＿＿＿＿＿＿＿＿＿＿＿＿＿＿＿

インタビュー対象者の役職と所属部署＿＿＿＿＿＿＿＿＿＿＿＿＿＿＿＿＿＿＿＿

会社名/組織名＿＿＿＿＿＿＿＿＿＿＿＿＿＿＿＿＿＿＿＿＿＿＿＿＿＿＿＿＿＿

電話＿＿＿＿＿＿＿＿＿＿＿　ファックス＿＿＿＿＿＿＿＿＿＿＿＿＿＿＿＿＿＿

メールアドレス＿＿＿＿＿＿＿＿＿＿＿＿＿＿＿＿＿＿＿＿＿＿＿＿＿＿＿＿＿＿

インタビュー内容＿＿＿＿＿＿＿＿＿＿＿＿＿＿＿＿＿＿＿＿＿＿＿＿＿＿＿＿＿

メモと引用＿＿＿＿＿＿＿＿＿＿＿＿＿＿＿＿＿＿＿＿＿＿＿＿＿＿＿＿＿＿＿＿

＿＿＿＿＿＿＿＿＿＿＿＿＿＿＿＿＿＿＿＿＿＿＿＿＿＿＿＿＿＿＿＿＿＿＿＿＿

＿＿＿＿＿＿＿＿＿＿＿＿＿＿＿＿＿＿＿＿＿＿＿＿＿＿＿＿＿＿＿＿＿＿＿＿＿

＿＿＿＿＿＿＿＿＿＿＿＿＿＿＿＿＿＿＿＿＿＿＿＿＿＿＿＿＿＿＿＿＿＿＿＿＿

追加の連絡先または提案された情報源＿＿＿＿＿＿＿＿＿＿＿＿＿＿＿＿＿＿＿＿

＿＿＿＿＿＿＿＿＿＿＿＿＿＿＿＿＿＿＿＿＿＿＿＿＿＿＿＿＿＿＿＿＿＿＿＿＿

＿＿＿＿＿＿＿＿＿＿＿＿＿＿＿＿＿＿＿＿＿＿＿＿＿＿＿＿＿＿＿＿＿＿＿＿＿

＿＿＿＿＿＿＿＿＿＿＿＿＿＿＿＿＿＿＿＿＿＿＿＿＿＿＿＿＿＿＿＿＿＿＿＿＿

と，保育施設での事故報告について話した。彼女は，自分で作成した，インタビューのために標準化した用紙（**資料 9-1**）にメモをとった。また，キャロラインは，保育施設での過去 5 年間の子どもの死亡事故と非死亡事故に関する統計のコピーも入手した。彼女はメモをスキャンしてファイルに保存し，その PDF をペーパー・トレイル・フォルダに保存した。

　キャロラインの指導者である記者は，彼女が収集した情報を確認し，その分野の専門家数人に電話でインタビューを行うよう助言した。「専門家をどうやって探せばいいのでしょう？」とキャロラインはたずねた。「研究論文の著者に電話してみるのはどうでしょう？」と彼女は根掘り葉掘り聞きながら記者を見た。

　彼女の指導者は微笑みながら，「そうですね。しかし，ProfNet を見て，読者の興味を引くような情報をもっている地元の専門家がいるかどうか確認したほうが適切かもしれません」と述べた。

　「ProfNet って何ですか？」とキャロラインがたずねた。

　「広報の専門家が運営するインターネットサービスです。彼らは全国の大学や学部とつながりがあります。ジャーナリストや著者に 4,000 以上の学部，大学，シンクタンク，国立研究所，病院，非営利団体，企業，広報代理店などの専門家の情報源を紹介してくれます。私たちの新聞はこのサービスに加入しています。リンクを送りますから，ウェブサイトを調べてみてください。この連載記事のためにアクセスすべき ProfNet の項目は健康/医学ですね」。指導者は彼女に ProfNet へのリンクを送った。https://profnet.prnewswire.com/ProfNetHome/Profnet-Journalists.aspx?

　ProfNet での問い合わせの結果，キャロラインは近隣の 2 つの大学の教授と，子どもの事故予防を目的とした非営利団体のスタッフに連絡を取った。彼女は各インタビューのメモを，インタビューのために標準化した用紙に記録した。

　インターンシップの最初の週に，キャロラインは，大手新聞社，州および連邦政府機関（保育施設の規制を担当），認可保育施設運営者の地域および州レベルの団体な

ど，インターネット上の他のサイトも検索した。これらの情報源から，インタビューに応じてくれる保護者，保育施設運営者，地域リーダーを特定した。そして，それぞれの分類に属する数人に電話をかけた。

キャロラインは，新聞の課題のために収集した情報を整理する際にもマトリックス方式を用いた。まず，通常の4つのフォルダ（ペーパー・トレイル，文書，レビュー・マトリックス，総括）を含む基本フォルダを作成した。ペーパー・トレイル・フォルダには調査活動を記録し，インタビューに関する下位項目を追加した。この下位項目には，インタビューを行った日付と，その人物がキャロラインに連絡を取るよう勧めたその他の人物のリストを記載した。このリストは，ディッカーソン教授が最初に教えてくれたように，文献ではなく人々にスノーボール技法を適用した記録だった。

キャロラインは，この非学術的な状況下での自分のニーズと合致させるために，マトリックス方式の標準的なアプローチを修正した。まず，彼女は基本フォルダ内の文書フォルダを拡張し，研究調査，インタビュー，統計という3つの下位フォルダを追加した。十分な情報を収集した後，キャロラインはレビュー・マトリックスの列トピックのアイデアを広げた。彼女は，3部構成の連載の大まかな見出しをもとに，研究調査，インタビュー（さらに保護者，保育士，規制当局，専門家，その他の項目に細分化），統計的知見の3つの列トピックを作成した。レビュー・マトリックスを作成する際，キャロラインは，研究調査，インタビューのために標準化した用紙へのメモ，統計的知見のリストなど，情報の種類にかかわらず，それぞれを文書として扱った。このようにレビュー・マトリックスを使用することで，不足している情報や追加で必要な情報を把握することができた。この過程全体を通じて，キャロラインは調査過程の各段階における文書の数を記録した。そして，その数をPRISMAフローチャートに追加した[1)]。その後，キャロラインはレビュー・マトリックスを使用して情報を総括した3ページの簡単なメモを作成した。メモは，3つの記事のそれぞれについて1ページずつ使用した。

キャロラインは，保育施設での事故に関する基本フォルダを作成している間，マトリックス索引システムを使用して，MEDLINE などの電子的情報源から情報をダウンロードしたり，パソコン上のワープロ文書に直接メモを入力したりしていた。学術雑誌の記事，書籍，報告書用の標準的な Zotero テンプレートに加え，キャロラインは新聞記事用のテンプレート，個人的なコミュニケーション用（各インタビューの記録に使用）のテンプレート，統計レポートの記録に使用した汎用フォーマットも使用した。

3部構成の連載記事を書く準備として，最終的な資料を確認していたところ，レポーター兼キャロラインの指導者は，キャロラインの背景情報の整理能力に驚いた。「これは大変な作業ですね！ 私はたいてい黄色のメモ用紙にいくつかのメモを書いて，そこから記事を書くだけです」と指導者は言った。「余計に手間がかかるように見えるかもしれないですが」とキャロラインは答えた。「実は基本フォルダにすべてまとめておくほうがずっと楽です。必要なときに必要なものをすべて取り出せます。基本フォルダにすべてを保存し，各記事のダウンロード版を基礎資料下位フォルダに保存しておくと，他の執筆課題の資料がどこにあったかもわかりやすくなります。ダ

ウンロードした研究資料やインタビューのメモをどこに保存したか，いつも覚えているわけではないですが，どの課題に取り組んでいたかはたいてい思い出すことができますから。あとはその課題の基本フォルダを開くだけです。これをマトリックス方式と呼んでいます。」

キャロラインの指導者は，「情報を要約する必要がある場合，マトリックス方式はさまざまな面で役立つようですね。私も試してみようと思います」と言った。

「ええ，マトリックス方式はとても有効な戦略です」とキャロラインは言った。「最初から，マトリックス方式は単なるレビュー・マトリックスと呼ばれるスプレッド・シート以上のものであるとわかっていました。」

キャロラインは，ディッカーソン教授が講義を始める際にしたように少し眉をひそめた。「マトリックス方式とは，さまざまな情報源から情報を入手，統合，活用し，文献の文書化された総括を作成するためのシステムです。私はこの方式を強くお勧めします。」

#### 参考文献

1) Moher D, Liberati A, Tetzlaff J, Altman DG; The PRISMA Group. Preferred reporting items for systematic reviews and meta-analyses: the PRISMA Statement. *BMJ*. 2009; 339: b2535. doi:http://dx.doi.org/10.1136/bmj.b2535.

2) Guyatt GH, Rennie D. Users' guides to the medical literature. *JAMA*. 1993; 270: 2096-2097.

3) Oxman AD, Sackett DL, Guyatt GH. Users' guides to the medical literature: I: how to get started. *JAMA*. 1993; 270: 2093-2095.

4) Guyatt GH, Sackett DL, Cook DJ; for the Evidence-Based Medicine Working Group. Users' guides to the medical literature: II: how to use an article about therapy or prevention: A: are the results of the study valid? *JAMA*. 1993; 270: 2598-2601.

5) Guyatt GH, Sackett DL, Cook DJ; for the Evidence-Based Medicine Working Group. Users' guides to the medical literature: II: how to use an article about therapy or prevention: B: what were the results and will they help me in caring for my patients? *JAMA*. 1994; 271: 59-63.

6) Jaeschke R, Guyatt G, Sackett DL; for the Evidence-Based Medicine Working Group. Users' guides to the medical literature: III: how to use an article about a diagnostic test: A: are the results of the study valid? *JAMA*. 1994; 271: 389-391.

7) Jaeschke R, Guyatt GH, Sackett DL; for the Evidence-Based Medicine Working Group. Users' guides to the medical literature: III: how to use an article about a diagnostic test: B: what are the results and will they help me in caring for my patients? *JAMA*. 1994; 271: 703-707.

8) Levine M, Walter S, Lee H, Haines T, Holbrook A, Moyer V; for the Evidence-Based Medicine Working Group. Users' guides to the medical literature: IV: how to use an article about harm. *JAMA*. 1994; 271: 1615-1619.

9) Laupacis A, Wells G, Richardson WS, Tugwell P; for the Evidence-Based Medicine Working Group. Users' guides to the medical literature: V: how to use an article about prognosis. *JAMA*. 1994; 272: 234-237.

10) Oxman AD, Cook DJ, Guyatt GH; for the Evidence-Based Medicine Working Group. Users' guides to the medical literature: VI: how to use an overview. *JAMA*. 1994; 272: 1367-1371.

11) Richardson WS, Detsky AS; for the Evidence-Based Medicine Working Group. Users' guides to the medical literature: VII: how to use a clinical decision analysis: A: are the results of the study valid? *JAMA*. 1995; 273: 1292-1295.

12) Richardson WS, Detsky AS; for the Evidence-Based Medicine Working Group. Users' guides to the medical literature: VII: how to use a clinical decision analysis: B: what are the results and will they help me in caring for my patients? *JAMA*. 1995; 273: 1610-1613.

13) Hayward RS, Wilson MC, Tunis SR, Bass EB, Guyatt G; for the Evidence-Based Medicine Working Group. Users' guides to the medical literature: VIII: how to use clinical practice guidelines: A: are the recommendations valid? *JAMA*. 1995; 274: 570-574.

14) Wilson MC, Hayward RS, Tunis SR, Bass EB, Guyatt G; for the Evidence-Based Medicine Working Group. Users' guides to the medical literature: VIII: how to use clinical practice guidelines: B: what are the recommendations and will they help you in caring for your patients? *JAMA*. 1995; 274: 1630-1632.

15) Guyatt GH, Sackett DL, Sinclair JC, Hayward R, Cook DJ, Cook RJ. Users' guides to the medical literature:

IX: a method for grading health care recommendations. *JAMA*. 1995; 274: 1800-1804.

16）Naylor CD, Guyatt GH; for the Evidence-Based Medicine Working Group. Users' guides to the medical literature: X: how to use an article reporting variations in the outcomes of health services. *JAMA*. 1996; 275: 554-558.

17）Naylor CD, Guyatt GH; for the Evidence-Based Medicine Working Group. Users' guides to the medical literature: XI: how to use an article about a clinical utilization review. *JAMA*. 1996; 275: 1435-1439.

18）Guyatt GH, Naylor CD. Juniper E, Heyland DK. Jaeschke R, Cook DJ; for the Evidence-Based Medicine Working Group. Users' guides to the medical literature: XII: how to use articles about health-related quality of life. *JAMA*. 1997; 277: 1232-1237.

19）Drummond MG, Richardson WS, O'Brien BJ, Levine M, Heyland D; for the Evidence-Based Medicine Working Group. Users' guides to the medical literature: XIII: how to use an article on economic analysis of clinical practice: A: are the results of the study valid? *JAMA*. 1997; 277: 1552-1557.

20）O'Brien BJ, Heyland D, Richardson WS, Levine M, Drummond MF; for the Evidence-Based Medicine Working Group. Users' guides to the medical literature: XIII: how to use an article on economic analysis of clinical practice: B: what are the results and will they help me in caring for my patients? *JAMA*. 1997; 277: 1802-1806.

21）Dans AL, Dans LF, Guyatt GH, Richardson S; for the Evidence-Based Medicine Working Group. Users' guides to the medical literature: XIV: how to decide on the applicability of clinical trial results to your patient. *JAMA*. 1998; 279: 545-549.

22）Richardson WS, Wilson MC, Guyatt GH, Cook DJ, Nishikawa J; for the Evidence-Based Medicine Working Group. Users' guides to the medical literature: XV: how to use an article about disease probability for differential diagnosis. *JAMA*. 1999; 28l: 1214-1219.

23）Guyatt GH, Sinclair J, Cook DJ, Glasziou P; for the Evidence-Based Medicine Working Group and the Cochrane Applicability Methods Working Group. Users' guides to the medical literature: XVI: how to use a treatment recommendation. *JAMA*. 1999; 281: 1836-1843.

24）Barratt A, Irwig L, Glasziou P, et al; for the Evidence-Based Medicine Working Group. Users' guides to the medical literature: XVII: how to use guidelines and recommendations about screening. *JAMA*. 1999; 281: 2029-2034.

25）Randolph AG, Haynes RB, Wyatt JC, Cook DJ, Guyatt GH; for the Evidence-Based Medicine Working Group. Users' guides to the medical literature: XVIII: how to use an article evaluating the clinical impact of a computer-based clinical decision support system. *JAMA*. 1999; 282: 67-74.

26）Bucher HC, Guyatt GH, Cook DJ, Holbrook A, McAlister FA; for the Evidence-Based Medicine Working Group. Users' guides to the medical literature: XIX: applying clinical trial results: A: how to use an article measuring the effect of an intervention on surrogate end points. *JAMA*. 1999; 282: 771-778.

27）McAlister FA, Laupacis A, Wells GA, Sackett DL; for the Evidence-Based Medicine Working Group. Users' guides to the medical literature: XIX: applying clinical trial results: B: guidelines for determining whether a drug is exerting（more than）a class effect. *JAMA*. 1999; 282: 1371-1377.

28）Hunt DL, Jaeschke R, McKibbon KA; for the Evidence-Based Medicine Working Group. Users' guides to the medical literature: XXI: using electronic health information resources in evidence-based practice. *JAMA*. 2000; 283: 1875-1879.

29）McAlister FA, Straus SE, Guyatt GH, Haynes RB; for the Evidence-Based Medicine Working Group. Users' guides to the medical literature: XX: integrating research evidence with the care of the individual patient. *JAMA*. 2000; 283: 2829-2836.

30）McGinn TG, Guyatt GH, Wyer PC, Naylor CD, Stiell IG, Richardson WS; for the Evidence-Based Medicine Working Group. Users' guides to the medical literature: XXII: how to use articles about clinical decision rules. *JAMA*. 2000; 284: 79-84.

31）Giacomini MK, Cook DJ; for the Evidence-Based Medicine Working Group. Users' guides to the medical literature: XXIII: qualitative research in health care: B: what are the results and how do they help me care for my patients? *JAMA*. 2000; 284: 478-482.

32）Giacomini M, Cook D; for the Evidence-Based Medicine Working Group. Users' guides to the medical literature. XXIII. Qualitative research in health care. A. Are the results of the study valid? *JAMA*. 2000; 284: 357-362.

33）Richardson WS, Wilson MC, Williams JW Jr, Moyer VA, Naylor CD; for the Evidence-Based Medicine Working Group. Users' guides to the medical literature: XXIV: how to use an article on the clinical manifestations of disease. *JAMA*. 2000; 284: 869-875.

34）Guyan GH, Haynes RB, Jaeschke RZ, et al. Users' guides to the medical literature: XXV: evidence-based medicine: principles for applying the Users' guides to patient care. *JAMA*. 2000; 284: 1290-1296.

35）Strauman-Raymond K, Lie L, Kempf-Berkseth J. Creating a safe environment for children in day care. *J Sch Health*. 1993; 63: 254-257.

36）Bernardo LM. Parent-reported injury-associated behaviors and life events among injured, ill, and well preschool children. *J Pediatr Nurs*. 1996; 11: 100-110.

37) Williams AF, Wells JAK, Ferguson SA. Development and evaluation of programs to increase proper child restraint use. *J Safety Res*. 1997; 28: 197-202.

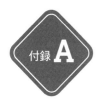

# 文献レビューに役立つ資源

## ■ この付録の目的は何か？

　この付録の目的は，文献検討の際の情報検索に役立つ情報源のリストを提供することである。印刷された情報源だけでなく，ウェブサイトも含まれている。ウェブサイトのアドレスは，この版が出版された時点では正確だったが，変更される可能性がある。そのアドレスが正確でない場合は，その組織・団体のキーワードを使って一般検索し，正しいアドレスを探していただきたい。
　以下が本章の4つの節である。
- 全米レベルの参考文献とウェブサイト
- 根拠に基づく医療：出版年別ユーザーズ・ガイド一覧
- コクラン・レビュー
- 科学団体，ディレクトリ，冊子版の雑誌，電子版の雑誌のウェブサイト

## ■ 全米レベルの参考文献とウェブサイト

### ○ 米国科学・工学・医学アカデミー

　2016年3月，米国医学研究所（Institute of Medicine, IOM）の名称は，米国科学・工学・医学アカデミー（National Academies of Science, Engineering, and Medicine）の保健医学部門（Health and Medicine Division, HMO）に変更された。このオンラインソース https://www.nationalacademies.org/hmd/about で，HMOの報告書だけでなく，IOMの報告書も見ることができる。

### ○ 根拠に基づく臨床実践ガイドライン（2018年閉鎖）

　このウェブサイトは，連邦政府の資金不足のため，2018年に永久閉鎖された。米国ガイドライン情報センター（National Guideline Clearinghouse, NGC）は，根拠に基づく臨床実践ガイドライン等が公開されている情報源であった。NGCはまた，情報源，ガイドラインの比較，その他の情報という意味で多くのものを含んでいた。このウェブサイトについては，本文の第1章で述べている。

### ○ 印刷版の情報源

American Medical Association. *Clinical Practice Guidelines Directory*: 1999-2000 Ed. Chicago, IL: American Medical Association; 2000.

Green E, Katz J, eds. *Clinical Practice Guidelines for the Adult Patient*. St. Louis, MO: Mosby; 1994. Lechtenberg R, Schutta HS, eds. *Neurology Practice Guidelines*. New York, NY: M. Dekker; 1998.

National Comprehensive Cancer Network. Oncology practice guidelines. *Oncology*. 1996; 10 (suppl 11): 3-317.

## ○ 専門分野別およびその他のグループ別実践ガイドライン

American Diabetes Association. *Standards of Medical Care in Diabetes - 2020*. Arlington, VA: ADA; 2020. https://professional.diabetes.org/content-page/practice-guidelines-resources

Centers for Disease Control and Prevention. *Morbidity and Mortality Weekly Report (MMWR)*. https://www.cdc.gov/mmwr/index.html

Cook DJ, Greengold NL, Ellrodt AG, Weingarten SR. The relations between systematic reviews and practice guidelines. *Ann Intern Med*. 1997; 127: 210-216.

Field MJ, Lohr KN, eds. *Guidelines for Clinical Practice: From Development to Use*. Washington, DC: Institute of Medicine, National Academy Press; 1992. この1992年版はオンラインで入手できる。PDFを自分の在席する大学の図書館から取り寄せるとよい。https://pubmed.ncbi.nlm.nih.gov/25121254/

Lohr KN. Guidelines for clinical practice: what they are and why they count. *J Law Med Ethics*. 1995; 23: 49-56.

Office of Disease Prevention and Health Promotion. Leading Health Indicators 2020. *Health. gov*. https://odphp.health.gov/healthypeople/2020

Saver, BG. Whose guideline is it, anyway? [editorial] *Arch Fam Med*. 1996; 5: 532-534.

## ■ 根拠に基づく医療 出版年別ユーザーズ・ガイド一覧

すべての情報源は学術図書館で入手できる。

### ○ 1993年のユーザーズ・ガイド

Guyatt GH, Rennie D. User's guides to the medical literature [editorial]. *JAMA*. 1993; 270: 2096-2097.

Guyatt GH, Sackett DL, Cook DJ; for the Evidence-Based Medicine Working Group. Users' guides to the medical literature: II: how to use an article about therapy or prevention: A: are the results of the study valid? *JAMA*. 1993; 270: 2598-2601.

Oxman AD, Sackett DL, Guyatt GH. Users' guides to the medical literature: I: how to get started. *JAMA*. 1993; 270: 2093-2095.

### ○ 1994年のユーザーズ・ガイド

Guyatt GH, Sackett DL, Cook DJ; for the Evidence-Based Medicine Working Group. Users' guides to the medical literature: II: how to use an article about therapy or prevention: B: what were the results and will they help me in caring for my patients? *JAMA*. 1994; 271: 59-63.

Jaeschke R, Guyatt G, Sackett DL; for the Evidence-Based Medicine Working Group. Users' guides to the medical literature: III: how to use an article about a diagnostic test: A: are the results of the study valid? *JAMA*. 1994; 271: 389-391.

Jaeschke R, Guyatt GH, Sackett DL: for the Evidence-Based Medicine Working Group. Users' guides to the medical literature: III: how to use an article about a diagnostic test: B: what are the results and will they help me in caring for my patients? *JAMA*. 1994; 271:

703-707.

Laupacis A, Wells G, Richardson WS, Tugwell P; for the Evidence-Based Medicine Working Group. Users' guides to the medical literature: V: how to use an article about prognosis. *JAMA*. 1994; 272: 234-237.

Levine M, Walter S, Lee H, et al.; for the Evidence-Based Medicine Working Group. Users' guides to the medical literature: IV: how to use an article about harm. *JAMA*. 1994; 271: 1615-1619.

Oxman AD, Cook DJ, Guyatt GH; for the Evidence-Based Medicine Working Group. Users' guides to the medical literature: VI: how to use an overview. *JAMA*. 1994; 272: 1367-1371.

## ○ 1995年のユーザーズ・ガイド

Guyatt GH, Sackett DL, Sinclair JC, et al.; for the Evidence-Based Medicine Working Group. Users' guides to the medical literature: IX: a method for grading health care recommendations. *JAMA*. 1995; 274: 1800-1804.

Hayward RS, Wilson MC, Tunis SR, Bass EB, Guyatt G; for the Evidence-Based Medicine Working Group. Users' guides to the medical literature: VIII: how to use clinical practice guidelines: A: are the recommendations valid? *JAMA*. 1995; 274: 570-574.

Richardson WS, Detsky AS; for the Evidence-Based Medicine Working Group. Users' guides to the medical literature: VII: how to use a clinical decision analysis: A: are the results of the study valid? *JAMA*. 1995; 273: 1292-1295.

Richardson WS, Detsky AS; for the Evidence-Based Medicine Working Group. Users' guides to the medical literature: VII: how to use a clinical decision analysis: B: what are the results and will they help me in caring for my patients? *JAMA*. 1995; 273: 1610-1613.

Wilson MC, Hayward RS, Tunis SR, Bass EB, Guyatt G; for the Evidence-Based Medicine Working Group. Users' guides to the medical literature: VIII: how to use clinical practice guidelines: B: what are the recommendations and will they help you in caring for your patients? *JAMA*. 1995; 274: 1630-1632.

## ○ 1996年のユーザーズ・ガイド

Naylor CD, Guyatt GH; for the Evidence-Based Medicine Working Group. Users' guides to the medical literature: X: how to use an article reporting variations in the outcomes of health services. *JAMA*. 1996; 275: 554-558.

Naylor CD, Guyan GH, for the Evidence-Based Medicine Working Group. Users' guides to the medical literature: XI: how to use an article about a clinical utilization review. *JAMA*. 1996; 275: 1435-1439.

## ○ 1997年のユーザーズ・ガイド

Drummond MG, Richardson WS, O'Brien BJ, Levine M, Heyland D; for the Evidence-Based Medicine Working Group. Users' guides to the medical literature: XIII: how to use an article on economic analysis of clinical practice: A: are the results of the study valid? *JAMA*. 1997; 277: 1552-1557.

Guyatt GH, Naylor CD, Juniper E; for the Evidence-Based Medicine Working Group. Users' guides to the medical literature: XII: how to use articles about health-related quality of life.

*JAMA*. 1997; 277: 1232-1237.

O'Brien BJ, Heyland D, Richardson WS, Levine M, Drummond MF; for the Evidence-Based Medicine Working Group. Users' guides to the medical literature: XIII: how to use an article on economic analysis of clinical practice: B: what are the results and will they help me in caring for my patients? *JAMA*. 1997; 277: 1802-1806.

## ○ 1998 年のユーザーズ・ガイド

Dans AL, Dans LF, Guyatt GH, Richardson S; for the Evidence-Based Medicine Working Group. Users' guides to the medical literature: XIV: how to decide on the applicability of clinical trial results to your patient. *JAMA*. 1998; 279: 545-549.

## ○ 1999 年のユーザーズ・ガイド

Barratt A, lrwig L, Glasziou P, et al.; for the Evidence-Based Medicine Working Group. Users' guides to the medical literature: XVII: how to use guidelines and recommendations about screening. *JAMA*. 1999; 281: 2029-2034.

Bucher HC, Guyatt GH, Cook DJ, Holbrook A, McAlister FA; for the Evidence-Based Medicine Working Group. Users' guides to the medical literature: XIX: applying clinical trial results: A: how to use an article measuring the effect of an intervention on surrogate end points. *JAMA*. 1999; 282: 771-778.

Guyatt GH, Sinclair J, Cook DJ, Glasziou P; for the Evidence-Based Medicine Working Group and the Cochrane Applicability Methods Working Group. Users' guides to the medical literature: XVI: how to use a treatment recommendation. *JAMA*. 1999; 281: 1836-1843.

McAlister FA, Laupacis A, Wells GA, Sackett DL; for the Evidence-Based Medicine Working Group. Users' guides to the medical literature: XIX: applying clinical trial results: B: guidelines for determining whether a drug is exerting (more than) a class effect. *JAMA*. 1999; 282: 1371-1377.

Randolph AG, Haynes RB, Wyatt JC, Cook DJ, Guyatt GH; for the Evidence-Based Medicine Working Group. Users' guides to the medical literature: XVIII: how to use an article evaluating the clinical impact of a computer-based clinical decision support system. *JAMA*. 1999; 282: 67-74.

Richardson WS, Wilson MC, Guyatt GH, Cook DJ, Nishikawa J; for the Evidence-Based Medicine Working Group. Users' guides to the medical literature: XV: how to use an article about disease probability for differential diagnosis. *JAMA*. 1999; 281: 1214-1219.

## ○ 2000 年のユーザーズ・ガイド

Giacomini MK, Cook DJ; for the Evidence-Based Medicine Working Group. Users' guides to the medical literature: XXIII: qualitative research in health care: A: are the results of the study valid? *JAMA*. 2000; 284: 357-362.

Giacomini MK, Cook DJ; for the Evidence-Based Medicine Working Group. Users' guides to the medical literature. XXIII. Qualitative research in health care. B. What are the results and how do they help me care for my patients? *JAMA*. 2000; 284: 478-482.

Guyatt GH, Haynes RB, Jaeschke RZ, et al.; for the Evidence-Based Medicine Working Group. Users' guides to the medical literature: XXV: evidence-based medicine: principles for applying the users' guides to patient care. *JAMA*. 2000; 284: 1290-1296.

Hunt DL, Jaeschke R, McKibbon KA; for the Evidence-Based Medicine Working Group. Users' guides to the medical literature: XXI: using electronic health information resources in evidence-based practice. *JAMA*. 2000; 283: 1875-1879.

McAlister FA, Straus SE, Guyatt GH, Haynes RB; for the Evidence-Based Medicine Working Group. Users' guides to the medical literature: XX: integrating research evidence with the care of the individual patient. *JAMA*. 2000; 283: 2829-2836.

McGinn TG, Guyatt GH, Wyer PC, Naylor CD, Stiell IG, Richardson WS; for the Evidence-Based Medicine Working Group. Users' guides to the medical literature: XXII: how to use articles about clinical decision rules. *JAMA*. 2000; 284: 79-84.

Richardson WS, Wilson MC, Williams JW Jr, Moyer VA, Naylor CD; for the Evidence-Based Medicine Working Group. Users' guides to the medical literature: XXIV: how to use an article on the clinical manifestations of disease. *JAMA*. 2000; 284: 869-875.

## ○ 2000 年以降のユーザーズ・ガイド

2000 年以降に出版されたユーザーズ・ガイドの最新リストについては，以下の書籍を参照されたい。

Guyatt, Gordon & Rennie, Drummond. *Users' Guides to the Medical Literature: A Manual for Evidence-Based Clinical Practice*. 3rd ed. New York, NY: McGraw-Hill Companies/ American Medical Association; 2015.

JAMAevidence. (n.d.). *Copyright*. https://jamaevidence.mhmedical.com/content.aspx?bookid =847&sectionid=69030714

# ■ コクラン・レビュー

レビューのリストは，コクラン共同計画のウェブサイト https://www.cochrane.org から入手できる。

## ○ 年次レビュー

科学情報のレビューは，非営利の科学出版社である Annual Reviews によって毎年出版されている。レビューに関する最新情報は，ウェブサイト https://www.annualreviews.org を参照されたい。

現在，56 の年次レビューがある。Annual Reviews の全出版物の最新リストについても https://www.annualreviews.org を参照されたい。

ジャーナル名を見るには，ページ上部の「Publication A-Z」というタブをクリックし，分野をクリックする。

## ○ 役立つ出版物

Boorkman JA, Huber JT, Roper FW *Introduction to Reference Sources in the Health Sciences*. 4th ed. New York, NY: Neal-Schuman Publishers; 2004.

Bopp RE, Smith LC. *Reference and Information Services: An Introduction*. 2nd ed. Englewood, CO: Libraries Unlimited; 1995.

Kuhlthau CC. *Seeking Meaning: A Process Approach to Library and Information Services*.

Norwood, NJ: Ablex Publishing; 1993.

Kuhlthau CC. *Teaching the Library Research Process*. 2nd ed. Metuchen, NJ: The Scarecrow Press; 1994.

Lamm K. *10,000 Ideas for Term Papers, Projects, Reports & Speeches*. New York, NY: Macmillan; 1995.

## ■ 科学団体，ディレクトリ，冊子版の雑誌，電子版の雑誌のウェブサイト

American Anthropological Association（米国人類学会）（https://www.americananthro.org）　米国人類学会のホームページ

American Association for the Advancement of Science（AAAS，米国科学振興協会）（https://www.aaas.org）　米国科学振興協会のホームページ，多くの科学分野へのリンクと情報を含む。

American Chemical Society（米国化学会）（https://www.acs.org/content/acs/en.html）．157,000 人以上の化学者および化学技術者を会員とする米国化学会のホームページ

American Institute of Biological Sciences（米国生物科学研究所）（https://www.aibs.org/home/index.html）．米国生物科学研究所のホームページ，学術雑誌 *BioScience* へのリンクがある。

American Journal of Clinical Nutrition （https://academic.oup.com/ajcn）　学術雑誌 *American Journal of Clinical Nutrition* のホームページ。同誌は，ヒトの栄養に関連する基礎的および臨床的研究を掲載する査読付き学術雑誌である。

American Society for Biochemistry and Molecular Biology（米国生化学・分子生物学会）（https://www.asbmb.org/）　米国生化学・分子生物学会のホームページ

American Society of Human Genetics （米国人類遺伝学会）（https://www.ashg.org）　米国人類遺伝学会のホームページ

American Sociological Association（米国社会学会）（http://www.asanet.org）　米国社会学会のホームページ

Association for Psychological Science（科学心理学会）（https://www.psychologicalscience.org）　学術雑誌 *Psychological Science* のホームページ

BankIt: GenBank（塩基配列データベース）の概要のウェブサイト （https://www.ncbi.nlm.nih.gov/genbank/）　遺伝子配列やタンパク質コード領域，mRNA の特徴，構造 RNA の特徴に関する情報を GenBank ライブラリに投稿するためのサイト。現在改訂中。

CABI（キャブ・インターナショナル）（https://www.cabi.org）　農業，林業，人間の健康，天然資源の管理に重点を置き，とくに発展途上国のニーズに注目する。

Clarivate Analytics（クラリベイト・アナリティクス）（https://clarivate.com）　クラリベイトは 2016 年に設立された上場企業で，米国ペンシルベニア州フィラデルフィアとイギリスのロンドンにある。同社はトムソン・ロイターの Scholarly & Scientific Research から Web of Science を購入し，規模を拡大した。また，Current Contents，EndNote，Science Citation Index も所有している。2019 年 5 月，クラリベイト・アナリティクスはチャーチル・キャピタルと合併した。

Federation of American Societies for Experimental Biology（米国実験生物学会連合）（https://www.faseb.org）　米国実験生物学会連合のホームページ

International Sociological Association（国際社会学会）（https://www.isa-sociology.org/en）　国

際社会学会のホームページ

Journal of Biological Chemistry（http://www.jbc.org）　学術雑誌 *Journal of Biological Chemistry* のオンライン版

Journal of Cell Biology（https://rupress.org/jcb）　学術雑誌 *Journal of Cell Biology* のオンライン版

Journal of Clinical Investigation（http://www.jci.org）　学術雑誌 *Journal of Clinical Investigation* のオンライン版

Journal of Experimental Medicine（https://rupress.org/JEM）　学術雑誌 *Journal of Experimental Medicine* のオンライン版

Journal of Nutrition（http://nutrition.org）　米国栄養学会発行の *Journal of Nutrition* のオンライン版で，ヒトやその他の動物種におけるオリジナルの研究に基づいた論文を掲載している。

Journal Watch（http://www.jwatch.org）　オンラインとニュースレター形式で 1987 年に創刊された。多忙な臨床医のために一般的な医学文献がレビューされている。

National Center for Biotechnology Information（米国国立生物工学情報センター）（http://www.ncbi.nlm.nih.gov）　MEDLINE の分子生物学部分を検索可能で，150 万件以上の引用がある。

Science（http://www.sciencemag.org）　*Science Magazine Online* のホームページ，冊子版の全文と科学ニュースの項目がある。

ScienceCareers.org（http://www.sciencemag.org/careers）　新人科学者が仕事を見つけ，キャリアの新展開に遅れないようにするためのサイト

Society for Neuroscience（米国神経科学会）（http://www.sfn.org）　脳と神経系の理解に重点を置く。

SocioSite（http://www.sociosite.net）　ヨーロッパおよび世界を視野に入れた社会学者のためのサイト。この社会科学情報システムはアムステルダム大学にある。

# 付録 B　マトリックス方式の　コンピュータ・フォルダの構造

## この付録の目的は何か？

　　この付録の目的は，コンピュータ上にマトリックス方式用フォルダの枠組みを作成するための手順を説明することである。文献のレビューを始める前に，フォルダと空白の文書を用意しよう。付録の最後には，この方式に関する，よくある質問(Frequently Asked Questions, FAQ)への回答と，フォルダとファイルの基盤設備の完全な例がある。

　　以下が，この付録の3つの節である。

- 基本フォルダの作り方
- よくある質問
- マトリックス方式のファイル構造の概要

## 基本フォルダの作り方

　　各文献レビューごとに基本フォルダを作成する。各基本フォルダの題材として，1語または2語の，基本フォルダを表す語を含める。例えば，洪水による公衆衛生上の影響とマラリア予防に関する2つの個別の文献レビューを行う予定の場合，次のような2つの基本フォルダを作成する。

- 基本フォルダ—洪水健康影響
- 基本フォルダ—マラリア予防

　　各基本フォルダには，マトリックス方式の4つの主要分野に対応する4つのフォルダがある。それぞれの後に題材に関する名前を付ける。以下は2つの例である。

**例1：基本フォルダ—洪水健康影響**
　　ペーパー・トレイル・フォルダ—洪水
　　文書フォルダ—洪水
　　レビュー・マトリックス・フォルダ—洪水
　　総括フォルダ—洪水

**例2：基本フォルダ—マラリア予防**
　　ペーパー・トレイル・フォルダ—マラリア
　　文書フォルダ—マラリア
　　レビュー・マトリックス・フォルダ—マラリア
　　総括フォルダ—マラリア

　　マトリックス方式を進めながら，基本フォルダ内の4つの主要なフォルダのそれぞれに，追加の文書や下位フォルダを作成していく。以下は，初期設定におけるフォルダの命名に関するいくつかの提案である。

### ○ ペーパー・トレイル・フォルダ

　　ペーパー・トレイル・フォルダには，文書作成ソフトウェアで作成された，5つの下位フォ

ルダがある。

```
📁 キーワード下位フォルダ―題材
📁 情報源下位フォルダ―題材
📁 書誌データベース下位フォルダ―題材
📁 インターネット文書下位フォルダ―題材
📁 メモ用下位フォルダ―題材
```

　題材という単語は，あなたの文献レビューの題材に置き換えられる。これらのフォルダは，最初は空である。文献レビューを進めながら，記入済みの文書を保存していく。これらのフォルダを一度に作成すれば，各文書を保存するときに題材名を追加するのは簡単である。

## ○ 文書フォルダ

　文書フォルダには，基礎資料下位フォルダと PRISMA フローチャート下位フォルダの2つの下位フォルダを作成する。

### ●基礎資料下位フォルダ（文書フォルダ内にある）

　基礎資料下位フォルダは，文献レビューでダウンロードした学術雑誌の記事やその他の基礎資料の PDF をすべて保存する場所である。これらの PDF は出版年ごとに時系列に並べられる。この下位フォルダは非常に大きくなる可能性がある。そのため，フォルダのコピーを取ってクラウドに頻繁に保存することを検討するとよいだろう。

　文献レビューに数十年にわたる基礎資料が含まれる場合，私は，基礎資料下位フォルダに出版年代別の下位フォルダを追加作成するのが最も使いやすいと考えるに至った。したがって，文献レビューが 1980 年から現在に及ぶ場合，1980 年から 1989 年，1990 年から 1999 年，2000年から 2009 年，2010 年から 2019 年，2020 年から 2029 年に出版された論文のための5つの下位フォルダを作成する。各フォルダには以下のように名前をつける。

```
📁 基礎資料下位フォルダ―題材
📁 基礎資料下位フォルダ―題材 1980-1989
📁 基礎資料下位フォルダ―題材 1990-1999
📁 基礎資料下位フォルダ―題材 2000-2009
📁 基礎資料下位フォルダ―題材 2010-2019
📁 基礎資料下位フォルダ―題材 2020-2029
```

　これらの文書を保管するために，他の方法を使うこともできる。例えば，洪水による公衆衛生への影響に関する文献レビューの論文を整理する場合，犠牲者の年齢別（乳児，小児，成人，高齢者）や，洪水が発生した地域別（北米，中米，南米，西ヨーロッパ，その他の地域）に整理することが考えられる。このような下位フォルダを作成する目的は，文献レビューでダウンロードする可能性が高い多数の研究を保存するための，理解しやすい場所を確保することである。

### ●PRISMA フローチャート下位フォルダ（文書フォルダ内にある）

　文書フォルダ内の2番目の下位フォルダは PRISMA フローチャート下位フォルダである。PRISMA フローチャート下位フォルダは，最初に使用した文書の数（および使用した定義），次に文献レビューの各段階で削除または追加された文書の数を追跡するためのものである。

## ○ レビュー・マトリックス・フォルダ

レビュー・マトリックス・フォルダには3つの下位フォルダが含まれ、それらの下位フォルダには1つまたは複数のマトリックスが保存されている。マトリックスはWordファイルの表機能またはExcelファイルで作成されている。

---

📁 レビュー・マトリックス下位フォルダ―現在
📁 レビュー・マトリックス下位フォルダ―過去
📁 レビュー・マトリックス下位フォルダ―最終

---

「現在」の下位フォルダと「最終」の下位フォルダには、それぞれ1つのマトリックスしかない。「過去」の下位フォルダには、複数のマトリックスが、最初の作成日ごとに時系列に並べられる。

文献レビューで文書をまとめる際、これらを使って「最終」のレビュー・マトリックスを作成する。当初、これが紙と鉛筆のシステムだったときは、マトリックスは1つしかなく、簡単に再編成することはできなかった。現在では、レビュー・マトリックスはコンピュータ上に保存されている。とくにMicrosoft Excelのような表計算プログラムやMicrosoft Wordの表機能を使用している場合は、好きなように並べ替えることができる。

レビュー・マトリックス下位フォルダと総括下位フォルダは、マトリックス方式に基づく文献レビューの最も重要な成果物である。そのため、このレビュー・マトリックスの項目と次の総括の項目で示すように、これら2つの下位フォルダのそれぞれに同じ形式を使用する。

### ● レビュー・マトリックス下位フォルダ―現在―題材

はじめに、レビュー・マトリックスの最初の草稿（例：9-20-2020，オリジナル）を「レビュー・マトリックス下位フォルダ―現在」に置く。次にその草稿を改訂して現在の日付に変更するときは、最初の草稿を「レビュー・マトリックス下位フォルダ―過去」に移動し、最新の草稿（例：12-01-2020）で作業する。「レビュー・マトリックス下位フォルダ―現在」には、レビュー・マトリックスの草稿は常に1つだけあるべきである。

### ● レビュー・マトリックス下位フォルダ―過去―題材

この過去の下位フォルダには、過去に作成したすべての草稿のコピーを忘れないで保存しておく。したがって、この下位フォルダには、過去に作成したマトリックスが大量に存在することになる。

### ● レビュー・マトリックス下位フォルダ―最終―題材

レビュー・マトリックスの最終稿ができたら、この下位フォルダに保管する。「レビュー・マトリックス下位フォルダ―最終」には、最終成果物である原稿を1つだけ入れておく。この方法を使えば、最終成果物を作成した後、数週間、数か月、数年間放置することができる。放置しても、この指示に従っていれば、戻ってきたときにレビュー・マトリックスの最終稿がどこにあるかはいつでもわかる。

## ○ 総括フォルダ

総括フォルダには3つの下位フォルダがある。各作業の終わりまたは1日の終わりに、総括

の現在の草稿に，日付を付けて「総括下位フォルダ―現在」へ保存する(第6章参照)。以下に，このフォルダに保存する総括文書の草稿の例を示す。

● **総括下位フォルダ―現在―題材**

　　最初は，総括の最初の草稿(12-20-2020，オリジナル)を「総括下位フォルダ―現在」に置く。次にその草稿を修正し，現在の日付に変更するときは，最初の草稿を「総括下位フォルダ―過去」に移動し，最新の草稿(例：12-24-2020)で作業する。「総括下位フォルダ―現在」には，いつでも1つだけ総括の草稿があるはずである。

● **総括下位フォルダ―過去―題材**

　　この「過去」の下位フォルダには，以前の原稿のコピーをすべて忘れないで保存しておく。したがって，この下位フォルダには大量の過去の原稿が保存されることになる。

● **総括下位フォルダ―最終―題材**

　　総括の最終稿を書いたら，この下位フォルダに保存する。「総括下位フォルダ―最終」には，草稿(つまり最終成果物)を1つだけ入れておき，何年経っても見つけられるようにしておく。

## ■ よくある質問(FAQ)

1. なぜフォルダやファイルの題材を繰り返すのか？

　　文書フォルダを紛失したり，誤って他のフォルダに保存したりすることがある。フォルダやファイルの名前に題材のタグを定期的に追加しておけば，いつでも検索機能を使って誤った場所に保存したファイルを見つけることができる。

2. なぜ異なる版の総括の草稿を保管するのか？　なぜオリジナル版を継続的に修正し，その版を保管しないのか？

　　総括の最初の草稿は，しばしばブレイン・ダンプやレビューに関するナラティヴ形式のメモのようなものになることがある。一般的に，私はこの草稿を書く際に，ページ数の制限をせず，編集もほとんどしない，自由奔放な手法を用いる。ときには，2回目以降の草稿を編集するときには使わないかもしれない創造的な洞察が，最初の草稿にあることもある。

　　一般的に，過去の原稿はすべて「総括下位フォルダ―過去」(第6章を参照)に保管する。後で残しておけばよかったと思うような細部を編集してしまうかもしれないからである。オリジナルと各書き直しを保存することで，そのような情報を保存することができる。

3. 基本フォルダを簡単に識別するには？

　　ほとんどの文書作成ソフトには，ファイルや文書を色分けする機能がある。すべての基本フォルダに同じ色を割付けると便利である。また，これによってデスクトップ上でフォルダを簡単に見つけることができる。

4. なぜ異なる文献レビューのレビュー・マトリックス・フォルダを集めて整理するのか？

　　2つ以上の基本フォルダがあれば，異なる文献レビューの同じフォルダ，つまり，総括フォルダ，文書フォルダの内容を比較することができる。例えば，デスクトップ上で，あなたが異なるが関連する題材について4つの文献レビューを完了したとする。そして，あなたがこれらの題材のレビュー・マトリックスを比較することにしたとする。これらの文書の最初の部分には同じタイトルを使っているので，検索機能を使って最初のレビュー・

マトリックスを見つけることができる。また，題材名をメモしておけば，これらのファイルを元のフォルダに復元することもできる。

もう一つの可能性は，共同研究者間で異なる文書，総括，またはフォルダを比較することであろう。例えば，手洗いの実践ガイドラインに取り組んでいる5人のチームは，一緒に総括を書く前に，それぞれのレビュー・マトリックスの「方法」と書かれた列を比較したいと思うかもしれない。各チームメンバーの基本フォルダ一式のコピーを同じデスクトップに置いておく（そして各ファイルやフォルダに各メンバーの識別タグを付ける）ことで，レビュー・マトリックスや方法の列のスプレッド・シートをまとめて比較することができる。そして，作業が終了したら，元のフォルダに戻すことができる。

5. 文献レビューの結果を書くだけなのに，なぜこのようなフォルダや下位フォルダの凝った構造を作らなければならないのか？

文献レビューは，時間と思考と整理を必要とする，数日から数週間の過程になりうる。総括の完成に向けて前進するためには，ツールや成果物をどこに置くかという計画が必要である。レビューを始める前にフォルダやファイルの構造を決めておくのは，この複雑な作業を進めるうちに，紛失したり，何かと統合してしまったり，すっかり保存し忘れたりする可能性があるからである。

フォルダやファイルの構造を作ることは，キッチンで棚を作るようなものである。大きな料理を作るときには，器具がどこにあるのか，収納できるのか，食材はどこにあるのか，サラダは冷蔵庫に，温かい料理はオーブンにというように，料理を提供する前にさまざまな料理をどこに置くのかを知っておく必要がある。棚や器具のような基盤設備，そしてキッチン自体の見取り図を理解することが，食事をテーブルに並べることに貢献するのだ。

楽しもう！

## ■ マトリックス方式のファイル構造の概要

### ○ 基本フォルダ洪水

#### ペーパー・トレイル・フォルダ―洪水
キーワード下位フォルダ―洪水
情報源下位フォルダ―洪水
書誌データベース下位フォルダ―洪水
インターネット文書下位フォルダ―洪水
メモ用下位フォルダ―洪水

#### 文書フォルダ―洪水
基礎資料下位フォルダ―洪水
すべての基礎資料を基礎資料下位フォルダに出版年ごとに時系列に整理する。
PRISMA フローチャート下位フォルダ―洪水
すべての PRISMA 下位フォルダを作成日ごとに整理する。

#### レビュー・マトリックス・フォルダ―浸水
レビュー・マトリックス下位フォルダ―現在―洪水
レビュー・マトリックス下位フォルダ―過去―洪水
レビュー・マトリックス下位フォルダ―最終―洪水

**総括フォルダ―浸水**
　　総括下位フォルダ―現在―洪水
　　総括下位フォルダ―過去―洪水
　　総括下位フォルダ―最終―洪水

　一般的に，使用するフォルダや下位フォルダによって，設定する構造は異なる。例えば，ペーパー・トレイル・フォルダと総括フォルダでは，主に文書作成ソフトで作成した文書を使用する。レビュー・マトリックス・フォルダでは，スプレッド・シート文書か，文書作成ソフトの表機能を使用した文書を使用する。また，基礎資料下位フォルダ（文書フォルダ内）では，文書作成ソフトの表機能または Excel ファイルのスプレッド・シート文書を使用する。

　最初の 2 つのフォルダ，ペーパー・トレイル・フォルダと文書フォルダの内容については，骨格となる構造を作ることができるが，実際の文献レビューを始める前に，最後の 2 つのフォルダ，レビュー・マトリックス・フォルダと総括フォルダに保存する内容は，作業の進行に合わせて決めていくことを念頭に置いておこう。このような基盤設備をあらかじめ整えておくことはよいことである。しかし，また，マトリックス方式を進める過程で，他に何をする必要があるかを知っておくことも役に立つ。

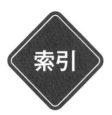

## 欧文

### A・B
abstract 42

Beall のリスト 101
bibliography 41

### C
CINAHL 86
citation 39, 41
CiteSeer$^X$ 92
Clarivate Analytics 8, 194
CONSORT 14
CONSORT 声明 14, 17

### D
data collection instruments 44
data sources 44
Dropbox 114

### E
EBM(evidence-based medcine) 11, 182
EndNote 9
EQUATOR ネットワーク 24
evidence-based practice 12
experimental design 54

### G・I
Google Scholar 92

IMRaD 42, 144
Index Medicus 6
integrative review 3
introduction 43

IOM 4, 11, 21, 91, 140, 189
IOM 基準(Institute of Medicine Standards) 17, 21, 89

### L
list of references 41
literature review 3
living systematic review 24
location label 171

### M
MEDLINE 8, 86, 168
—— の統制語 84
Mendeley 114
MeSH(Medical Subject Headings) 84
meta-analysis 3, 90, 179
methodological design 43
methods 43
MOOSE 15

### N
NLM(National Library of Medicine) 8
NCBI Bookshelf 88

### O
observational 13
observational design 54

### P
peer 37
peer review 3
PICO 21
predatory journal 98

pre-experimental design　54
primary source materials　36
PRISMA　18, 21
PRISMA-IPD　18
PRISMA Statement　89
PRISMA 声明　17, 18, 89
PRISMA フローチャート　18, 117, 147, 151
PRISMA フローチャート下位フォルダ　111, 117
　―― のための基礎資料の選択方法　117
ProCite　9
PROSPERO　20, 21
PROSPERO Registry　20
PubMed　9, 87, 97
　―― の統制語　84
PubMed Central　9, 87

## Q
quasi-experimental design　54

## R
RCT（randomized clinical/controlled trial）
　　　　　　　　　　　　　　　12, 56, 66
reference　39, 41
results　45

## S
Science Citation Index　6, 8, 134, 163
Science Citation Index Expanded　93

scientific literature　3
Scopus　8, 93
secondary source materials　36
social artifact　51
Social Science Citation Index　8
source documents　3, 111
source materials　35
SPIRIT　14
SPIRIT 2013 声明　14
standardized review　17
STARD　16
statistical and analytical procedures　44
STROBE　15
STROBE 声明　15
subjects　43
systematic review　3, 23, 89

## T・U
tertiary source materials　36

Users Guides to the Medical Literature　12

## W・Z
Web of Science　8, 93
World Wide Web　92

Zotero　114

## 和文

### い
医学文献ユーザーズ・ガイド　12
一次情報源データ　44, 60
一次資料　36, 61
インターネット文書下位フォルダ　81
インデックス・メディカス　6
引用　39, 41
引用文献　86

### う
ウィキペディア　94

ウェブ・オブ・サイエンス　8, 93

### え・お
エンドノート　9

オープン・アクセス運動　100

### か
介入　57
科学雑誌　100
科学的要旨　38

科学文献　3
　── に掲載される論文の特徴　37
　── の包括的レビュー　6
　── のレビュー　2
科学論文　151
学術雑誌，ハイジャックされた　98
観察　13
観察デザイン　54

## き

キーワード　80, 83
キーワード下位フォルダ　80
キーワード検索　83
基準関連妥当性　62
基礎資料　3, 111, 162
　── の目的　127
　── を読み込み要約する方法　130
　── を読む順番　130
基礎資料下位フォルダ　111, 112, 169
　── の整理方法　114
基本フォルダ　158
　── のライブラリ　159
　── のライブラリの活用　160
　── のライブラリの利点　159
共同研究者　134
行のルール　130

## く・け

クラリベイト・アナリティクス　8, 194

結果　45, 145
　── の解釈　48
結論　45, 145
研究疑問　47, 49, 127
研究結果　45
研究対象　43
　── の選び方　50
　── のサンプル　48
　── の集団　47
　── を無作為に群に割付けること　48
研究対象数　52
研究の目的　43
研究プロジェクト　178

研究目的　49, 127
研究論文の基本構造　42
研究論文の要約方法　132
検索戦略　146
原資料　35, 37

## こ

考察　45, 145
構成概念妥当性　62
コクラン・ライブラリ　12, 90
コクラン共同計画　12
根拠に基づく医療　11, 182
根拠に基づく実践　12
コンソート声明　14, 17

## さ

サイエンス・サイテーション・インデックス
　　　　　　　　　　　6, 8, 93, 134, 163
最初の草稿　148
査読　3, 37
査読者　37
査読付き学術雑誌　95
査読付き学術論文　151
参加率　52
参考文献　83, 91, 96
三次資料　36, 91

## し

資金源　135
司書　82
システマティック・レビュー　3, 23
　── のガイドライン　89
システマティック・レビュー・ジャーナル　20
実験デザイン　54
実証研究　131
実践ガイドライン　11, 180
質的研究　163
社会的人工物　51
尺度
　── の信頼性　62
　── の妥当性　61
従属変数　56
縦断研究　163

出典情報　39, 41, 45
出典情報リスト　41
出版年　127
準実験デザイン　54
情報源下位フォルダ　80
除外基準　52
緒言　43, 145
書誌データベース　8, 162
書誌データベース下位フォルダ　80
助成金申請書　178

**す**
スコーピング・レビュー　22
スノーボール技法　95

**せ**
政府報告書　88
前実験デザイン　54
専有資料　112

**そ**
総括　140
　── の目的　141
総括フォルダ　26, 141
総説論文　132
ソーシャル・サイエンス・サイテーション・イン
　デックス　8

**た・ち**
脱落率　52

調査研究　49
著者　134
　── の名前　127

**つ・て**
追跡システム　116

データ
　── が収集された環境　63
　── の可視化　65
　── の情報源　44
データ収集道具　44, 59

　── の心理測定学的特性　61
データ収集方法　44, 59
データ・セット　135
データ・ビジュアライゼーション　65
適格な研究対象　52
テスト・再テスト分析　62
電子書誌データベース　85, 168, 169

**と**
統計的・分析的手順　44
統計分析　64
　── の結果の解釈　65
統合的レビュー　3
統制語　83
盗用　165
独立型ハゲタカ・ジャーナル　101
独立変数　56
図書館司書　82

**な**
内容妥当性　61
ナラティヴ形式の総括　140

**に**
二次情報源データ　44, 60
二次資料　36, 61
ニセ学術集会　99

**は**
灰色文献　94
ハイジャックされた学術雑誌　98, 101
ハゲタカ業界の避け方　103
ハゲタカ・ジャーナル　97
ハゲタカ出版社　98, 101
　── に対する法的措置と判決　102
場所ラベル　171
パブメド　9, 87, 97
パブメド・セントラル　9, 87

**ひ**
批判的分析　145
批判的レビュー　162
標準化された尺度　63

標準化されたレビュー　17
表面妥当性　61

## ふ
ブレイン・ダンプ　149
プロサイト　9
プロスペロー・レジストリ　20
文献管理ソフトウェア　9, 168, 169
文献の総括　145
文献目録　41
文献レビュー　2, 3
　── の基礎資料の選択方法　113
　── の更新　174
　── の視点　46
　── の目的　145
文章の書き方　150
文書フォルダ　25
分析単位　51

## へ
米国医学研究所　4, 21, 140, 189
米国国立医学図書館　8, 84, 92
ペーパー・トレイル　78
ペーパー・トレイル・フォルダ　25, 79
変数　56

## ほ
包含基準　52
方法　43, 145
方法論的デザイン　43, 53, 54
母集団　50
　── への一般化　48, 66

## ま
マトリックス・アプリケーション　176, 181
マトリックス索引システム
　　　　　116, 167, 168, 177, 181
マトリックス方式
　　　　2, 23, 25, 26, 68, 151, 164, 168, 176, 186
　── を最大限に活用する方法　161

## む
無作為化臨床／比較試験　12, 14, 56, 66, 92
無作為抽出　50, 55
無作為割付　53, 55

## め
メソッド・マップ　46
　── の使い方　47
メタ・アナリシス　3, 90, 179
メッドライン　8, 88, 168
メモ用下位フォルダ　81

## ゆ・よ
雪玉技法　95

要旨　42, 84, 113

## り
リサーチ・シンセシス　6
　── の適用　10
リビング・システマティック・レビュー　24
リファレンス・ライブラリ　169
臨床実践ガイドライン　11, 91

## れ
列トピック　126, 162
　── のカテゴリ　126
　── の選択　128
　── の標準化　127
列のルール　143, 147
レビュー・マトリックス　26, 122, 143, 147
レビュー・マトリックス・フォルダ　26, 123
レビュー記事　89
レビュー論文　132

## ろ・わ
論説　86, 113
論文記事のタグ付け　171

ワールド・ワイド・ウェブ　92